Peter Heisig

Update Antibiotikaresistenz

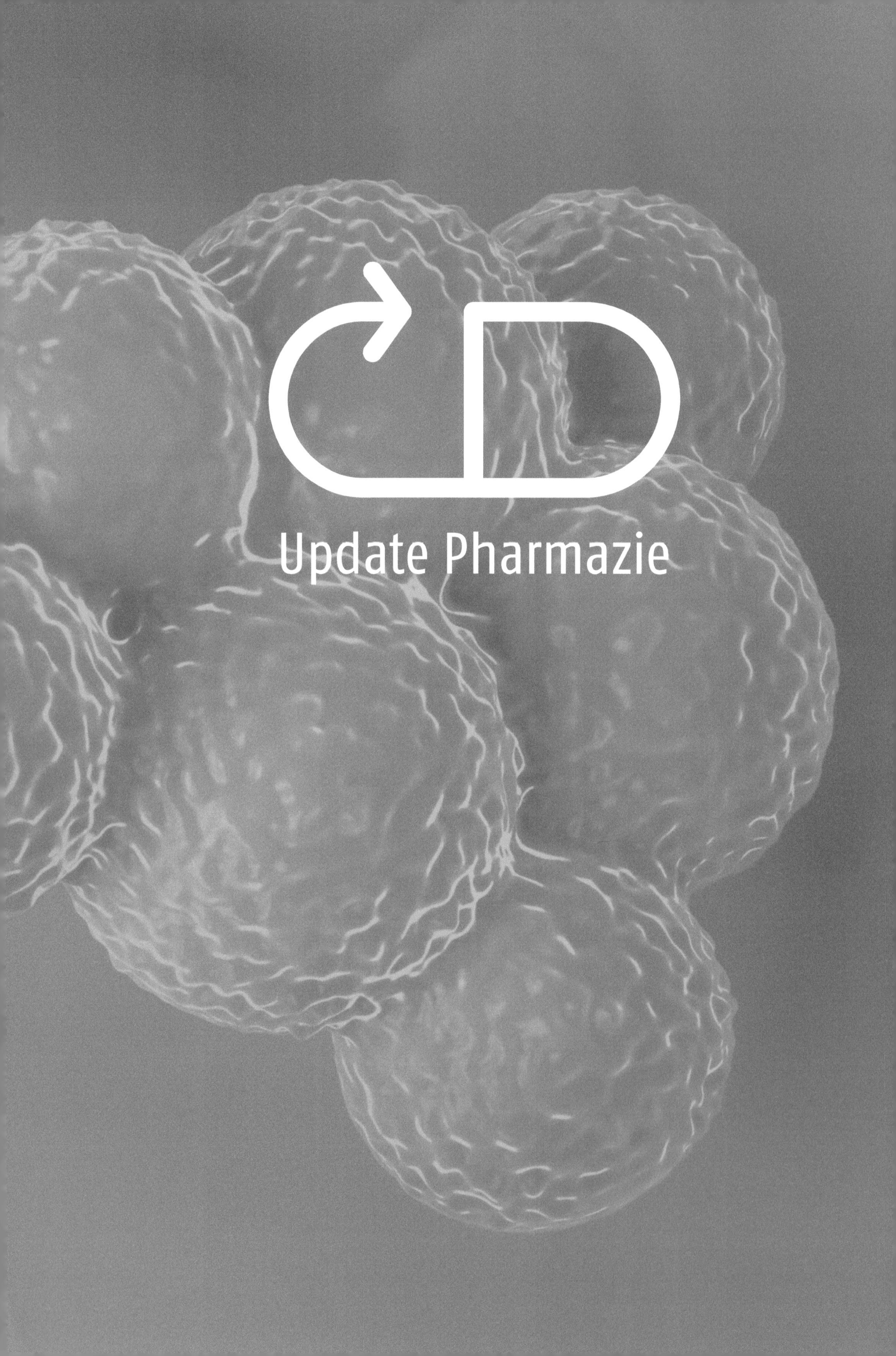

Update Pharmazie

Peter Heisig

Update Pharmazie
Antibiotika-resistenz

Entstehungsmechanismen, Epidemiologie, Wirkstoffentwicklung

Herausgegeben von
Peter Heisig, Hamburg

Mit Beiträgen von
Christian Betzel · Anna Both · Silke Feuerriegel · Markus Fischer · Anke Heisig · Peter Heisig · Annika Honold · Susanne Huggett · Zoya Ignatova · Anselm Lehmacher · Stefan Niemann · Holger Rohde · Anne-Kathrin Schink · Viola Schleusener · Barbara M. Schwarz · Stefan Schwarz · Andrew E. Torda · Maximiliane Wieland · Daniel N. Wilson · Carsten Wrenger

Mit 69 Abbildungen und 13 Tabellen

Deutscher Apotheker Verlag

Zuschriften an
lektorat@dav-medien.de

Anschriften des Herausgebers
Prof. Dr. rer. nat. Peter Heisig
Universität Hamburg
Institut für Biochemie und Molekularbiologie
Pharmazeutische Biologie und Mikrobiologie
Bundesstraße 45
20146 Hamburg

Bibliografische Information der Deutschen Nationalbibliothek
Die Deutsche Nationalbibliothek verzeichnet diese Publikation in der Deutschen Nationalbibliografie; detaillierte bibliografische Daten sind im Internet unter https://portal.dnb.de abrufbar.

1. Auflage 2019
ISBN 978-3-7692-7113-3 (Print)
ISBN 978-3-7692-7336-6 (E-Book, PDF)

Birkenwaldstraße 44, 70191 Stuttgart
www.deutscher-apotheker-verlag.de
Printed in Germany

Satz: primustype Hurler GmbH, Notzingen
Druck und Bindung: Esser – PrintSolutions, Bretten
Umschlagabbildung: royalystockphoto/adobe.stock
Umschlaggestaltung: deblik, Berlin
Indexer: Ines Reinhardt

Vorwort

Seit über hundert Jahren verfügt die Menschheit über antimikrobielle Wirkstoffe zur Behandlung von Infektionskrankheiten, seit über hundert Millionen Jahren verfügen Mikroorganismen über Gene für Resistenz gegen Antibiotika. Nach anfänglich großen Therapieerfolgen stellen heutzutage hoch multiresistente Bakterien eine der größten Bedrohungen für die Weltgesundheit dar, und neue Wirkstoffe sind kurzfristig nicht in Sicht.

Mit diesen einleitenden Sätzen wurde das Programm einer öffentlichen Vorlesungsreihe des Fachbereichs Chemie der Universität Hamburg im Sommersemester 2017 der interessierten Öffentlichkeit vorgestellt. Mit insgesamt vierzehn Vorträgen von Wissenschaftlerinnen und Wissenschaftlern aus dem Gebiet der Antibiotikaforschung wurden alle relevanten Aspekte des vielschichtigen Themenkomplexes „Antibiotikaresistenz“ einem breiten Publikum vorgestellt.

In der vorliegenden Veröffentlichung aus der Reihe „Update Pharmazie“ liegen nun zwölf dieser Beiträge in einer für das pharmazeutische Fachpublikum noch einmal aktualisierten und überarbeiteten Form vor. Herausgeber sowie Autorinnen und Autoren verknüpfen mit der Veröffentlichung den Wunsch, in verschiedenen pharmazeutischen Feldern tätige Apotheker und Vertreter anderer Heilberufe über die aktuelle Problematik der Antibiotikaresistenz breit gefächert zu informieren, aber auch ein besseres Verständnis der Mechanismen der Entstehung und Verbreitung antibiotikaresistenter Keime zu vermitteln, zum einen für die erfolgreiche Anwendung bekannter, zum anderen aber auch als wichtige Grundlage für die Entwicklung neuer, wirksamerer antibiotischer Arzneistoffe.

Hamburg im September 2018 — Prof. Dr. Peter Heisig

Meinem akademischen Lehrer Prof. Dr. Bernd Wiedemann in Dankbarkeit gewidmet.

Inhaltsverzeichnis

Abkürzungsverzeichnis

ABS — Antibiotic Stewardship, Maßnahmen zur Verbesserung der Qualität der Antibiotikaverordnungen
AMG — Arzneimittelgesetz
AmpC — Ampicillinase C
aph — Aminoglykosid-Phosphotransferase-Gen
ATP — Adenosintriphosphat
bp — Basenpaar
BVL — Bundesamt für Verbraucherschutz und Lebensmittelsicherheit
CA-MRSA — community-acquired MRSA
CC — clonal complex
CLSI — Clinical and Laboratory Standards Institute (USA)
cDNA — complementary DNA, komplementäre DNA
CRE — Carbapenem-resistente Enterobakterien
CTX — Cefotaxim
DAP — Diaminopimelinsäure
DART — Deutsche Antibiotika-Resistenzstrategie (Bundesministerium für Gesundheit)
DNA — Desoxyribonukleinsäure
EF-Tu — ribosomaler Elongationsfaktor
EHEC — enterohämorrhagische *Escherichia coli*
ESBL — Betalactamasen mit erweitertem Subspektrum, extended spectrum beta-lactamases, Extended-spectrum Betalactamasen
GCP — Good Clinical Practice
GLP — Good Laboratory Practice
GMP — Good Manufacturing Practice
HA-MRSA — healthcare-associated Methicillin-resistente *Staphylococcus aureus*
HIV — human immunodeficiency virus, humanes Immunschwäche-Virus
HTS — Hochdurchsatz-Screening, High-troughput-Screenings
ICE — integratives konjugatives Element, integrative conjugative element
INH — Isoniazid
LA-MRSA — livestock-associated Methicillin-resistente *Staphylococcus aureus*
MDR — Multidrug-Resistenz, multi-drug resistance
MHK — minimale Hemmkonzentration
MLST — Multilocus-Sequenz-Typisierung, multilocus-sequence typing
MLVA — multiple locus variable-number tandem repeat analysis
Mrd. — Milliarde
3MRGN — multiresistente gramnegative Stäbchen mit Resistenz gegen 3 Antibiotikagruppen (Cephalosporine, Fluorchinolone, Penicilline)
4MRGN — multiresistente gramnegative Stäbchen mit Resistenz gegen 4 Antibiotikagruppen (Carbapeneme, Cephalosporine, Fluorchinolone, Penicilline)
mRNA — Boten-RNS, messenger-ribonucleic acid
MRSA — Methicillin-resistenter *Staphylococcus aureus*
MRSP — Methicillin-resistenter *Staphylococcus pseudintermedius*
Mtbk — *Mycobacterium-tuberculosis*-Komplex
NDM — New-Delhi-Metallo-Betalactamase
NGS — Sequenzierung der Nukleinsäuren der nächsten Generation, next-generation sequencing
NMR — Kernspinresonanz, nuclear magnetic resonance
OprD — Äußere-Membran-Protein-Porin D, outer membrane protein porin D
OXA — Oxacillinase
PCR — Polymerase-Kettenreaktion, polymerase chain reaction
pMLST — Plasmid-Multilocus-Sequenz-Typisierung, plasmid multilocus sequence typing
PBP — Penicillin-bindendes Protein, penicillin-binding protein
PDH — Pyruvat-Dehydrogenase-Komplex
Qnr — Topoisomerase-Schutzprotein, quinolone resistance
RMP — Rifampicin
rpoA — Gen für RNA-Polymerase Untereinheit α
rpoB — Gen für RNA-Polymerase Untereinheit β
rpoC — Gen für RNA-Polymerase Untereinheit β'
RNA — Ribonukleinsäure, ribonucleic acid
SCC*mec* — Staphylococcal cassette chromosome *mec*
spp. — mehrere Arten, species pluralis
ST — Sequenztyp, sequence type
TB — Tuberkulose
TetX — Tetracyclin-Inaktivierungsenzym
ThiD — Amino-5-hydroxymethylpyrimidin-Kinase
TMP — Thyminmonophosphat
TPP — Thiaminpyrophosphat
tRNA — Transfer-Ribonukleinsäure, transfer ribonucleic acid
VIM — Verona-Integron-Metallo-Betalactamase
VISA — Vancomycin-intermediär-resistenter *S. aureus*
VRE — Vancomycin-resistente Enterokokken
VRSA — Vancomycin-resistente *S. aureus*
WHO — World Health Organization, Weltgesundheitsorganisation
XDR — extensively drug resistant
XFEL — Freie-Elektronen-Laser, X-Ray Free-Electron Laser

1 Antibiotikaresistenz – Mechanismen der Entstehung und Ausbreitung

Peter Heisig

Die zunehmende Zahl antibiotikaresistenter Keime, nicht nur im humanmedizinischen Bereich, sondern auch in der Veterinärmedizin und der Umwelt stellt das derzeit ernsthafteste Problem für die Weltgesundheit dar. So gehen aktuelle Schätzungen für die EU von einer Zahl von über 25 000 Todesfällen pro Jahr aufgrund von Infektionen durch antibiotikaresistente Erreger aus, für die USA werden ca. 23 000 Todesfälle geschätzt. Die dafür zu veranschlagenden direkten Kosten für das Gesundheitssystem betragen für Europa ca. 1,5 Mrd. Euro jährlich, während der volkswirtschaftliche Gesamtschaden für die USA sogar auf ca. 55 Mrd. US-Dollar geschätzt wird. Für das Jahr 2050 werden weltweit ca. 10 Millionen Todesfälle allein aufgrund der Antibiotikaresistenz prognostiziert ([1–2], ○ Abb. 5.2).
Im Folgenden sollen grundlegende Fragen im Zusammenhang mit der Entstehung und Verbreitung der Antibiotikaresistenz beantwortet werden. Diese betreffen den evolutionären Ursprung, die Faktoren, welche Resistenzentwicklung begünstigen, und die molekularen Mechanismen, welche der Resistenz vor allem gegen neue Antibiotika zugrunde liegen.

Evolutionärer Ursprung der Antibiotikaresistenz

Antibiotikaresistenz ist ein uraltes Phänomen. So finden sich vor allem bei Bakterien aus dem Genus *Streptomyces* häufig neben Genen für Enzyme zur Biosynthese von Antibiotika, wie z. B. Aminoglykoside, Makrolide, Chloramphenicol, Polymyxine oder Tetracycline zusätzlich Gene, deren Produkte dem produzierenden Mikroorganismus Resistenz gegen seine selbst produzierten Antibiotika verleihen.

Genetische Grundlagen der Entstehung von Antibiotikaresistenz

Die Entstehung resistenter Zellen lässt sich auf nur zwei genetische Veränderungen zurückführen: den Erwerb von Mutationen in vorhandener genetischer Information oder den Erwerb neuer genetischer Information (Resistenzgen) aus resistenten Bakterien.

Für den Erwerb von Antibiotika-Resistenzgenen sind bei Bakterien drei parasexuelle **DNA-Transfermechanismen** bekannt:

- **Transformation**: die Übertragung freier DNA, wie sie z. B. aus abgestorbenen Zellen freigesetzt wird,
- **Konjugation**: ein direkter Transfer von extrachromosomaler DNA in Form von Plasmiden zwischen Zellen, woran fadenförmige Oberflächenproteine – sogenannte Fertilitäts(F)-Pili – für den direkten Zell-Zell-Kontakt beteiligt sind,
- **Transduktion**: eine von Bakteriophagen vermittelte DNA-Übertragung (○ Abb. 1.1).

Grundlegende Mechanismen der Antibiotikaresistenz

Infolge des Erwerbs genetischer Veränderungen, wie Mutation in vorhandener eigener genetischer Information einer Zelle oder Übertragung von Resistenzgenen aus anderen Zellen kann die Antibiotikaresistenz über einen von **drei Grundmechanismen** vermittelt werden [3–5]:

- Bildung von Antibiotikum inaktivierenden Enzymen (z. B. bei Aminoglykosiden, Betalactamen oder Chloramphenicol),
- Verringerung der Antibiotikakonzentration an der Zielstruktur, z. B. durch Änderung der Membranpermeabilität, Aktivierung von spezifischen oder auch unspezifischen (multi-drug resistance, MDR) Effluxpumpen oder Bildung von Schutzproteinen (gegen viele Antibiotika, z. B. Tetracycline oder Fluorchinolone),
- Bildung unempfindlicher Zielstrukturen, welche die Aktivität des vom Antibiotikum gehemmten Enzyms durch Mutation (z. B. gegen Fluorchinolone und Rifampicin) oder auch enzymatische Modifikation (z. B. gegen Makrolide) bei erhöhter Antibiotikakonzentration erhalten.

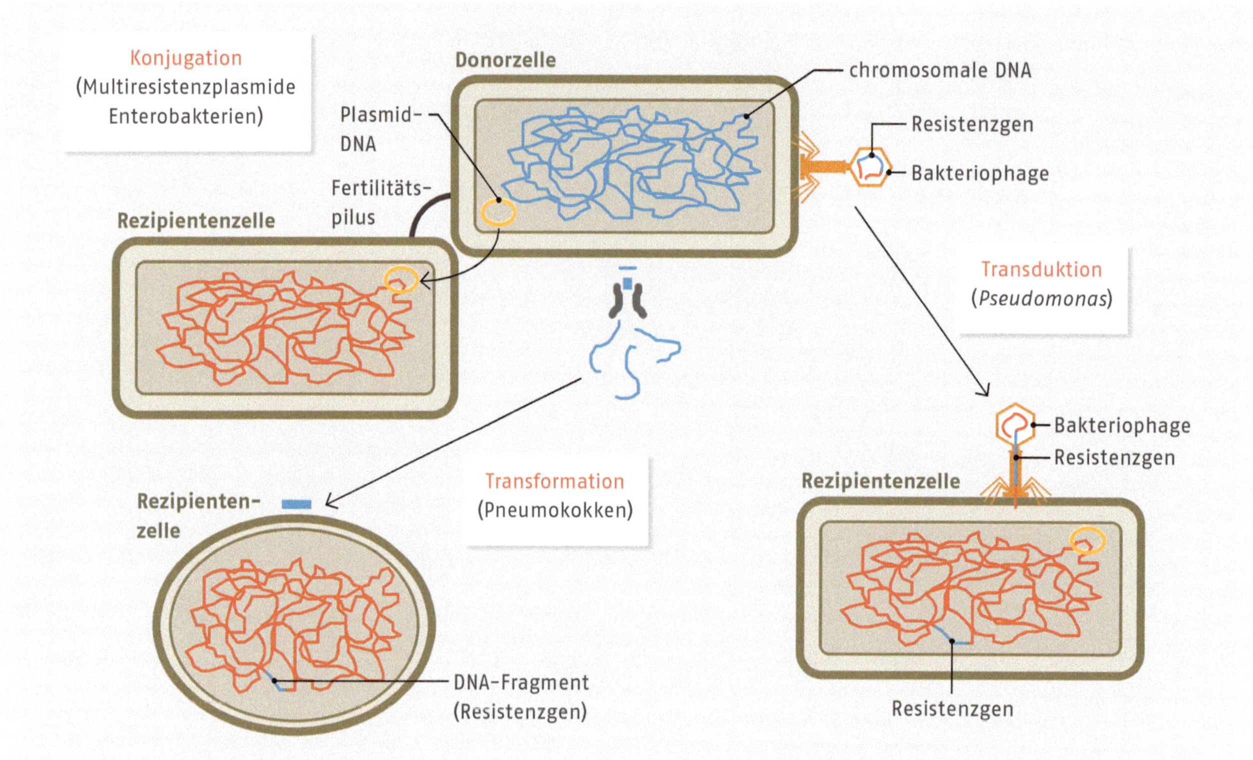

Abb. 1.1 Horizontale Gentransfermechanismen zwischen einer resistenten Donorzelle (z. B. Antibiotikaproduzent), auf deren chromosomaler DNA oder Plasmid-DNA sich ein Gen für Antibiotikaresistenz befindet, und empfindlichen Erregerzellen (Rezipientenzelle). Die Übertragung des Resistenzgens mittels Konjugation erfolgt über einen direkten Zell-Zell-Kontakt, der zunächst durch einen Fertilitätspilus (Proteinfaden) vermittelt wird. Die Übertragung eines Resistenzgens in Form eines freien DNA-Fragments erfolgt beim Vorgang der Transformation. Nach Aufnahme in eine Donorzelle wird das DNA-Fragment über homologe Rekombination in das Chromosom integriert. Bei dem Übertragungsweg über Transduktion sind Bakteriophagen beteiligt. Das Resistenzgen wird als Teil der Phagen-DNA in den Phagenpartikel aufgenommen und mittels Infektion auf eine Rezipientenzelle übertragen. Nach Injektion der Phagen-DNA mit dem Resistenzgen kann diese DNA in das Genom der Rezipientenzelle integriert werden.

Für alle drei Mechanismen gibt es diverse Variationen für verschiedene Antibiotikagruppen, von denen einige beispielhaft weiter ausgeführt werden.

Evolutionäre Betrachtung der Entstehung der Antibiotikaresistenz am Beispiel inaktivierender Enzyme

Als Quelle von Resistenzgenen, deren Produkte eine enzymatische Inaktivierung des Antibiotikums verursachen, wurden Antibiotika-produzierende Bakterien identifiziert, die sich häufig mittels dieser Enzyme selbst vor der Wirkung ihrer eigenen Antibiotika schützen. So werden durch die enzymatische Modifikation von Kanamycin dessen elektronische Eigenschaften geändert, wodurch die antibiotische Wirkung und damit die Bindung an die Zielstruktur verringert werden.

Evolution der Resistenz gegen Aminoglykoside in Antibiotika-produzierenden Bakterien

Die Entwicklung solcher „klassischer“ Resistenzgene verlief in Antibiotikaproduzenten schon vor Urzeiten ohne Selektionsdruck durch den Menschen [6–7]. Dies zeigt das Beispiel eines Gens für eine Aminoglykosid-Phosphotransferase, welche Resistenz gegen Kanamycin und Streptomycin vermittelt. Dieses Enzym überträgt den endständigen Phosphatrest von ATP auf eine bestimmte glykosidische OH-Gruppe des Antibiotikums. Das Gen für einen solchen Typ von Aminoglykosid-Phosphotransferase (*aph*) findet sich sowohl in einem Stamm von *Streptomyces griseus*, der Kanamycin produziert, als auch in homologer Form in Kanamycin-resistenten klinischen Isolaten humanpathogener Erreger. Der Grad der Homologie in der DNA-Sequenz des *aph*-Gens aus dem Aminoglykosid-Produzenten mit Genen für Phosphotransferasen mit anderen Substratspezifitäten lässt vermuten, dass sich das Gen für das APH-Resistenzenzym bereits vor über 600 Millionen Jahren aus einem gemeinsamen Vorläufergen entwickelt hat.

Darüber hinaus sind zwei andere Enzymgruppen bekannt, die Resistenz gegen Aminoglykosid-Antibiotika vermitteln, Nukleotidyltransferasen (Produkte von *ant*-Genen), die einen Nukleotidylrest, meist Adenosinmonophosphat (AMP), auf eine glykosidische OH-Gruppe transferieren sowie Acetyltransferasen (Produkte von *aac*-Genen), welche einen Acetylrest von Acetyl-CoA auf eine glykosidische NH_2-Gruppe übertragen und dadurch ebenfalls eine Reduktion der Aktivität des Antibiotikums bewirken (Abb. 1.2).

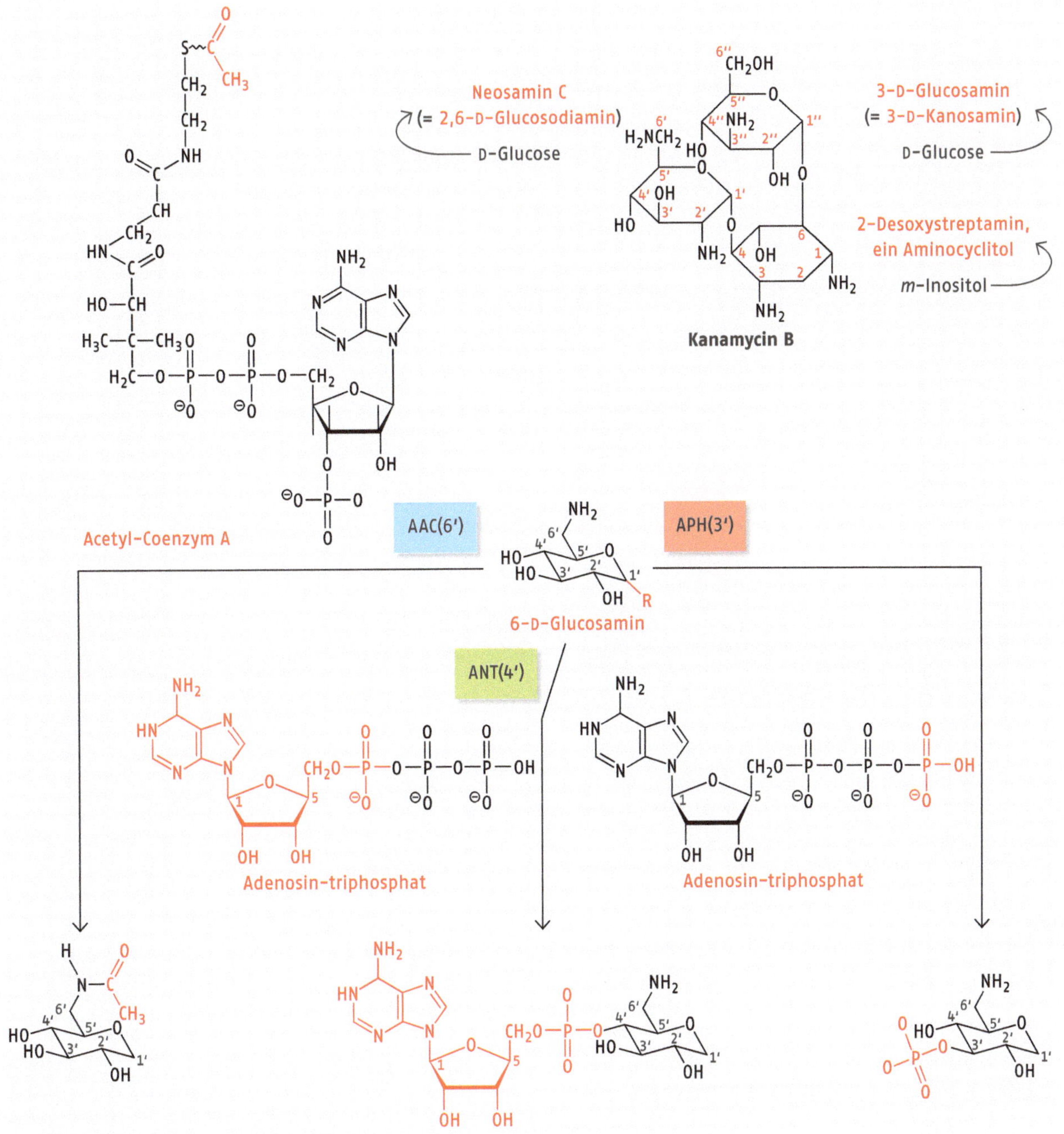

Abb. 1.2 Resistenz gegen Aminoglykosid-Antibiotika durch enzymatische Inaktivierung mit Aminoglykosid modifizierenden Enzymen. **AAC** Aminoglykosid-Acetyltransferase, **ANT** Aminoglykosid-Nukleotidyltransferase, **APH** Aminoglykosid-Phosphotransferase

Evolution der Resistenz in Bakterien gegen Betalactam-Antibiotika aus Pilzen

Ein anderer Entwicklungsweg von Resistenzgenen ohne Beteiligung des produzierenden Mikroorganismus muss für die Resistenz gegen Betalactam-Antibiotika angenommen werden. Da die Biosynthese von Betalactam-Antibiotika durch Pilze der Gattung *Penicillium* oder *Acremonium* (früher *Cephalosporium*) erfolgt, die nicht über die für Bakterien typische Peptidoglykan-Zellwand verfügen, zeigen diese Antibiotika somit auch keine Wirkung auf ihre Produzenten, sodass diese auch keine Resistenzmechanismen zu ihrem eigenen Schutz ausprägen müssen. In Betalactam-resistenten Bakterien hat sich die Betalactam-Resistenz daher auf einem von zwei unterschiedlichen Entwicklungswegen durch Veränderung einer ursprünglich Betalactam-empfindlichen Zielstruktur, den als Penicillin-bindende Proteine (PBP) bezeichneten Transpeptidase- bzw. Transglykosidase-Enzymen, gebildet.

Für die Wirkung von Betalactam-Antibiotika ist ihre möglichst hohe strukturelle Homologie zu dem endständigen D-Alanin-D-Alanyl-Rest des bakteriellen Zellwandbausteins Disaccharid-Pentapeptid (Muropeptid, Mureinderivat) als dem eigentlichen Substrat für Transpeptidase- bzw. Transglykosidase-Enzyme wichtig. Nach Einbau des Disac-

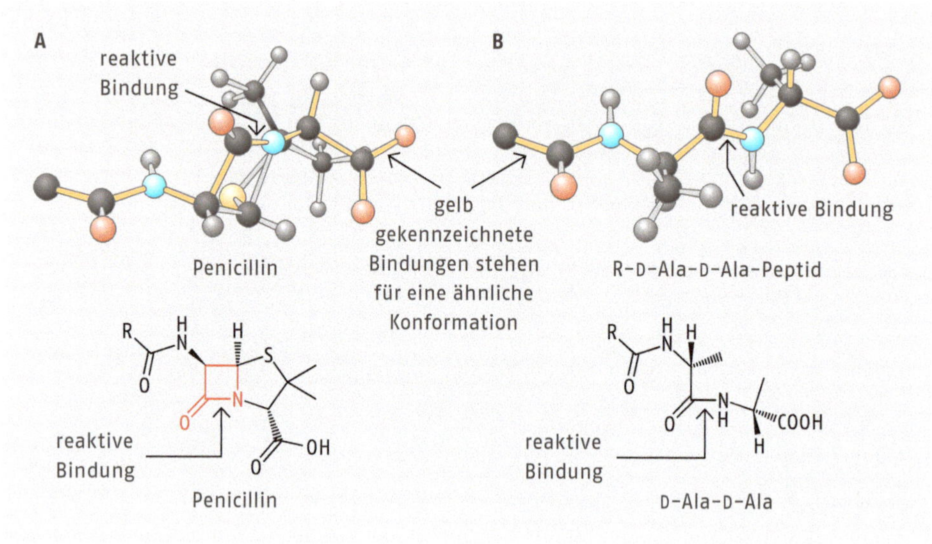

Abb. 1.3 Strukturelle Homologie der D-Alanin-D-Alanyl-Bindung von Muropeptid-Bausteinen der bakteriellen Zellwand und dem Betalactamring von Betalactam-Antibiotika am Beispiel von Penicillin

charid-Pentapeptidbausteins mittels Transglykosidase-Aktivität in eine wachsende Glykankette interagiert der Transpeptidaseanteil des PBPs mit diesem D-Alanin-D-Alanyl-Rest und verknüpft unter hydrolytischer Abspaltung des endständigen D-Alanyl-Rests die Carboxylgruppe des verbleibenden-Tetrapeptid-Bausteins über eine Isopeptidbindung mit einer Seitenketten-Aminogruppe von z. B. Diaminopimelinsäure (DAP) in einem benachbarten Peptidrest eines anderen Glykanstrangs im dreidimensionalen Netz des Peptidoglykangerüsts der bakteriellen Zellwand. Die dabei vorübergehend ausgebildete Serinesterbindung zwischen Enzym und Substrat wird rasch durch einen nukleophilen Angriff der NH_2-Gruppe der DAP hydrolysiert. Betalactam-Antibiotika konkurrieren nun mit den strukturell ähnlichen D-Alanin-D-Alanyl-Seitenketten (Abb. 1.3) um die Bindung an die PBPs, bleiben aber im Gegensatz zu jenen fest mit den PBPs verbunden und hemmen diese dadurch nachhaltig [8].

Als Weg der Evolution von Betalactam-Resistenz wird angenommen, dass sich nach Duplikation des Gens für ein empfindliches PBP im Lauf der Evolution eine der Genkopien durch Erwerb von Mutationen zu einem Resistenzgen verändert hat. Vor allem bei grampositiven Erregern wie Streptokokken und Staphylokokken finden sich genetische Veränderungen: einzelne Mutationen, mosaikartige Änderungen größerer Genbereiche infolge von Rekombinationsvorgängen oder sogar der Erwerb eines vollständigen neuen Gens für ein resistentes PBP. Die Veränderungen führen einerseits zu Modifikationen der Bindungstasche für Betalactame unter gleichzeitigem Erhalt der ursprünglichen Funktion als Transpeptidase oder bewirken eine Verschiebung der Substratspezifität zu Betalactamen anstelle des endständigen D-Alanin-D-Alanylrests von Muropeptid.

Erworbene neue PBPs können weiterhin Muropeptide als Substrat binden und die Zellwand aufbauen, werden aber von Betalactam-Antibiotika deutlich schlechter gebunden und gehemmt. Als ein Beispiel hierfür finden sich PBP2X-Varianten für Betalactam-Resistenz bei *Streptococcus pneumoniae,* wo sie aus mehreren mosaikartig zusammengesetzten Teilstücken von PBP-Genen verwandter *Streptococcus*-Arten mit geringerer Betalactam-Empfindlichkeit infolge von Rekombinationsreaktionen mit dem Gen für das ursprüngliche PBP2 von *S. pneumoniae* entstanden sind. Ein anderes Beispiel sind Methicillin-resistente Isolate von *Staphylococcus aureus* (MRSA), die inzwischen weltweit verbreitet sind. Bei diesen ist ein vollständiges Gen für ein neues Betalactam-resistentes PBP2a zusammen mit weiteren Genen auf einem mobilen genetischen Element (SCC*mec*) aus anderen Bakterien aufgenommen und in das Chromosom von *S. aureus* integriert worden.

Für die Entstehung der weit verbreiteten Betalactamasen, die zu einem großen Teil ebenso wie PBPs biochemisch eine Serinprotease-Aktivität aufweisen (Abb. 1.4), wird eine Akkumulation von Mutationen angenommen, die unter Verlust der ursprünglichen Affinität für Muropeptide zu stark erhöhter Bindungsaffinität und hydrolytischer Aktivität für Betalactam-Antibiotika geführt haben. Betalactamasen finden sich vor allem bei gramnegativen Erregern und stellen dort den wichtigsten Resistenzmechanismus gegen Betalactame dar, da sie aufgrund ihrer hohen hydrolytischen Aktivität und ihrer raschen Anreicherung im begrenzten Raum des periplasmatischen Spalts hohe Hydrolyseraten erreichen können (Abb. 1.4). Bei grampositiven Bakterien werden mangels einer äußeren Membran exportierte Proteine nicht zellwandnah zurückgehalten, sondern müssen unter deutlich höherem Energieaufwand kontinuierlich in der Zelle gebildet und exportiert werden, um einen ausreichenden Schutz der PBPs vor der Betalactam-Wirkung zu bewirken.

Aufgrund der genetischen Homologie zu den ursprünglichen PBPs schätzt man, dass sich Gene für Betalactamasen und Transpeptidasen schon vor ca. 2 Mrd. Jahren nach Verdopplung eines Transpeptidase-Gens divergent entwickelt haben. Ein zweiter, viel rascherer Entwicklungsprozess setzte jedoch mit der vermehrten klinischen Anwendung von Aminopenicillinen in den 1970iger Jahren bzw. von Cephalosporinen in den 1980iger Jahren ein. Die Anpassung der jeweiligen Substratspezifitäten für neue Betalactam-Antibiotika erfolgte durch Erwerb von weiteren Punktmutationen in den Betalactamase-Genen. Diese Anpassung betrifft

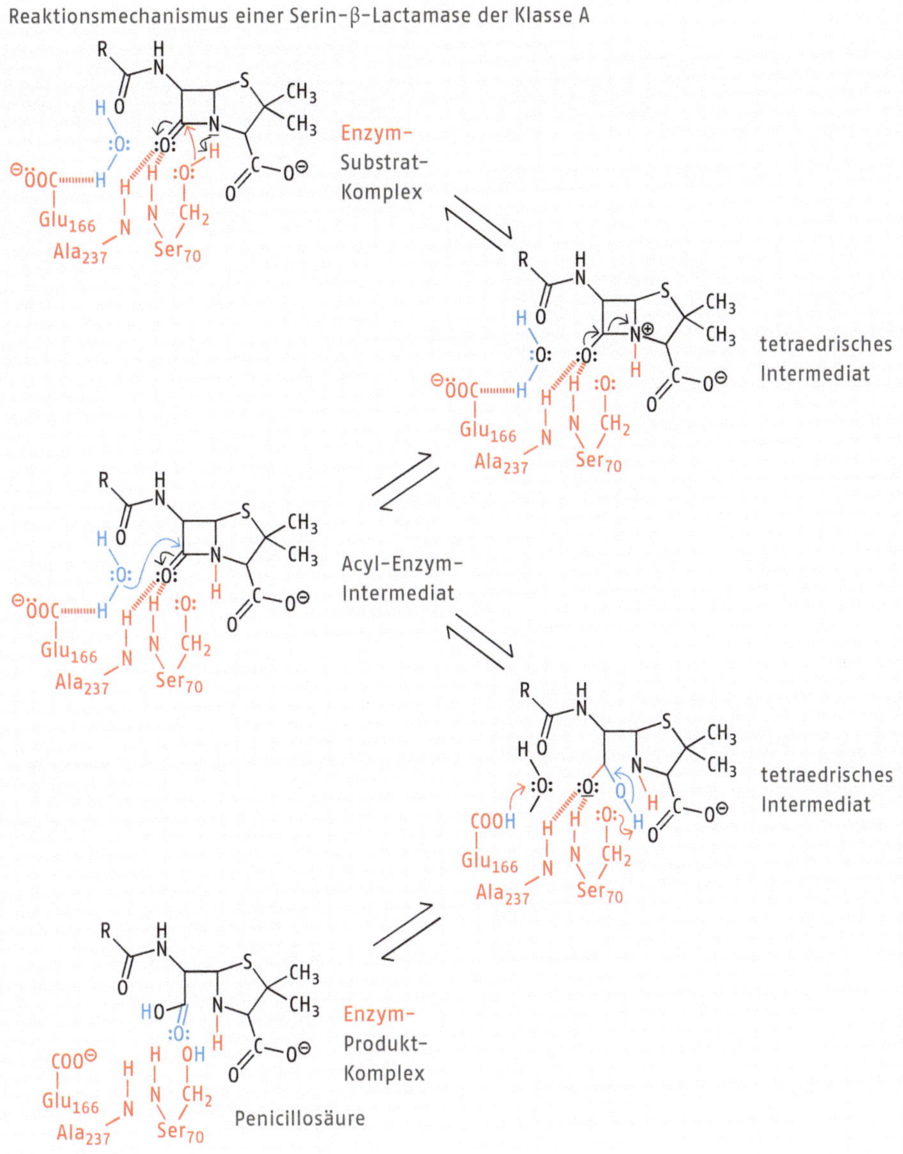

Abb. 1.4 Mechanismus der Penicillinresistenz durch enzymatische Spaltung mittels Betalactamasen vom Serinproteasetyp

vor allem Plasmid-codierte Enzyme aus gramnegativen Erregern, welche bestimmte Enzyme der Klasse-A-Betalactamasen der Typen TEM, SHV und CTX-M betrifft. So entwickelten sich z. B. aus sogenannten Breitspektrum-Betalactamasen, wie TEM-1, TEM-2 oder TEM-13 binnen weniger Jahre hunderte genetische Varianten mit erweitertem Substratspektrum (extended spectrum beta-lactamases, ESBL) lediglich durch Erwerb weniger Punktmutationen. In diversen Kombinationen führen diese über eine Erweiterung der Bindungstasche oder Veränderung der elektronischen Eigenschaften an der Oberfläche der Bindungstasche zu stark erhöhter Affinität und Hydrolyseaktivität für nahezu alle chemisch-modifizierten Betalactam-Antibiotika und damit zu Enzymen mit ESBL-Charakter (Tab. 1.1).

Dieser Mechanismus der Erweiterung des Substratspektrums findet sich auch bei den anderen großen Gruppen klinisch wichtiger Betalactamasen – SHV und CTX-M. Begünstigt wird diese Entwicklung auch noch dadurch, dass in den letzten Jahren viele ursprünglich chromosomal-codierte Gene für Betalactamasen durch Rekombination in Resistenzplasmide integriert wurden. Dadurch können die Gene nicht nur viel leichter verbreitet werden, sondern liegen oft in den Zellen in mehreren Kopien vor. Durch Erwerb zusätzlicher Mutationen in einzelnen Genkopien begünstigt dies eine weitere rasche Evolution von Enzymen mit noch weiterem Spektrum [10].

Für die Verbreitung der Antibiotika-Resistenzgene zwischen Zellen sind die bekannten o. g. Transfermechanismen verantwortlich (Abb. 1.1, Transformation, Konjungation bzw. Mobilisation, Transduktion). Für diese Prozesse müssen chromosomal codierte Antibiotika-Resistenzgene mobilisiert werden. Daran sind mobile genetische Elemente, wie Transposons- oder Insertions-Elemente beteiligt. Diese DNA-Sequenzabschnitte sind bei Bakterien weit verbreitet und bestehen in der einfachsten Form aus einem Gen für eine als Transposase bezeichnete Nuklease und zwei kurzen flankierenden DNA-Sequenzwiederholungen (direkt oder invers repetitive Sequenzen), an die die Nuklease bindet, sie

Tab. 1.1 Molekulare Mechanismen der Betalactam-Resistenz. Wenige Punktmutationen führen zu Betalactamasen mit erweitertem Substratspektrum (ESBL) [9]

Enzym	Aminosäure			Relative Hydrolyserate		
	104	164	240	Cefotaxim	Ceftazidim	Aztreonam
TEM-1	Glu	Arg	Glu	1	1	1
TEM-17	**Lys**	Arg	Glu	10	23	12
TEM-12	Glu	**Ser**	Glu	18	650	15
TEM-X	Glu	Arg	**Lys**	8	31	8
TEM-26	**Lys**	**Ser**	Glu	43	19000	640
TEM-10	Glu	**Ser**	**Lys**	21	4500	320

TEM = Betalactamase Klasse A, Glu = Glutamat, Arg = Arginin, Lys = Lysin, Ser = Serin. Mutierte Aminosäuren sind fettgedruckt.

an einer bestimmten Stelle spaltet und mit einem anderen DNA-Sequenzabschnitt verknüpft. Dadurch wird das mobile genetische Element von einer Stelle in der DNA an eine andere versetzt. Dies geschieht häufig unter Verdopplung der ersten Kopie, die an der ursprünglichen Position verbleibt (replikative Transposition). Bei sogenannten zusammengesetzten Transposons finden sich zwischen den flankierenden kurzen Sequenzabschnitten weitere Gene für z. B. Antibiotikaresistenzfaktoren, die bei der replikativen Transposition ebenfalls vervielfältigt und versetzt werden, z. B. Gene für die Betalactamasen vom Typ CTX-M, die in fünf große Genfamilien aufgeteilt werden und in verschiedenen *Kluyvera*-Species chromosomal codiert vorkommen [11].

Auch wenn erst mit Beginn einer breiteren therapeutischen Anwendung der Antibiotika zur gezielten Therapie von Infektionskrankheiten bei Menschen und Tieren seit den 1930er Jahren ein erhöhter Selektionsdruck auf humanpathogene Erreger besteht, mussten also Resistenzeigenschaften gegen Naturstoffe nicht erst „erfunden", sondern lediglich Erreger mit solchen Eigenschaften selektiert und diese selbst oder deren Resistenzgene verbreitet werden. Dies erklärt die häufig sehr kurze Zeitspanne zwischen der Neueinführung eines Antibiotikums in die Therapie und ersten Berichten über resistente Erreger (Tab. 1.2).

UPDATE

Enzyme, die Antibiotikaresistenz vermitteln, haben sich in Antibiotika-produzierenden Bakterien oft bereits vor Urzeiten entwickelt. Sie können sich aber durch den Erwerb von Mutationen unter Selektionsdruck durch neue Antibiotika rasch weiterentwickeln.

Bald schon zeigte sich aber, dass auch chemisch veränderte Naturstoffe (z. B. Methicillin), die bislang nicht in der Umwelt vorhanden waren und damit dort auch keinen Selektions- bzw. Adaptionsdruck ausüben konnten, dennoch sehr rasch unwirksam geworden waren, da Infektionserreger neue Resistenzeigenschaften erworben hatten. An dieser evolutionären Anpassung sind die gleichen Mechanismen beteiligt, wie der Erwerb spontaner und zufälliger Mutationen (z. B. im Fall der Nalidixinsäure) und der Transfer von Resistenzgenen (z. B. bei der Resistenz gegen partialsynthetisch veränderte Cephalosporine). Dass eine solche kontinuierliche Anpassung auch durch verschiedene Antibiotikaklassen nacheinander erzielt werden kann, lässt sich eindrucksvoll am Verlauf der Anpassung von *Staphylococcus aureus* an Antibiotika seit den 1940er Jahren demonstrieren (Tab. 1.3). So stieg zunächst die Resistenz gegen Penicillin G, z. B. in der Therapie von Wundinfektionen, seit Mitte der 1940er Jahre binnen fünf Jahren von 5 % auf 50 %, wofür als Ursache die Verbreitung des Gens für eine *S.-aureus*-spezifische Betalactamase identifiziert worden war.

Auf die Einführung von neu entwickelten partialsynthetischen Penicillinderivaten wie Methicillin und Oxacillin, die eine hohe Stabilität gegen die Betalactamase von *Staphylococcus aureus* aufweisen, folgte sogar schon ein Jahr nach der Markteinführung ein erster Bericht über ein Patientenisolat eines Methicillin-resistenten *S. aureus* (MRSA). Untersuchungen zur Betalactam-Resistenz bei *S. aureus* Mitte der 1990er Jahre ergaben sogar Resistenzquoten von bis zu 90 % für Penicillin G und je nach Klinik von 10–90 % für Methicillin bzw. Oxacillin. Der daraufhin seit 1990 verstärkte Einsatz des Glykopeptids Vancomycin als Reserveantibiotikum führte jedoch ebenfalls nach kurzer Zeit im Jahr 1996 zur Isolierung erster Stämme von *S. aureus* mit reduzierter Empfindlichkeit für Vancomycin (Vancomycin-intermediär resistenter *S. aureus*, VISA). Seit 2006 werden vereinzelt auch Vancomycin-resistente *S.-aureus*(VRSA)-Erreger isoliert [12] (▸ Kap. 2).

Glykopeptide wie Vancomycin sind Naturstoffe, die bereits seit ca. 240 Millionen Jahren durch Bakterien produziert werden. Die Resistenz wird in diesem Fall durch sogenannte Schutzproteine vermittelt, vor allem durch die Produkte der Gene *vanA* und *vanB*. Diese schirmen die D-Alanin-D-Alanyl-Gruppe sterisch ab und behindern die Transpeptidasereaktion. Der bis in die 1990er Jahre in Europa praktizierte Einsatz des für Tiere zugelassenen Glykopeptids Avoparcin als Futterzusatz zur Reduktion der bakteriellen Mikroflora im Darm, um dadurch die Futterverwertung zu verbessern und so die Zeit bis zur Schlacht-

Tab. 1.2 Resistenzentwicklung als evolutionärer Anpassungsvorgang

Antibiotikum	Jahr der Zulassung (USA)	Erste Resistenzmeldung	Geschätztes Alter der Resistenzgene
Penicillin	1943	1940!	2 Mrd. Jahre
Streptomycin	1947	1947	610 Mio. Jahre
Methicillin[1]	1960	1961	
Nalidixinsäure[1]	1964	1966	
Vancomycin	1972	1987	240 Mio. Jahre
Linezolid[1]	2000	1999!	

[1] Synthetisch hergestellt

Tab. 1.3 Resistenz von *Staphylococcus aureus* gegen Antibiotika seit der Entdeckung des Penicillins

Jahr	Resistenzsituation von Staphylococcus aureus
1944	Penicillin G wird klinisch breit bei grampositiven Infektionen eingesetzt. 5 % der Isolate von *S. aureus* sind bereits resistent gegen Penicillin.
1949	50 % der Isolate von *S. aureus* von Patienten sind resistent gegen Penicillin.
1960	Methicillin ist bei Penicillin-resistenten Isolaten von *S. aureus* wirksam.
1961	Erster Bericht über Methicillin-resistente Isolate von *S. aureus* (MRSA)
1990	Vancomycin ist bei MRSA-Isolaten wirksam.
1996	Erster Bericht über Vancomycin-intermediär-resistente *S. aureus* (VISA). 90 % der Isolate von *S. aureus* sind resistent gegen Penicillin, 10–90 % sind resistent gegen Methicillin (MRSA).
2002	Erster Bericht über Vancomycin-resistente *S. aureus* (VRSA)

reife zu verkürzen, hat aufgrund der Selektion zu einer Zunahme von tierspezifischen Glykopeptid-resistenten *Enterococcus*-Species zunächst in der Darmflora von Schlachttieren geführt. Gelangten Vertreter dieser glykopeptidresistenten *Enterococcus*-Arten durch Verzehr von unzureichend gegartem Fleisch dieser Tiere in den menschlichen Darm, wurde dieser vorübergehend mit diesen Keimen besiedelt. Jedoch zeigen genetische Analysen, dass während dieser transienten Besiedlung die Resistenzgene (z. B. *vanA* oder *vanB*) auf die natürlicherweise dort siedelnden humanspezifischen *Enterococcus*-Arten übertragen wurden, bevor die tierspezifischen Bakterien wieder ausgeschieden wurden. Auch wenn die Keimträger durch diese Besiedlung mit Glykopeptid-resistenten *Enterococcus*-Arten nicht gesundheitlich beeinträchtigt sind, besteht im Fall einer mit humanspezifischen Glykopeptid-Antibiotika (Vancomycin, Teicoplanin) behandlungsbedürftigen Infektionskrankheit bei den betreffenden Personen das Problem der Selektion dieser Vancomycin-resistenten *Enterococcus*-Arten (VRE).

Aktuelle Untersuchungen der epidemiologischen Verbreitung verschiedener MRSA-Stämme basierend auf genomweiten Analysen mittels Next-Generation-Sequencing(NGS)-Technik (▸ Kap. 7) zeigen, dass sich inzwischen drei unterschiedliche Linien von MRSA-Zellen verbreiten. Neben der schon länger bekannten Gruppe von healthcare-associated (HA) MRSA-Stämmen, die vor allem schwerkranke Patienten in Kliniken infizieren, die Resistenzgencluster der Typen SCC-*mec* I–III und V tragen und bei verringerter Virulenz zusätzlich Mehrfachresistenz aufweisen, finden sich Isolate zweier anderer Gruppen, die andere SCC-*mec*-Typen umfassen und entweder beim Menschen außerhalb von Kliniken als sogenannte „community-acquired“ (CA) MRSA vorkommen, oder bei Nutztieren, wie z. B. Schweinen, als „livestock-associated“ (LA) MRSA verbreitet sind (▸ Kap. 2, ▸ Kap. 3). CA-MRSA zeichnen sich vor allem durch höhere Virulenz und weniger breite Resistenz, besonders gegen Betalactam-Antibiotika, aus und gehören zum SCC-*mec*-Typ IV, wohingegen LA-MRSA weniger virulent für den Menschen sind, Resistenz vor allem gegen Betalactam-Antibiotika und Tetracycline zeigen und dem SCC-*mec*-Typ XI angehören (Tab. 1.4) [13].

Als Ursache für die Entstehung von LA-MRSA wird ein seltener Transfer eines an Menschen adaptierten MRSA-Klons auf ein Nutztier postuliert, was aufgrund der noch fehlenden Anpassung an den neuen Wirt „Tier“ zunächst mit einer Reduktion der bakteriellen Fitness verbunden ist. Während der Ausbreitung des Klons innerhalb einer Nutztierherde passen sich seine Nachkommen besser an den neuen Wirt an und erlangen eine erhöhte Fitness (Abb. 1.5).

Tab. 1.4 Verbreitung von MRSA-Gruppen (Referenz-Isolate) verschiedener SCC-*mec*-Typen mit variabler Antibiotikaresistenz und Virulenz bei Menschen, Tieren und in der Umwelt

HA-MRSA	CA-MRSA	LA-MRSA
(z. B. Stamm ST239)	(z. B. Stamm USA300)	(z. B. Stamm CC398)
SCC-*mec* I–III, V	SCC-*mec* IV	SCC-*mec* XI
Multiresistent	Betalactamresistent	Betalactam- und tetracyclinresistent
Geringer virulent	Stärker virulent	Geringer virulent
Vorkommen bei Menschen in Kliniken	Vorkommen bei Menschen außerhalb von Kliniken	Vorkommen bei Nutztieren (Schwein)

Zusammengefasst

Antibiotikaresistenz ist ein evolutionäres, uraltes Phänomen, das sich meist auf die Antibiotikaproduzenten zurückführen lässt, die sich dadurch gegen ihre eigenen Stoffwechselprodukte schützen. Mobile genetische Elemente (Transposons-, Insertions-Elemente) innerhalb der Zellen und DNA-Transfermechanismen zwischen Zellen verschiedener Bakterienarten haben zu einer weiten Verbreitung von Genen für diese Resistenzeigenschaften bereits lange vor der therapeutischen Nutzung von Antibiotika geführt. Ein durch klinische Anwendung vieler Antibiotika stark erhöhter Selektionsdruck hat darüber hinaus in den vergangenen 70 Jahren zu einer immer noch anhaltenden weiteren Entwicklung vielfältiger Resistenzgene durch Erwerb diverser Mutationen sowie zu deren weiterer, auch kombinierter Verbreitung beigetragen.

Tab. 1.5 Eigenschaften der natürlichen und synthetischen Antibiotika

Parameter	Natürliche Antibiotika	Synthetische Antibiotika
Beispiel	Penicilline	Fluorchinolone
Produzent	Pilz	Mensch
Selektionsdruck	Sehr lang	Sehr kurz
Evolution	Gemeinsam mit Erreger	Anfangs keine
Inaktivierung	Enzymatische Inaktivierung	Anfangs keine
Resistenz	Häufig übertragbare Resistenzgene	Anfangs keine übertragbare Resistenzgene

Begünstigende Faktoren für Antibiotikaresistenz

Die Erkenntnis, dass Antibiotikaresistenz ein sehr altes Phänomen darstellt und eng verbunden ist mit der Biosynthese antibiotisch wirksamer Naturstoffe, die in der mikrobiellen Welt seit Langem weite Verbreitung gefunden haben, zusammen mit der Erfahrung, dass der verstärkte Einsatz von Antibiotika gegen tier- und humanpathogene Erreger einen starken Selektionsdruck ausgeübt hat, führten zu dem Ansatz, verstärkt chemisch veränderte oder sogar neuartige, d. h. nicht in der Natur vorhandene, antibiotisch wirksame Substanzen einzusetzen. Dieses Konzept hatte sich bei den Fluorchinolonen, von denen Norfloxacin als erster Vertreter 1985 sehr erfolgreich in die Therapie gramnegativer Infektionen eingeführt worden war, zunächst sehr gut bewährt. Die synthetische Herkunft dieser Wirkstoffe erwies sich gegenüber natürlichen Antibiotika in vielerlei Hinsicht als vorteilhaft (Tab. 1.5). So war mangels Selektionsdruck vor der Markteinführung der Fluorchinolone keine Evolution Fluorchinolon-resistenter Erreger erfolgt. Eine übertragbare Form der Resistenz war anfänglich nicht nachweisbar und auch inaktivierende Enzyme waren zunächst nicht bekannt. Jedoch wurden unter der breiten therapeutischen Anwendung bereits wenige Jahre nach Markteinführung – anfänglich noch vereinzelt – hochresistente Erreger isoliert. Diese Entwicklung hielt an und beschleunigte sich in der Folge sogar noch (Abb. 1.6).

Genetische Analysen von im Labor schrittweise mit steigenden Fluorchinolonkonzentrationen selektierten Mutanten ergaben als Ursachen der hohen Resistenz eine Kombination von Mutationen in zwei Zielstrukturen, den bakteriellen Typ-II-Topoisomerasen – Gyrase und Topoisomerase IV – mit Mutationen, die zu einer verringerten Akkumulation der Fluorchinolone in der Zelle führen (Tab. 1.6, Abb. 1.7).

UPDATE

Die Entwicklung von Resistenzen gegen neue, synthetisch hergestellte Antibiotika geht vor allem einher mit dem Erwerb von Mutationen in Genen für essenzielle Enzyme und erfordert eine Anpassung, welche die Wiederherstellung ihrer häufig durch die Mutationen beeinträchtigten Aktivität – und damit der „Fitness" der resistenten Mutanten – erfordert.

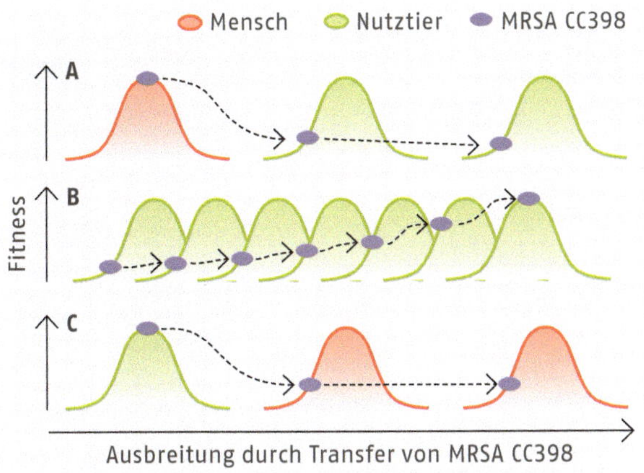

Abb. 1.5 Ausbreitung von MRSA über Speziesgrenzen, z. B. Mensch und Nutztier. **A** Seltener Transfer von Mensch zu Tier bzw. zwischen Tieren mit Fitnessverlust, **B** häufiger Transfer zwischen Tieren in Herdenhaltung mit Fitnessgewinn, **C** seltener Transfer von Tier zu Mensch bzw. zwischen Menschen mit Fitnessverlust [14]

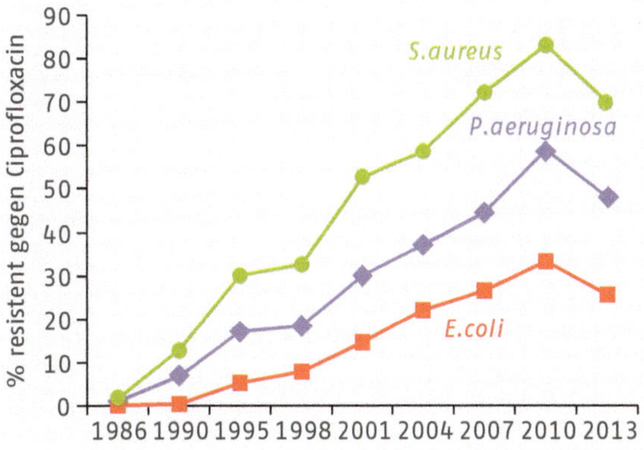

Abb. 1.6 Entwicklung der Resistenz gegen Fluorchinolone am Beispiel von Ciprofloxacin in Deutschland seit der Markteinführung für klinische Isolate von *Escherichia coli* (rot), *Pseudomonas aeruginosa* (violett) und *Staphylococcus aureus* (grün). Nach Resistenzstudien der Paul-Ehrlich-Gesellschaft (www.p-e-g.org)

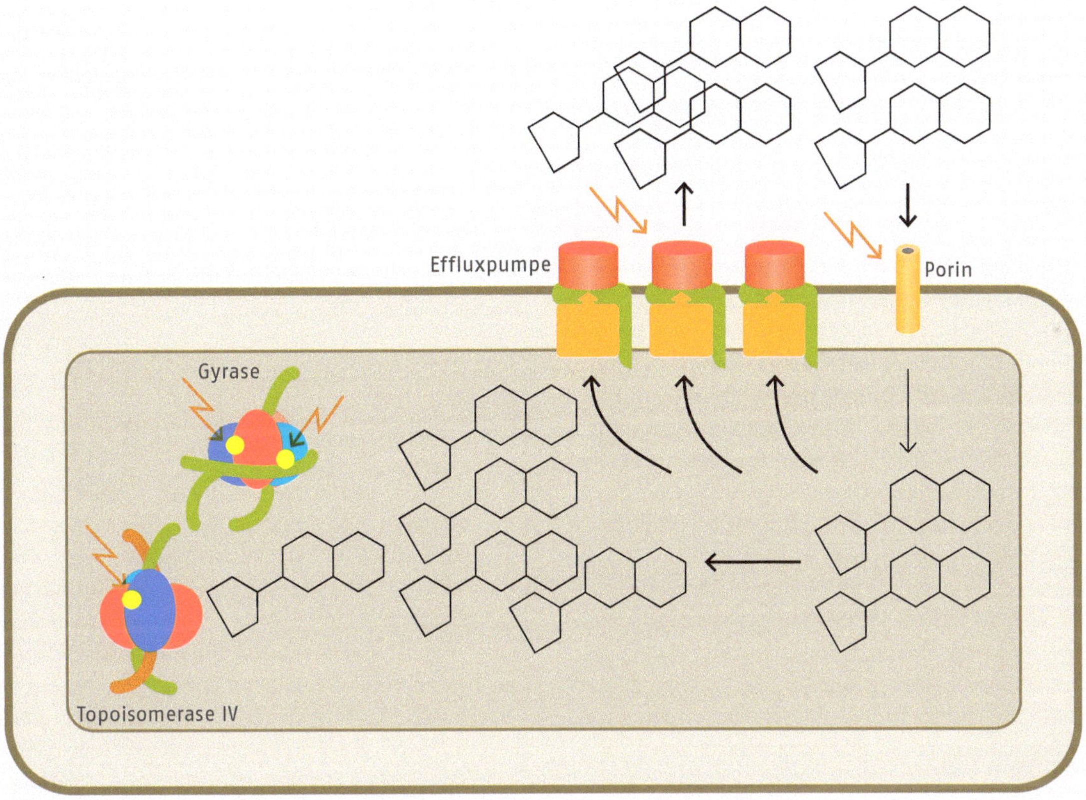

Abb. 1.7 Wirkung von Fluorchinolonen (schwarze Strukturformeln) auf eine in drei Schritten selektierte Mutante (MIII) eines Antibiotika-empfindlichen *Escherichia coli*-Isolats (WT, Wildtyp). Die Fluorchinolonresistenz von MIII entsteht durch eine Kombination von verschiedenen Mutationen (orange Blitzsymbole): Diese betreffen zum einen die Gene *gyrA* und *parC* für die jeweiligen A-Untereinheiten der beiden Typ-II-Topoisomerasen DNA-Gyrase und Topoisomerase IV. Diese Kombination von Mutationen in den Genen *gyrA* und *parC* vermindert die Fluorchinolonempfindlichkeit der Zelle drastisch, da die hochresistente Gyrase durch die lösbare Menge an Ciprofloxacin nicht mehr, die mutierte Topoisomerase IV erst bei vergleichsweise sehr hohen Konzentrationen gehemmt wird. Eine weitere Mutationen betrifft das *marR*-Gen für den Repressor MarR des *mar*-Operons, wodurch sowohl die Menge an OmpF-Porinen in der äußeren Membran reduziert, als auch die Expression der wichtigsten Multidrug-Resistenz(MDR)-Effluxpumpe AcrAB erhöht wird. Dies führt insgesamt zu einer Verringerung der intrazellulären Konzentration an Ciprofloxacin. So nimmt die Resistenz durch den Erwerb mehrerer Resistenzmutationen zu und gleichzeitig sind die Enzymaktivitäten, gemessen in vitro, als DNA-Überspiralisierungsgrad, ebenso wie die Fitness der Mutanten, immer stärker reduziert, während klinische Isolate bei gleich hoher Resistenz kaum in ihrer Fitness beeinträchtigt sind.

Tab. 1.6 Hohe Resistenz gegen Fluorchinolone durch Kombination von Resistenzmutationen am Beispiel von Ciprofloxacin [15–17]

E. coli, Mutante	Topoisomerase-Mutationen		MHK[1] (µg/ml)	Generationszeit (min)	Relative Aktivität der Topoisomerasen[2]	
	gyrA	*parC*				
Wildtyp	–	–	0,015	25	1,60	(0)
MI	+	–	0,5	26	1,37	(– 13 %)
MII	+	–	4	27	1,38	(– 14 %)
MIII	++	+	64	35	1,0	(– 36 %)
MIVb	++	+	256	127	0,36	(– 77 %)
205096	++	+	64	21	1,47	(– 7 %)

1 Ciprofloxacin,
2 relative DNA-Überspiralisierung

Zu Daten über diese Mutationen, die eine ursprünglich nicht erwartete hohe Resistenz gegen Fluorchinolone zur Folge haben, kamen seit Beginn des 3. Jahrtausends auch noch Berichte über bislang unbekannte, drei verschiedene Plasmid-vermittelte und damit übertragbare Chinolon-Resistenzmechanismen (PMQR, plasmid-mediated quinolone resistance). Diese umfassen die Bildung:

- von Topoisomerase-Schutzproteinen vom Typ Qnr,
- von Plasmid-codierten Fluorchinolon-Effluxpumpen wie OqxAB oder QepA,
- der Chinolon-modifizierenden *N*-Acetyltransferase AAC(6')Ib-cr.

Qnr-Schutzproteine nehmen eine Struktur analog einer DNA-Helix ein und werden an deren Stelle von bakteriellen Typ-II-Topoisomerasen gebunden, aber nicht gespalten, sodass dadurch die Bildung der molekularen Zielstruktur für die Fluorchinolonwirkung reduziert wird (Abb. 1.8).

Das Substratspektrum der Effluxpumpen umfasst z. T. neben Fluorchinolonen auch andere Antibiotika, die aus den Zellen ausgepumpt werden. Deshalb kann eine effluxbasierte Fluorchinolonresistenz auch durch andere Antibiotika selektiert werden.

Besonders interessant aus evolutionärer Sicht ist die Entdeckung eines inaktivierenden Enzyms, das als Substrat die N4'-Aminogruppe des Piperazinring an Position C7 des rein synthetischen Fluorchinolongrundkörpers verwendet. Das Enzym ist eine Variante der Enzymklasse der *N*-Acetyltransferasen, die seit Langem als Resistenzmechanismus gegen Aminoglykosid-Antibiotika, vor allem Kanamycin und Amikacin, bekannt sind (vgl. Abb. 1.2). Durch nur zwei Punktmutationen wurde das Gen *aacA* für die Aminoglykosid-Acetyltransferase AAC 6'-Ib, dessen Substratspektrum den 6-gliedrigen Aminozucker 2,6-Glucosodiamin (= Neosamin) umfasst, so modifiziert, dass stattdessen der unsubstituierte Piperazinylring an C7 des Fluorchinolongrundgerüsts als Substrat für eine Acetylierung dient und dadurch die antibiotischen Aktivitäten von Norfloxacin und Ciprofloxacin abgeschwächt werden (Abb. 1.9).

UPDATE
Die Erkenntnisse zur Anpassungsfähigkeit bakterieller Infektionserreger auch an rein synthetische Wirkstoffe wie die Fluorchinolone haben sich leider auch für andere neuartige antibiotische Wirkstoffgruppen als zutreffend erwiesen und in den letzten zwei Dekaden zu einem dramatischen Umdenken in der pharmazeutischen Industrie geführt, vor allem was das zu erwartende Reimbursement für Investitionen in die Antibiotikaforschung angeht.

Dabei stehen Faktoren im Vordergrund, die einerseits die Erreger selbst, andererseits den Menschen als Produzenten und Anwender von Antibiotika betreffen.

Bakterielle Faktoren mit Einfluss auf die Resistenzentwicklung

Bakterien, die bereits seit ca. 3,5 Mrd. Jahren auf der Erde leben, besitzen Eigenschaften, die ihnen eine rasche Anpassung auch an neuen Selektionsdruck, z. B. durch neue, synthetische Antibiotika ermöglichen. Eine besonders wichtige Eigenschaft ist die hohe genetische Anpassungsfähigkeit, die darauf beruht, dass Bakterien ein haploides Genom aufweisen. Dadurch wird eine genetische Veränderung direkt als veränderter Phänotyp (z. B. Resistenz gegen Antibiotika) ausgeprägt. Im Zusammenhang mit der meist sehr kurzen Generationszeit von durchschnittlich nur 30 Minuten dominieren Bakterien mit weltweit 5×10^{31} Einzelzellen das Leben auf der Erde. Sie stellen dadurch eine ungeheure Masse an potenziell mutierfähigen Zellen dar, können aber auch nach einer Infektion durch nur wenige Zellen binnen kurzer Zeit so hohe Zellzahlen am Infektionsort erreichen, dass das Immunsystem einer infizierten Person den Erreger nicht immer kontrollieren kann. Über den langen Evolutionszeitraum haben sich Bakterien daher auch gut an viele Abwehrmechanismen ihrer Wirte angepasst. Die genannten Eigenschaften erlauben es daher den Bakterien, sich rasch auch an neue Situationen anzupassen, z. B. an die Verwendung von Antibiotika mit völlig neuartiger Struktur.

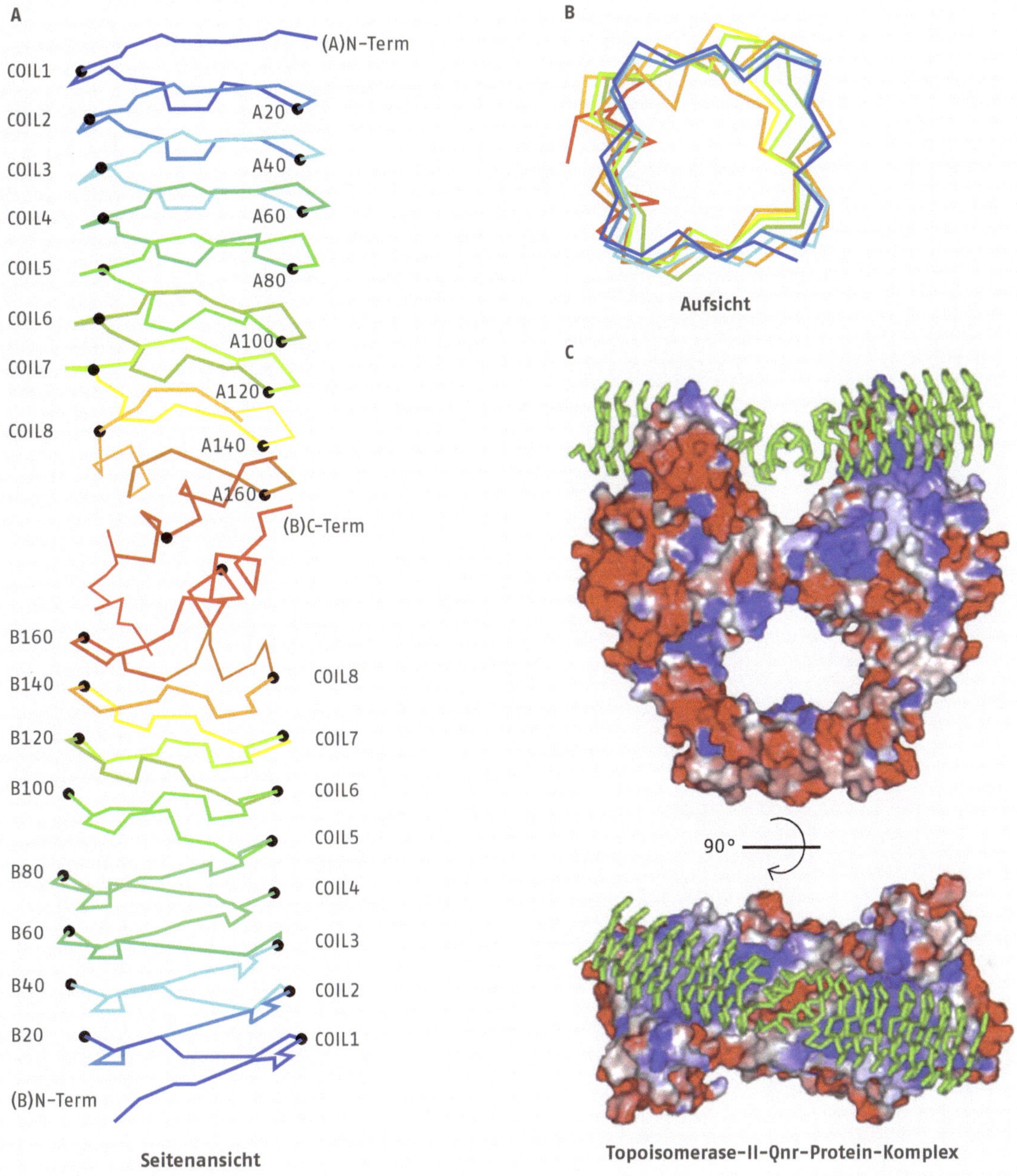

Abb. 1.8 Strukturelle Homologie zwischen einer DNA-Doppelhelix und dem α-helikalen Teil eines Qnr-Resistenzproteins (z. B. MfpA-Dimer, Seitenansicht, A Aufsicht, B Mitte), das anstelle von DNA durch Typ-II-Topoisomerasen gebunden, aber nicht wie doppelsträngige DNA gespalten wird (C Seitenansicht oben, Aufsicht unten). Dadurch wird die Bildung des für die Fluorchinolonwirkung essenziellen Zwischenprodukts aus gespaltener, doppelsträngiger DNA gebunden an die jeweiligen A-Untereinheiten der Typ-II-Topoisomerase inhibiert, sodass sich die Zahl der kovalent an DNA gebundenen Topoisomerasemoleküle insgesamt und die Empfindlichkeit der Zelle verringert [18].

Humane Faktoren mit Einfluss auf die Resistenzentwicklung

In dem komplexen Dreiecksverhältnis aus infizierendem Bakterium, infiziertem Menschen und dem Wirkstoff spielt der Mensch in zwei Bereichen eine wichtige Rolle für das Ausmaß und die Schnelligkeit der bakteriellen Resistenzentwicklung. Einerseits beeinflusst der behandelnde Arzt durch Auswahl eines Antibiotikums sowie dessen Anwendungsart und -dauer den Therapieerfolg und bestimmt mit dem Umfang des dadurch wirkenden Selektionsdrucks auch die Option für eine Resistenzentwicklung. Dies zeigt sehr eindrucksvoll eine Studie zur unterschiedlichen Verschreibungspraxis und der daraus resultierenden Resistenzentwicklung bei der Behandlung von Atemwegsinfektionen durch *Streptococcus pneumoniae* in Deutschland und Frankreich (Abb. 1.10, Tab. 1.7). Die deutlich höheren Resistenzraten in Frankreich von über 40 % gegenüber Deutschland (ca. 4–8 %) sind erklärbar durch:

- einen dreifach häufigeren Antibiotikaeinsatz bei der nicht klar gestellten Diagnose „Erkältung“ (meist viral bedingt) gegenüber der diagnostisch abgesicherten „bakteriellen Infektion“,

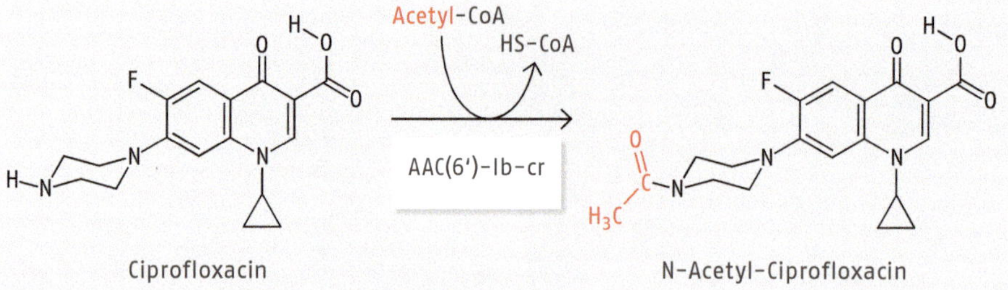

MHK [µmol/l] für *E. coli* Wildtyp	ohne und	mit AAC(6')-Ib-cr
Ciprofloxacin (Cipro)	0,02	0,08
N-Acetyl-ciprofloxain	0,08	0,08
N-Ethyl-cipro (Enrofloxacin)	0,02	0,02
Norfloxacin	0,15	0,6
Kanamycin [µg/ml]	4	64

Abb. 1.9 Die enzymatische Inaktivierung von Fluorchinolonen mit unsubstituiertem Piperazinring an C7 durch die Variante Aminoglykosid-Acetyltransferase AAC6'-Ib-cr führt bei einem normal empfindlichen *Escherichia-coli*-Wildtyp (WT) zu einer erhöhten Resistenz gegen Ciprofloxacin und Norfloxacin, aber auch zu einer Resistenz gegen das natürliche Substrat dieses Enzyms, das Aminoglykosid Kanamycin. *N*-Ethyl-Ciprofloxacin ist dagegen kein Substrat des AAC6'-Ib-cr-Enzyms, wohingegen *N*-Acetyl-Ciprofloxacin als Kontrolle eine verringerte Aktivität zeigt [19].

Tab. 1.7 Vergleich der Verschreibungspraxis bei Antibiotika in Deutschland und in Frankreich [20]

Einflussfaktor der Verschreibungspraxis	Deutschland	Frankreich	Problem
Tagesdosen	13,6 DDD/1000	36,5 DDD/1000	Zu häufiger Einsatz
Visite mit Verordnung eines Antibiotikums	59 %	80 %	Falscher Einsatz
Antibiotikum bei Erkältung	7,7 %	48,7 %	Falscher Einsatz
Penicillindosis pro Tag	> 3 g	< 3 g	Unzureichende Dosis
Auswahl des Betalactam-Antibiotikums	Aminopenicillin: $t_{Tagesdosis}$ > MHK > 40 % des Dosisintervalls	Cephalosporin: $t_{Tagesdosis}$ > MHK < 40 % des Dosisintervalls	Ungeeignetes Antibiotikum

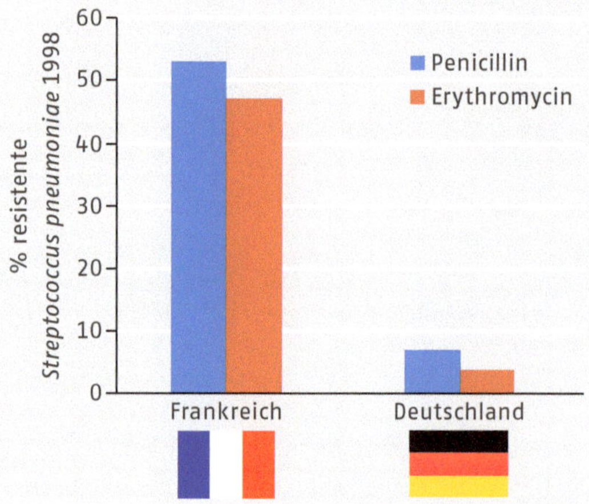

Abb. 1.10 Einflüsse unterschiedlicher Verschreibungspraxis in Frankreich und Deutschland auf die Resistenz von *Streptococcus-pneumoniae*-Isolaten gegen Penicillin und Erythromycin. Nach [20]

- eine zu geringe Antibiotikadosis am Beispiel von Penicillin,
- der häufig ungeeigneten Auswahl eines Wirkstoffs mit schlechterem pharmakokinetisch-pharmakodynamischem Profil.

Ein weiterer menschlicher Faktor, der einen negativen Einfluss auf die Resistenzentwicklung nimmt, ist die seit der Jahrtausendwende rückläufige Zahl an Neuentwicklungen auf dem Antibiotikamarkt, die inzwischen auf dem Stand der 1950er Jahre angekommen ist (Abb. 1.11).

Durch die eingeschränkte Auswahl an neuen Wirkstoffen wird ein einseitiger Selektionsdruck ausgeübt, der wiederum eine beschleunigte Resistenzentwicklung begünstigt und so die Einsatzmöglichkeiten vor allem auch neuer Antibiotika zur Behandlung von Infektionen durch multiresistente Erreger erheblich einschränkt.

Mechanismen bakterieller Resistenz gegen neuere Antibiotika

Die Entwicklung mehrfach antibiotikaresistenter Erreger umfasst die wichtigsten humanpathogenen Keime, die unter dem Begriff ESKAPE zusammengefasst werden (Tab. 1.8). Besonders problematisch sind dabei gramnegative Keime, welche Kombinationen von Resistenzmechanismen gegen drei (3MRGN, **m**ulti**r**esistente **g**ram**n**egative) oder sogar

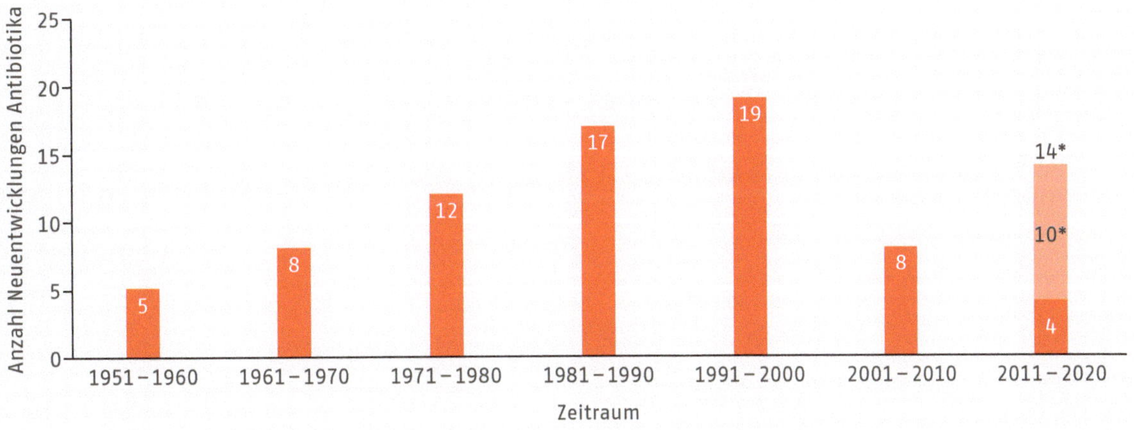

Abb. 1.11 Zahl der Neuentwicklungen von Antibiotika pro Dekade zwischen 1951 und 2020. *Schätzwert des vfa für kommende Einführungen aufgrund laufender Projekte, die die Phase III oder das Zulassungsverfahren erreicht haben.

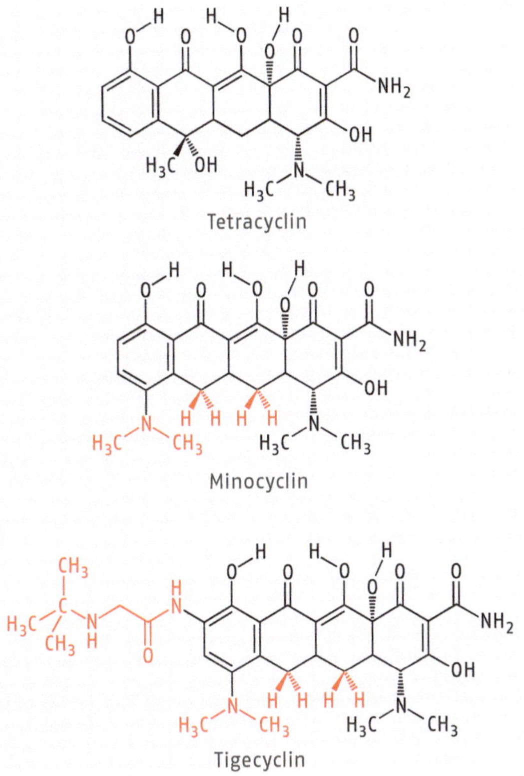

Abb. 1.12 Tigecyclin ist der erste klinisch eingesetzte Vertreter der Glycylcycline, die sich von den Tetracyclinen durch eine tert-Butyl-Glycinamid-Seitenkette am C9-Atom des zentralen Ringsystems unterscheiden. Dadurch werden die wichtigsten Resistenzmechanismen der Tetracycline umgangen.

vier (4MRGN) der wirksamsten Antibiotikaklassen gerichtet sind: Carbapeneme, Cephalosporine, Fluorchinolone und Penicilline. Zur Behandlung von Infektionen durch 3MRGN oder 4MRGN stehen nur noch wenige alternative Wirkstoffe zur Verfügung. Diese umfassen einerseits als – für die Humananwendung – neue Substanz Colistin aus der Gruppe der Polymyxine, die allerdings bereits seit Jahrzehnten bekannt und im Bereich der Veterinärmedizin im Einsatz sind, sowie Tigecyclin aus der Gruppe der Glycylcycline, die sich von den Tetracyclinen ableiten, jedoch eine höhere Stabilität gegen Resistenzmechanismen aufweisen, die gegen die Vorläufersubstanzen aus der Gruppe der Tetracycline gerichtet sind.

Tab. 1.8 ESKAPE – die aktuell sechs wichtigsten multiresistenten bakteriellen Problemkeime

Erreger	Häufig resistent gegen
Enterococcus faecium	Glykopeptide, Betalactame (Cephalosporine, Fluorchinolone)
Staphylococcus aureus	Betalactame, Chinolone, Makrolide
Klebsiella pneumoniae	Betalactame (v. a. Carbapeneme), Fluorchinolone
Acinetobacter spp.	Betalactame (v. a. Carbapeneme), Fluorchinolone
Pseudomonas aeruginosa	Betalactame (v. a. Carbapeneme), Fluorchinolone, Aminoglykoside
Enterobacteriaceae	Betalactame (v. a. Carbapeneme), Fluorchinolone

Resistenz gegen Tigecyclin

Tigecyclin wurde 2005 als erstes therapeutisch eingesetztes Glycylcyclin in die Therapie eingeführt. Strukturell leitet sich Tigecyclin von den seit den 1950er Jahren eingesetzten Tetracyclinen ab, unterscheidet sich aber vom Tetracyclinderivat Minocyclin durch die namensgebende tert-Butyl-Glycinamid-Seitenkette am C9-Atom des zentralen Ringsystems (Abb. 1.12).

Dieses Strukturelement von Tigecyclin wurde mit dem Ziel eingeführt, einerseits im Vergleich zu Tetracyclinen eine weitere Interaktionsstelle mit der ribosomalen Zielstruktur bereitzustellen und andererseits den wichtigsten Resistenzmechanismus bei gramnegativen Erregern, nämlich den erhöhten Austransport aus der Zelle durch tetracyclinspezifische Effluxpumpen zu umgehen. Diese Strategie erwies sich als sehr effizient, ebenso wie die Aktivität von Tigecyc-

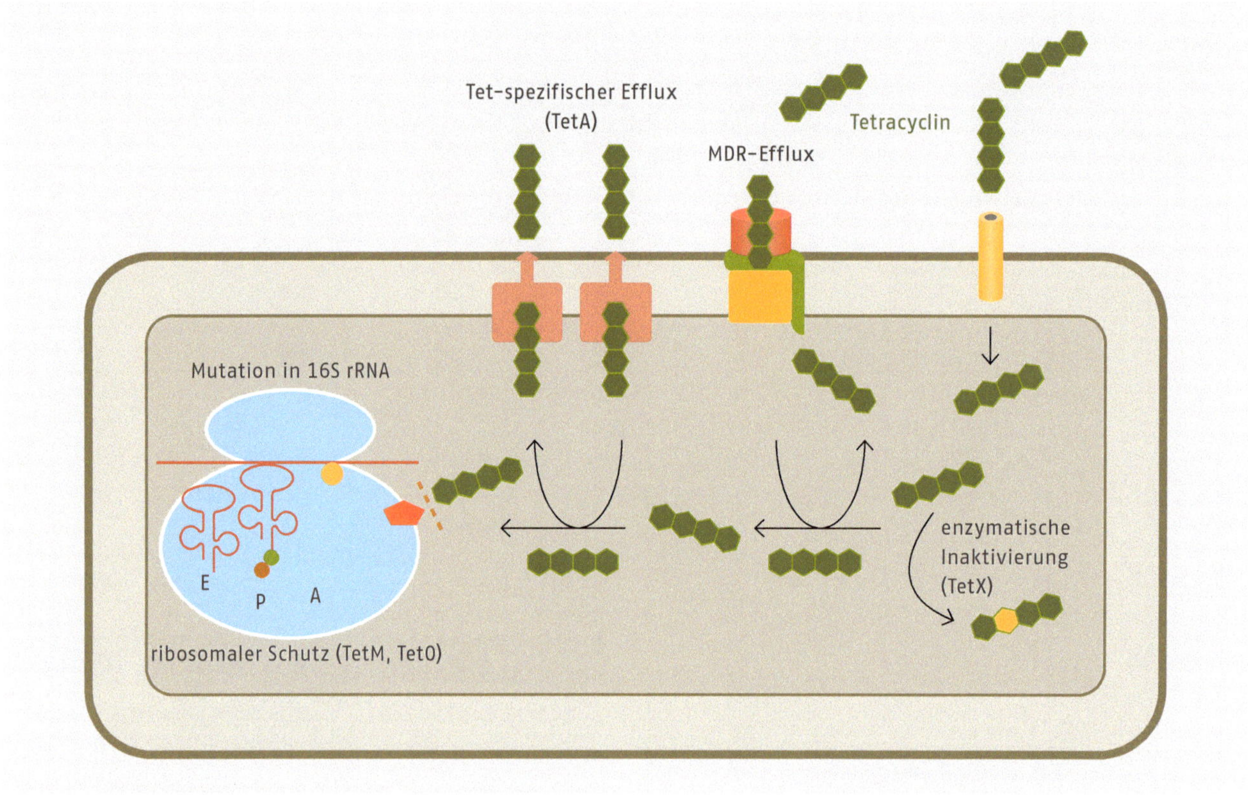

Abb. 1.13 Übersicht über die klinisch relevanten Resistenzmechanismen gegen Tetracycline (Erklärungen im Text)

lin gegen Erreger, die aufgrund einer Mutation im Gen für die Zielstruktur der Tetracycline, der 16S rRNA, resistent gegen Tetracyclin sind. Vor allem bei grampositiven Erregern, gegen die das Breitspektrum-Antibiotikum ebenfalls gut wirksam ist, gibt es noch zwei weitere Resistenzmechanismen gegen Tetracycline. Von großer klinischer Bedeutung ist die Bildung von ribosomalen Schutzproteinen wie TetM oder TetO, welche eine strukturelle Homologie zu einem ribosomalen Elongationsfaktor (EF-Tu) aufweisen und dadurch das Ribosom vor der Anbindung von Tetracyclin an EF-Tu abschirmen (▸ Kap. 9, ○ Abb. 1.13). Weiterhin gibt es bei wenigen Bakterien ein Enzym, das Tetracyclin inaktiviert, die Oxidoreduktase TetX. Während die Schutzproteine keine Resistenz gegen Tigecyclin vermitteln, ist TetX in isolierter Form durchaus in der Lage, Tetracycline ebenso wie Glycylcycline im Laborversuch oxidativ zu modifizieren und dadurch zu inaktivieren. Bislang ist jedoch diese Aktivität lediglich in anaeroben Darmbakterien der Art *Bacteroides* nachgewiesen worden. Homologe Gene zu TetX lassen sich auch noch in verschiedenen Bodenbakterien aus der Gruppe der Streptomyceten nachweisen, wo jedoch noch keine entsprechende TetX-Enzymaktivität nachweisbar war. Dagegen fand sich in resistenten humanpathogenen Isolaten bislang keine TetX-basierte Resistenz.

Tigecyclin stellt nach den Fluorchinolonen ein weiteres Beispiel für eine effiziente Kooperation aus molekularbiologischer Grundlagenforschung zur bakteriellen Resistenzentwicklung gegen Antibiotika und der strukturbasierten Entwicklung neuartiger oder modifizierter Wirkstoffe dar, wie sie bei den Fluorchinolonen als sogenannte Dual-Target-Strategie als sehr erfolgreich für eine verzögerte Resistenzentwicklung bekannt geworden ist. Diese Strategie der Entwicklung von Inhibitoren gegen zwei Zielstrukturen umfasst bei den Fluorchinolonen die beiden homologen Enzyme Gyrase und Topoisomerase IV, bei Tigecyclin zwei unterschiedliche Bindungsstellen in einer großen Zielstruktur, dem bakteriellen Ribosom. Erst wenn beide Angriffsstellen durch Mutationen verändert sind, was viel seltener auftritt und in der Regel mit einem Verlust an „Fitness" verbunden ist, kann eine klinische Resistenz entstehen.

Resistenz gegen Colistin

Kombinierte Aktivitäten wie frühzeitige Untersuchung neu eingelieferter Klinikpatienten auf Besiedlung mit MRSA, eine rasche Bestimmung des Antibiotikaresistenzprofils mittels genetischer Tests sowie die konsequente Anwendung hygienischer Maßnahmen, z. B. Keimträgerisolierung und Desinfektionsmaßnahmen bei allen Kontaktpersonen, und eine darauf abgestimmte Antibiotikatherapie (▸ Kap. 5) führten zu deutlichem Rückgang in der Zahl von MRSA.

Inzwischen stellt sich mit den 3MRGN- und 4MRGN-Isolaten angesichts der immer geringer werdenden Zahl an noch wirksamen Antibiotika ein neues, großes Problem vor allem für Patienten mit schweren Grunderkrankungen bzw. eingeschränkter Immunabwehr. Mit dem Polymyxinderivat Colistin wurde daher eine Substanz für die Humantherapie „wiederentdeckt", die seit den 1950er Jahren bekannt ist (für die parenterale Therapie seit 2012 zugelassen). Aufgrund unzureichender Reinheit und daraus folgend erhöhter renaler Unverträglichkeit wurde Colistin jedoch im humanmedizinischen Bereich früher nicht verwendet. Mit den weiterentwickelten Betalactam-Antibiotika und den Fluorchinolonen gab es ja über längere Zeit effektive Alternativen.

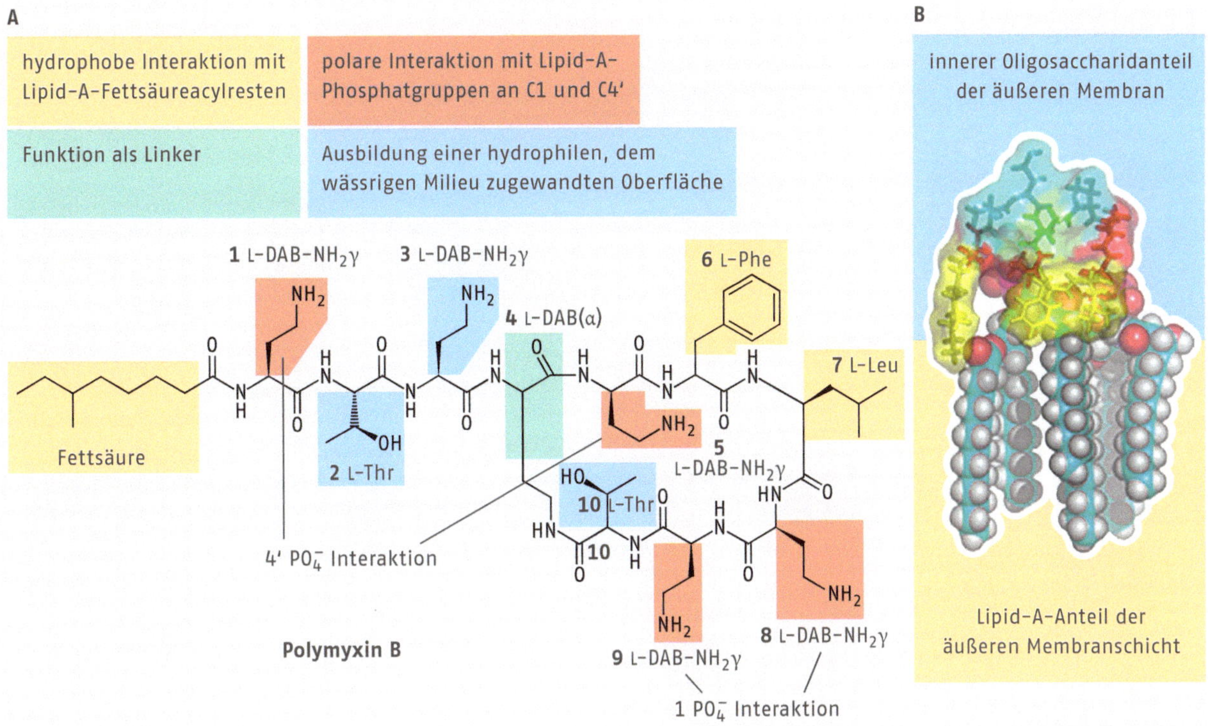

Abb. 1.14 A Polymyxine wie Colistin (Polymyxin B) sind basische Peptidantibiotika, die eine Destabilisierung der äußeren Membran gramnegativer Bakterien durch Interaktion der basischen Aminosäureseitenketten (rot unterlegte Aminosäuren) mit den negativ geladenen Seitenketten des Lipopolysaccharids bewirken und durch nachfolgende Zelllyse bakterizid wirken. **B** Dieser Lipid-A-Polymyxin-B-Komplex wird durch Bindung von Colistin mittels hydrophober Interaktion (gelb unterlegte Aminosäuren) mit Lipid-A-Fettsäureresten stabilisiert, während hydrophile Aminosäuren (blau unterlegt) mit dem wässrigen Milieu der Umgebung interagieren. Eine Aminosäure als Linker (grün unterlegt) verbindet die verschiedenen funktionellen Bereiche von Polymyxin B [22].

Colistin wird allerdings bis heute in der Veterinärmedizin breit angewendet. Insbesondere die Massentierhaltung erfordert oft zur Behandlung kranker Tiere eine metaphylaktische Therapie, bei der potenzielle Kontakttiere des erkrankten Tieres mitbehandelt werden müssen, da eine Isolierung nicht möglich ist, z. B. in großen Hühnerzuchtbetrieben (▸ Kap. 3).

Colistin ist ein kationisches Peptid, das unter Verdrängung von Mg^{2+}- und Ca^{2+}-Ionen mit der negativ geladenen Außenseite der äußeren Membran gramnegativer Keime interagiert und diese dadurch destabilisiert (Abb. 1.14). Dies bewirkt einen bakteriziden Effekt, gegen den sich in kurzer Zeit kaum eine Resistenz entwickeln kann, zumal die Substanzen für Ihre Wirkung gar nicht in die Zelle eindringen müssen und dadurch z. B. die oft zur Resistenz beitragenden MDR-Effluxpumpen gar nicht zur Wirkung kommen können. Die Polymyxin-produzierenden *Paenibacillus*-Arten haben jedoch einen Mechanismus zum Schutz vor ihrem eigenen Produkt entwickelt. Die Resistenz wird durch enzymatische Umgestaltung der äußeren Membran ausgebildet, d. h. durch enzymatische Veränderung der Zielstruktur. Dabei werden die negativ geladenen Seitenketten der Lipopolysaccharidschicht enzymatisch durch Anheften von organischen Aminen so modifiziert, dass die negative Gesamtladung der Membranaußenseite stark reduziert und damit die Colistinbindung erheblich eingeschränkt sowie die äußere Membran stabilisiert wird.

Infolge des in den letzten Jahren deutlich erhöhten Selektionsdrucks durch verstärkte Anwendung von Colistin sowohl weiterhin in großen Hühnermastbetrieben, besonders in China, als auch im humanmedizinischen Bereich zur Behandlung von Infektionen durch z. B. 4MRGN, finden sich inzwischen bei humanen Isolaten von *E. coli* und *K. pneumoniae* ebenso wie bei *P. aeruginosa* und *A. baumannii* Colistin-resistente Stämme. Anfänglich waren auf genetischer Ebene Mutationen in der chromosomalen DNA dafür verantwortlich, die natürlich vorhandene Regulationsmechanismen zur Kontrolle der negativen Außenladung der äußeren Membran konstitutiv anschalteten, sodass sich die Zusammensetzung bzw. negative Beladung der Außenhülle deutlich reduzierte – ein Effekt, wie er bei den Produzentenzellen bereits erprobt war. Die Resistenzsituation hat sich jedoch seit Ende 2015 dramatisch verändert. Zu diesem Zeitpunkt wurde wiederum in China das erste Plasmid-codierte Gen (*mcr-1*) für ein Membran-modifizierendes Enzym Mcr-1 bei einem Isolat aus *E. coli* von einem Patienten beschrieben [21]. Inzwischen sind mindestens sieben Varianten dieses Typs sowie drei weitere analoge Gene (*mcr-2, mcr-3, mcr-4*) mit zum Teil erheblich abweichenden Gensequenzen bei verschiedenen gramnegativen Erregern aus Human- und Veterinärmedizin beschrieben worden. Moderne PCR-basierte Testverfahren oder der Einsatz von NGS-Techniken zur Aufklärung der Verbreitungswege dieser Gene haben nicht verhindern können, dass sich inzwi-

Tab. 1.9 Resistenzeigenschaften eines im Universitätsklinikum Schleswig Holstein isolierten Klons von *Acinetobacter baumannii* mit breiter Resistenz gegen die wichtigsten klinisch nutzbaren Antibiotika [23]

Resistenz gegen	Mechanismus
Carbapeneme	Carbapenemase (Klasse B, D) + Porinverlust/Efflux (AdeABC)
Cephalosporine	ESBL (Klasse A, D), chromosomale BL (Klasse C)
Glycylcyclin	Efflux (AdeABC)
Fluorchinolone	Topoisomerase-Mutationen (*gyrA*/*parC*), Efflux (AdeABC)
Aminoglykoside	Inaktivierende Enzyme (AAC, APH, ANT), Ribosom-Modifikation (16S rRNA Methylase)
Colistin	LPS-Modifikation (*pmr*CAB, *pho*PQ), LPS-Verlust (*lpx*A, C, D) nur ColR, verringerte Virulenz und Fitness

Tab. 1.10 Evolution resistenter Organismen: Entstehung, Stabilisierung und Ausbreitung auf mehreren Ebenen

Mechanismus	Einzelmechanismus	Einflussfaktor
Molekulare Mechanismen intrazellulär	Mutation (*gyrAB*, *parCE*, *marR*, *acrR*)	Mutationsrate
	Mobilisierung von Genen (*aac(6')Ib-cr*, *qnr*, *qep*, *oqx*)	Transposition
Zelluläre Mechanismen interzellulär	Übertragung von Resistenzgenen (*aac(6')Ib-cr*, *qnr*, *qep*, *oqx*)	Replikation, Konjugation, Transformation, Transduktion
Ökologische Faktoren für Zellpopulationen	Selektion	Massiver Antibiotikaeinsatz
	Klonale Verbreitung (ST131)	Umweltbedingungen, Hygiene
	Anpassung (*mar*, *icdA*, *dnaQ*)	Fitness, Mutator, Virulenz
→→→ Trend zur Ausbreitung hochresistenter, angepasster Klone		

gyrAB: DNA-Gyrase-Untereinheit A/B, *parCE*: Topoisomerase IV-Untereinheit C/E, *marR*: Gen für den Repressor des multiple Antibiotikaresistenz-Operons, Gen des *acrR*: Repressors für die MDR-Effluxpumpe AcrAB, aac(6')Ib-cr: Ciprofloxacin/Norfoxacin-spezifische Aminoglykosid-Acetyltransferase 6'-Ib-cipR, *qnr*: Chinolonresistenz-Schutzprotein, *qepA* und *oqxAB*: Fluorchinolon- bzw. Fluorchinolon- und Olaquindox-spezifische Effluxpumpe, *mar*: Genlocus für multiple Antibiotikaresistenz, *dnaQ*: Gen für Korrekturlese-Untereinheit der DNA Polymerase III, *icdA*: Gen für Isocitrat-Dehydrogenase

schen das Gen zusammen mit benachbarten Transposon-artigen DNA-Abschnitten, die für eine hohe Mobilität sorgen, auf unterschiedlichen genetischen Elementen und in mehreren gramnegativen Problemkeimen vom 4MRGN-Typ verbreiten. Bereits erste Infektionen durch pan-resistente Keime sind beschrieben worden und lassen angesichts des fehlenden Nachschubs an neuartigen Antibiotika das anfänglich zitierte Szenario für das Jahr 2050 erschreckend realistisch erscheinen (Tab. 1.9, Tab. 1.10).

Zusammengefasst

Antibiotikaresistenz beruht auf drei Grundmechanismen, denen zwei Arten genetischer Veränderung zugrunde liegen. Die Resistenzentwicklung gegenüber neuen bzw. synthetischen Antibiotika erfordert meist mehrere Schritte und oft werden mehrere Ziele gehemmt. Die mehrfachen Mutationsschritte führen zunächst oft bei den resistenten Erregern zu einem Fitnessverlust, der nur durch weitere Adaptionsmutationen kompensiert werden kann. Die resultierenden Klone sind gut angepasst und breiten sich aus. Der Einfluss des Menschen besteht vor allem in der Kontrolle über den Selektionsdruck, der durch Umfang, Art und Dauer einer Therapie wie auch durch individuelle Patientencharakteristika bestimmt wird (▸Kap. 5) sowie in der Kontrolle der hygienischen Maßnahmen gegen Verbreitung resistenter Keime. Nicht an Antibiotika, sondern mit Antibiotika sparen, d. h. das richtige Antibiotikum in der richtigen Dosierung zur rechten Zeit ausreichend lange anzuwenden, ist die wesentliche Handlungsmaxime. Eine Garantie für die dauerhafte Wirksamkeit eines Antibiotikums wird es allerdings angesichts der hohen genetischen Variabilität der Bakterien nicht geben können. Im Wettlauf Hase gegen Igel ist der Mensch als Hase bislang immer unterlegen gewesen.

Literatur

[1] Hampton T. Novel programs and discoveries aim to combat antibiotic resistance. JAMA, 313 (24): 2411–2413, 2015

[2] Renwick MJ, Brogan DM, Mossialos E. A systematic review and critical assessment of incentive strategy for discovery and development of novel antibiotics. J Antibiotics, 69: 73–88, 2015

[3] Heisig P, Wiedemann B. Wirkungs- und Resistenzmechanismen der Chinolone. PIUZ, 30: 382, 2001

[4] Heisig P. Was ist neu an Ketoliden und Oxazolidinonen – Wirkungs- und Resistenzmechanismen. PIUZ, 33: 10, 2004

[5] Heisig P. Wirkungs- und Resistenzmechanismen der Betalactamantibiotika. PIUZ, 35: 400, 2006

[6] Davies J. Inactivation of antibiotics and the dissemination of resistance genes. Science, 264 (5157): 375–382, 1994

[7] Davies J, Davies D. Origins and evolution of antibiotic resistance. Microbiol Mol Biol Rev, 74 (3): 417–433, 2010

[8] Zeng X, Lin J. Beta-lactamase induction and cell wall metabolism in Gram-negative bacteria. Front Microbiol, 4: 128, 2013

[9] Sowek JA, Singer SB, Ohringer S et al. Substitution of lysine at position 104 or 240 of TEM-1pTZ18R beta-lactamase enhances the effect of serine-164 substitution on hydrolysis or affinity for cephalosporins and the monobactam azthreonam. Biochemistry, 30: 3179–3188, 1991

[10] Ghebremedhin B. ESBL: gestern ESBL – heute ESBL, Carbapenemase-Bildner und multiresistente Bakterien. Dtsch Med Wochenschr, 137: 2657, 2012

[11] Canton R, Gonzalez-Alba JM, Carlos Galán J. CTX-M enzymes – origin and diffusion. Front Microbiol, 3: 110, 2012

[12] Arias CA, Murray BE. Antibiotic-resistant bugs in the 21st century – a clinical super-challenge. New Engl J Med, 360 (5): 439–443, 2009

[13] Petinaki E, Spiliopoulou I. Methicillin-resistant *Staphylococcus aureus* among companion and food-chain animals: impact of human contacts. Clin Microbiol Infect, 18 (7): 626–634, 2012

[14] Baquero F. On the shifting balance: the Case of *Staphylococcus aureus* CC398. doi: 10.1128/mBio.00078-12, 2012

[15] Heisig P, Tschorny R. Characterization of fluoroquinolone-resistant mutants of *Escherichia coli* selected in vitro. Antimicrob Agents Chemother, 38: 1284, 1994

[16] Heisig P. Genetic evidence for a role of *parC* mutations in development of high-level fluoroquinolone resistance in *Escherichia coli*. Antimicrob Agents Chemother, 40: 879, 1996

[17] Bagel S, Hüllen V, Wiedemann B, Heisig P. Impact of *gyrA* and *parC* mutations on quinolone resistance, doubling time, and supercoiling degree of *Escherichia coli*. Antimicrob Agents Chemother, 43 (4): 868–875, 1999

[18] Hegde SS, Vetting MW, Roderick SL et al. A fluoroquinolone resistance protein from *Mycobacterium tuberculosis* that mimics DNA. Science, 308 (5727): 1480–1483, 2005

[19] Strahilevitz J, Jacoby GA, Hooper DC, Robicsek A. Plasmid mediated quinolone resistance: a multifaceted threat. Clin Microbiol Rev, 22 (4): 664–689, 2009

[20] Harbarth S, Albrich W, Brun-Buisson C. Outpatient antibiotic use and prevalence of antibiotic-resistant pneumococci in France and Germany: a sociocultural perspective. Emerg Infect Dis, 8 (12): 1460–1467, 2002

[21] Liu YY, Wang Y, Walsh TR et al. Emergence of plasmid-mediated colistin resistance mechanism Mcr-1 in animals and human beings in China: a microbiological and molecular biological study. Lancet Infect Dis, 16: 132, 2015

[22] Velkov T, Thompson PE, Nation RL, Li J. Structure-activity relationships of polymyxin antibiotics. J Med Chem, 53 (5): 1898–1916, 2010

[23] WeltN24 GmbH. www.welt.de/gesundheit/article136800024/Bereits-zwoelf-Patienten-in-Kieler-Klinikum-gestorben.html (Zugriff 02.03.2018)

2 Multiresistente Erreger in der Klinik: Epidemiologie und Konsequenzen für die Therapie

Anna Both, Holger Rohde

Seit der Entdeckung des Penicillins aus dem Kulturfiltrat des Schimmelpilzes *Penicillium notatum* durch Alexander Flemming im Jahr 1928 haben Antibiotika Millionen Leben gerettet. Der große Nutzen, der aus dieser Zufallsentdeckung erwuchs, wurde jedoch bald durch die Entstehung bakterieller Resistenzen gefährdet. Bereits kurz nach der Vermarktung des Penicillins zu Beginn der 1940er Jahre wurden die ersten resistenten Isolate von *Staphylococcus aureus* beschrieben. Untersuchungen dänischer Isolate aus *S. aureus* zeigten, dass bereits Ende der 1950er Jahre 85–90 % aller Isolate eine Penicillinase trugen.

Das Auftreten von Penicillin-resistenten *S. aureus* motivierte zur Entwicklung neuer, Penicillinase-fester Penicilline. Darüber hinaus wurden Substanzen mit unterschiedlichen Wirkmechanismen entwickelt, die vor allem eine gute Aktivität auch gegen gramnegative Erreger aufwiesen. Gegenüber fast allen Substanzen entwickelten sich jedoch früher oder später Resistenzen. Die Ausbreitung solcher Resistenzmechanismen kontrastiert stark mit der Zahl der Antibiotika-Neuentwicklungen, welche bereits seit den 1980er Jahren kontinuierlich zurückgeht. Gab es im Vier-Jahres-Zeitraum zwischen 1983 und 1987 noch 16 Antibiotika-Neuzulassungen durch die Federal Drug Administration der USA (FDA), so sank deren Anzahl auf nur zwei neue Substanzen im Zeitraum von 2008–2012 [1]. Heute stellen insbesondere in der Krankenhausumgebung multiresistente Erreger ein substanzielles und wachsendes Problem dar. Dieses wiegt umso schwerer, als die Zahl der gerade bei diesen Erregern wirksamen Substanzen klein ist. Im Vordergrund der aktuellen Problematik stehen vor allem Vancomycin-resistente *Enterococcus faecium* (VRE), Methicillin-resistente *Staphyloccus aureus* (MRSA), Cephalosporin- und/oder Carbapenem-resistente *Klebsiella pneumoniae, Acinetobacter baumannii, Pseudomonas aeruginosa* und *Enterobacter species.* Diese werden in der Gruppe der ESKAPE-Erreger zusammengefasst.

Ursachen bakterieller Multiresistenz

Verschiedene, in ihrer relativen Bedeutung nicht vollständig verstandene Ursachen begünstigen die Entwicklung und Ausbreitung von Antibiotikaresistenzen. Ein zu häufiger Gebrauch, beispielsweise durch nicht indizierten Einsatz oder rezeptfreien Zugang zu Antibiotika in einigen Ländern, fördert die Selektion resistenter Bakterien [2]. Beispielsweise konnte ein direkter Zusammenhang zwischen dem Verbrauch von Carbapenem und der Inzidenz Carbapenem-resistenter oder -intermediär empfindlicher Isolate im Krankenhaus gezeigt werden [3]. Zudem kommt es häufig zu Fehlern bei der Verschreibung von Antibiotika. So konnte gezeigt werden, dass in etwa 30–50 % der Antibiotikaverschreibungen Fehler enthalten [4]. Insbesondere können zu niedrige Dosierungen zur Entstehung von Resistenzen beitragen [5].

Problematisch ist auch die Praxis, Antibiotika oder strukturverwandte Substanzen in der Tierhaltung einzusetzen. Im Jahr 2008 lag der Anteil der veterinärmedizinisch verschriebenen Antibiotikatagesdosen in Deutschland bei 85 % des Gesamtverbrauchs [6]. Seitdem ist der Trend leicht rückläufig. Das Ziel des Einsatzes in der Landwirtschaft ist einerseits die verbesserte Herdengesundheit durch Prophylaxe von Infektionserkrankungen, andererseits wird eine beschleunigte Gewichtszunahme unter niedrig dosierten Antibiotika mehrerer Klassen beobachtet (▸ Kap. 3). Übertragungen von MRSA, VRE und multiresistenten gramnegativen Bakterien von landwirtschaftlichen Nutztieren auf Menschen sind dokumentiert. Aktuell wird besonders die Verwendung von Colistin in der Landwirtschaft kritisch diskutiert. Aufgrund seiner hohen Toxizität wurde es lange Zeit in der Humanmedizin nicht zur systemischen Gabe verwendet. Durch die Verbreitung multiresistenter gramnegativer Bakterien ist Colistin heute ein unverzichtbares systemisches Antibiotikum zur Bekämpfung schwerwiegender Infektionen mit diesen Erregern und häufig das letzte als sensibel getestete Antibiotikum. Dennoch wird Colistin häufig in der Tiermast zur Therapie und Metaphylaxe von gastrointestinalen Infektionen verwendet. Die Entdeckung der Plasmid-gebundenen Colistinresistenz-Determinante

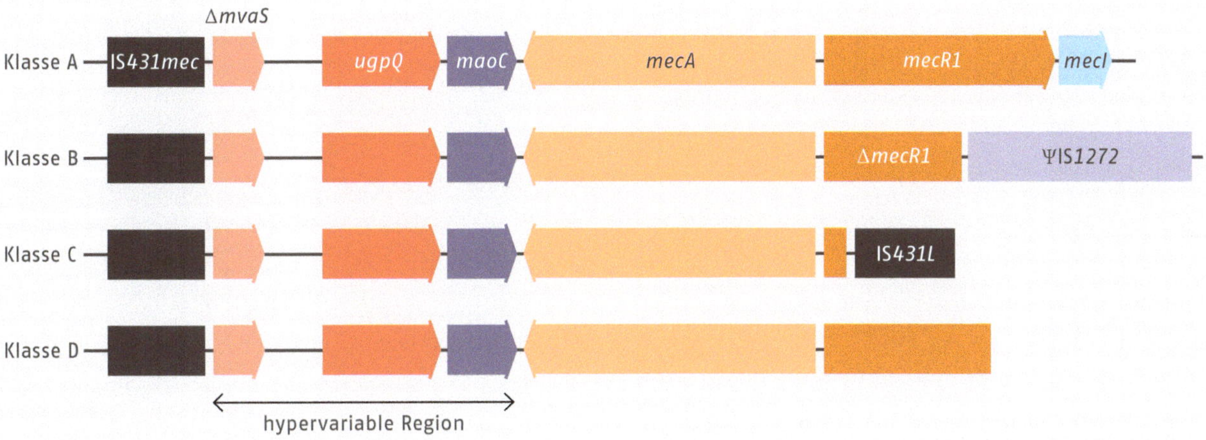

Abb. 2.1 Schematische Übersicht über den *mecA*-Genlocus. Das zentrale Element der Methicillinresistenz ist die Betalactam-unempfindliche Transpeptidase/Transglykosidase PBP2a, deren Gen *mecA* unter der Kontrolle des als Repressor fungierenden *mecI*-Genprodukts negativ und durch das *mecR1*-Genprodukt als Signaltransduktor bei der Zellwandsynthesehemmung durch Betalactam-Antibiotika positiv reguliert wird. Elemente der Klasse A weisen einen vollständig regulierten Phänotyp auf, bei den Elementen der Klassen B–D sind infolge genetischer Veränderungen (Deletion/Insertion) die regulatorischen Gene *mecI* und *mecR1* inaktiviert, sodass *mecA* konstitutiv exprimiert und somit die Betalactam-Resistenz kontinuierlich ausgeprägt ist.

mcr-1 verstärkt die Befürchtung, dass gegenüber diesem aktuell bei multiresistenten Erregern häufig verwendeten Antibiotikum in Zukunft häufiger primäre Resistenzen beobachtet werden könnten [7–8] (▸ Kap. 1).

UPDATE

Wichtige Faktoren, die zu Entstehung und Verbreitung der Antibiotikaresistenz führen, sind ein hoher Selektionsdruck durch Gabe bei ungeeigneter Indikation, durch unzureichende Dosierung und durch Einsatz von Antibiotika aus der Humanmedizin zu nicht humanmedizinischen Zwecken.

Methicillin-resistente Staphylococcus aureus (MRSA)

Staphylococcus aureus ist ein grampositives Bakterium, das etwa 20 % der Bevölkerung dauerhaft besiedelt und bei 60 % der Bevölkerung intermittierend nachzuweisen ist [9]. Besiedelt werden bevorzugt die Nasenvorhöfe, aber auch Rachen und Haut können besiedelt sein. *S. aureus* ist ein fakultativ pathogenes Bakterium und einer der bedeutendsten Erreger nosokomialer Infektionen. Im Krankenhaus und ambulant erworbene Wund- und Weichteilinfektionen sind die häufigsten mit diesem Erreger assoziierten Krankheitsbilder. Seltener werden schwere Infektionen des Blutstroms, der Herzklappen, Knochen- und Gelenke sowie der Lunge und weiterer Organe beobachtet.

Während es schon kurz nach Einführung des Penicillins schnell zur Entwicklung und Ausbreitung von Penicillin-resistenten Stämmen von *Staphylococcus aureus* kam, wurde der erste Methicillin-resistenten *S.-aureus*-Stamm (MRSA) im Jahr 1961 beschrieben.

Die Resistenz gegenüber penicillinasefesten Penicillinen, wie dem namensgebenden Methicillin, und anderen Betalactamen wird durch das *mecA*-Gen vermittelt, welches das 78 kDa große Penicillin-bindende Protein 2a (PBP2a) codiert [10] (Abb. 2.1). Diese Transpeptidase ist in der Lage, auch in Anwesenheit von Betalactamen die Quervernetzung der bakteriellen Zellwand vorzunehmen. *mecA* ist in einem mobilen genetischen Element, dem staphylococcal cassette chromosome *mec* (SCC*mec*) integriert. Durch die Gabe von Betalactam-Antibiotika kann die Expression von *mecA* induziert werden, welches dann die Betalactam-Resistenz vermittelt [11].

Seit Ende der 1970er Jahre kam es zur weltweiten Verbreitung von MRSA in der Krankenhausumgebung mit einem Anteil von bis zu 33 % der nosokomialen *S.-aureus*-Infektionen im Zeitraum 2007/2008 in Deutschland. Diese Gesundheitssystem-assoziierten MRSA werden als Healthcare-associated MRSA (HA-MRSA) bezeichnet. Während in Europa die Ausbreitung von MRSA hauptsächlich auf Krankenhäuser und weitere Einrichtungen des Gesundheitssystems beschränkt blieb, fanden in den USA seit Ende der 1990er Jahre MRSA-Stämme Verbreitung, welche an die Bedingungen im ambulanten Bereich angepasst waren und die entsprechend als Community-acquired MRSA (CA-MRSA) bezeichnet werden. Diese Stämme sind genetisch deutlich unterschiedlich zu den HA-MRSA und nicht auf einen geschwächten oder vorerkrankten Wirt angewiesen, um eine Kolonisation der Nasen- und Rachenschleimhaut aufrechtzuerhalten. Es konnte gezeigt werden, dass in den USA bis zu 59 % der durch *S. aureus* verursachten Haut- und Weichteilinfektionen von CA-MRSA ausgelöst werden [12]. In Deutschland wurde in den vergangenen Jahren eine Zunahme der CA-MRSA mithilfe von molekularen Typisierungsstudien dokumentiert. Der Anteil ist jedoch weiterhin gering.

Ein weiteres Reservoir von MRSA befindet sich in der landwirtschaftlichen Nutztierhaltung (Livestock-associated MRSA, LA-MRSA, ▸ Kap. 3). Übertragungen von Nutztieren auf Menschen sind dokumentiert. Etwa 15 % der ambulant erworbenen tiefen Haut- und Weichteilinfektionen mit MRSA in Deutschland werden von Stämmen verursacht, die den LA-MRSA zugerechnet werden.

Insgesamt kann derzeit davon ausgegangen werden, dass sich MRSA in Europa hauptsächlich im Krankenhaus innerhalb von spezifischen Risikokollektiven ausbreiten. Diesem epidemiologischen Umstand ist es wahrscheinlich zu verdanken, dass durch die konsequente Durchführung von Hygienemaßnahmen die Inzidenz von nosokomialen MRSA-Infektionen gesenkt werden konnte. So konnte im Zeitraum von 2007 bis 2014 in Deutschland der Anteil der MRSA bei nosokomialen *S.-aureus*-Infektionen um 23 % reduziert werden. Dies spiegelt sich auch in einem Rückgang der invasiven MRSA-Infektionen von 5,2/100 000 im Jahr 2011 auf 3,8/100 000 im Jahr 2016 wider [13–14].

Zur Therapie von MRSA-Infektionen stehen mehrere gut erprobte Substanzen zur Verfügung. Bei der parenteralen Therapie im Fall einer Blutstrominfektion, Endokarditis oder schweren Haut- und Weichteilinfektion kommen in erster Linie die zellwandaktiven Substanzen Vancomycin und Daptomycin zur Anwendung. Das Oxazolidinon Linezolid wird zur Therapie MRSA-assoziierter Pneumonien verwendet. Zur oralen Therapie werden in der Regel Clindamycin oder Cotrimoxazol verwendet, wobei die lokale Resistenzstatistik bei der Auswahl der Substanz ausschlaggebend ist. Die Resistenzentwicklung bei *S. aureus* schreitet allerdings voran und bedarf einer ständigen Überwachung. Besonders in den USA werden zunehmend erhöhte minimale Hemmkonzentrationen gegenüber Vancomycin beschrieben (VISA: Vancomycin-intermediate *S. aureus*, VRSA: Vancomycin-resistant *S. aureus*), ebenso kommen Resistenzentwicklungen gegenüber Linezolid und Daptomycin unter Therapie vor.

Über diese Substanzen hinaus wurden in den letzten Jahren weitere Antibiotika für die Therapie von MRSA-Infektionen zugelassen. Drei neue Antibiotika (Dalbavancin, Oritavancin und Telavancin) aus der Gruppe der Lipoglykopeptide, Abkömmlingen der Glykopeptide, sind auf den Markt gekommen. Diese Substanzen hemmen wie Vancomycin den Zellwandaufbau grampositiver Erreger durch die Bindung an den D-Alanyl-D-Alanin-Terminus der Pentapeptidseitenkette, sind jedoch etwa vier- bis achtmal potenter. Oritavancin und Telavancin entfalten eine zusätzliche Wirkung durch die Bindung ihres lipophilen Anteils in der bakteriellen Zellmembran, was zu Störungen der Ladung und Permeabilität führt. Dalbavancin und Oritavancin zeigten sich in klinischen Studien dem Vancomycin in der Therapie von komplizierten Haut- und Weichteilinfektionen nicht unterlegen. Ein besonderer Vorteil besteht in der langen Halbwertszeit beider Substanzen. Dalbavancin kann als einmalige intravenöse Gabe oder mit einer wiederholten Gabe nach einer Woche angewendet werden. Oritavancin wird in der Regel einmalig verabreicht. Dies eröffnet Möglichkeiten in der ambulanten Therapie komplizierter Weichteilinfektionen mit grampositiven Erregern einschließlich MRSA. Telavancin wurde in Europa für die Therapie der nosokomialen Pneumonie, die mit großer Wahrscheinlichkeit oder nachweislich von MRSA verursacht wird, zugelassen, sofern alternative Antibiotika nicht zum gewünschten Erfolg geführt haben. Aufgrund eines als negativ bewerteten Kosten-Nutzen-Profils, hat das Committee for Medicinal Products for Human Use (CHMP) der europäischen Arzneimittelkommission (EMA) keine Zulassung für die Anwendung bei komplizierten Haut- und Weichteilinfektionen erteilt. Dies liegt vor allem an der im Vergleich zu Vancomycin erhöhten Nephrotoxizität von Telavancin.

Eine andere MRSA-wirksame Substanzklasse sind die neuartigen Cephalosporine der fünften Generation, welche die PBP2A-Transpeptidase hemmen. Ceftarolin ist für die Therapie von komplizierten Haut- und Weichteilinfektionen sowie der ambulant erworbenen Pneumonie zugelassen [15]. Ceftobiprol ist für die Therapie der ambulant sowie nosokomial erworbenen Pneumonie zugelassen, nicht jedoch für die beatmungsassoziierte Pneumonie. Die Anwendung dieser Substanzen verursacht im Vergleich zur bereits etablierten Therapie der genannten Infektionen höhere Kosten. Eine Anwendung kann jedoch aufgrund des breiten antibiotischen Spektrums der Substanzen bei Mischinfektionen, welche MRSA und beispielsweise empfindlich getestete Enterobakterien einschließen, sinnvoll sein. Auch muss geprüft werden, ob das im Vergleich zur Standardtherapie möglicherweise bessere Nebenwirkungsprofil ein valides Argument für den Einsatz dieser Substanzen ist.

Vancomycin-resistente Enterokokken (VRE)

Enterokokken gehören phylogenetisch zu den grampositiven Kokken mit niedrigem GC-Basenpaar-Gehalt. Sie sind an harsche Umweltbedingungen angepasst und sind im Gastrointestinaltrakt einer Vielzahl von Lebewesen, darunter Menschen, Säugetiere, Vögel und Insekten nachweisbar [16]. Durch genetische Studien wurde die Art *Enterococcus* in viele Spezies aufgeteilt. Von klinischer Bedeutung sind fast ausschließlich *E. faecium* und *E. faecalis*. Infektionen mit diesen Erregern sind schwierig zu therapieren, da bereits ein breites Spektrum intrinsischer Resistenzen vorliegt. So sind *E. faecalis* und *E. faecium* resistent gegenüber Aminoglykosiden, den meisten Cephalosporinen, Cotrimoxazol und in unterschiedlichem Ausmaß gegenüber Clindamycin. Beide Spezies sind außerdem verhältnismäßig tolerant gegenüber Penicillinen [17]. Dazu kommt die weite Verbreitung von erworbenen Mutationen in der Transpeptidase PBP5 in *E. faecium*, welche eine Resistenz gegenüber Penicillinen und Aminopenicillinen vermittelt. Aus diesem Grund stellen Glykopeptid-Antibiotika (z. B. Vancomycin, Teicoplanin) bei diesen Isolaten die Therapie der ersten Wahl dar. Vor diesem Hintergrund besitzt eine erworbene Glykopeptidresistenz die größte klinische Bedeutung. Vancomycin wirkt durch die Bindung des D-Alanyl-D-Alanin Terminus des Pentapeptidanteils der Peptidoglykanvorstufen. Durch die

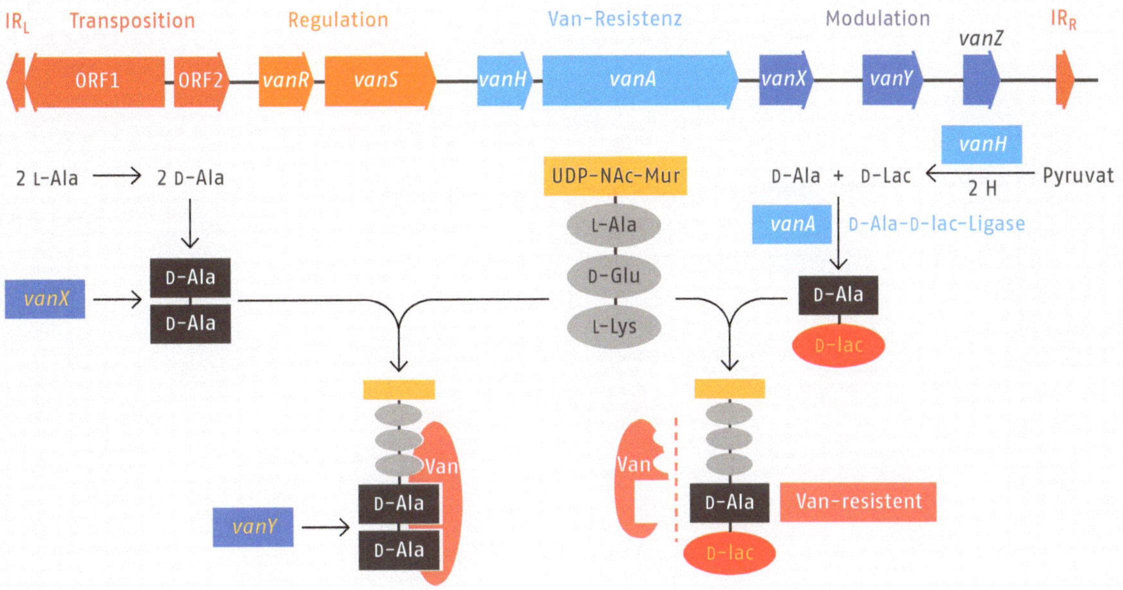

Abb. 2.2 *VanA* als Beispiel für ein Van-Operon. Das Van-Operon besteht aus den Genen ORF1 und ORF2, deren Produkte für die genetische Mobilität (Transposition) des gesamten Operons verantwortlich sind. Die Gene *vanR* und *vanS* codieren für Signaltransduktionsproteine, welche die Wirkung des Glykopeptids Vancomycin auf die Zellwandsynthese registrieren und in das Zellinnere ein Signal für die verstärkte Ausprägung der Resistenz weiterleiten. Für die Vancomycinresistenz verantwortlich ist das *vanA*-Genprodukt, eine D-Alanyl-D-Lactyl-Ligase, deren Aktivität dafür sorgt, dass Zellwandbausteine gebildet und in die wachsende Zellwand eingebaut werden, an die Vancomycin nicht mehr binden kann. Die Bereitstellung des Bausteins Lactat erfolgt mithilfe des Enzyms Pyruvatdehydrogenase (VanH). Die parallel noch gebildeten natürlichen, Vancomycin-empfindlichen Zellwandbausteine D-Alanyl-D-Alanin werden durch die Produkte der Gene *vanX* (Spaltung freier D-Ala-D-Ala-Bausteine) und *vanY* (Spaltung in die Zellwand eingebauter D-Ala-D-Ala-Bausteine) abgebaut, sodass die Zellwand nur noch aus den Vancomycin-unempfindlichen Bausteinen D-Ala-D-Lac besteht. Die Funktion von VanZ ist noch nicht eindeutig geklärt.

Bindung des Antibiotikums wird die Quervernetzung des Peptidoglykans gehemmt, was schließlich zum Zelltod der Bakterien führt [18]. Die Resistenz gegenüber Glykopeptiden wird durch das Van-Operon (Vancomycin Resistance operon) vermittelt (Abb. 2.2). Durch ein enzymatisch verändertes Pentapeptid wird die Affinität von Vancomycin zum Zielort um bis zu tausendfach gesenkt [19]. Es gibt mehrere Varianten dieses Operons, die sich vor allem in der Sequenz der D-Ala(nin)-D-Lac(tat)-Ligase unterscheiden. In klinischen *E.-faecium*- und *E.-faecalis*-Isolaten werden am häufigsten *vanA* und *vanB* nachgewiesen. Das *vanA*-Operon vermittelt durchgängig eine hohe Resistenz gegenüber Vancomycin und Teicoplanin, während die minimale Hemmkonzentration (MHK) von Vancomycin in *vanB* tragenden Stämmen zwischen 4 und 1000 mg/l variabel sein kann und die MHK von Teicoplanin in der Regel im sensiblen Bereich gemessen wird [20]. In Europa wird eine *vanA*- oder *vanB*-vermittelte Vancomycin-Resistenz fast ausschließlich bei *E. faecium* beobachtet.

VRE sind wichtige Erreger nosokomialer Infektionen und weltweit von wachsender Bedeutung. So stieg der Anteil der VRE bei klinischen Enterokokken-Isolaten auf deutschen Intensivstationen zwischen 2001 und 2011 von 2,7 % auf 11,4 % an [6]. Regional ist der Anteil von VRE auf Intensivstation deutlich unterschiedlich. So ist die Inzidenz in der Mitte Deutschlands im Vergleich zu nördlichen und südlichen Regionen besonders hoch. Die Gründe hierfür sind unbekannt. Es ist aber offensichtlich, dass die Verbreitung von VRE ein dynamisches Geschehen ist. Über einen allgemeinen Anstieg hinaus lassen sich Verschiebungen in der Häufigkeit bestimmter klonaler Linien feststellen. So wurde in den letzten Jahren eine Zunahme von *vanB*-positiven VRE bestimmter Stammlinien beobachtet.

Insbesondere Patienten in Risikobereichen wie der Intensivmedizin oder Hämato-Onkologie sind durch VRE-Infektionen gefährdet. VRE-Infektionen treten regelmäßig im Kontext einer enteralen Kolonisation als endogene Infektion auf. Während das Risiko für nicht-VRE-kolonisierte Patienten, an einer Infektion mit VRE zu erkranken, unter 2 % liegt, ist das Risiko für kolonisierte Patienten auf bis zu 38 % erhöht [21–24]. Die enterale Kolonisation selbst wird durch eine Antibiotikatherapie, die zu einer Störung der intestinalen Mikrobiota führt, massiv begünstigt. Für Blutstrominfektionen mit VRE konnte im Vergleich zu Vancomycin-sensiblen Enterokokken eine erhöhte Mortalität nachgewiesen werden.

Die optimale Therapie für Infektionen mit VRE ist nicht abschließend geklärt. Für die Therapie von Blutstrominfektionen hat bislang nur Linezolid eine Zulassung von EMA und FDA und findet regelmäßig Anwendung. Eine Alternative stellt das Lipopeptid-Antibiotikum Daptomycin dar. Das Haupteinsatzgebiet von Daptomycin sind komplizierte Haut- und Weichteilinfektion sowie Infektionen mit Staphylokokken. Daptomycin ist formal nicht für die Therapie von VRE-Blutstrominfektionen zugelassen und das European Committee on Antimicrobial Susceptibility Testing (EUCAST) hat keine Grenzwerte für Enterokokken definiert. Jedoch liegen 50 % der VRE-*E.-faecium*-Isolate vor

Beginn einer Therapie im von der amerikanischen CLSI benannten sensiblen Bereich. Insgesamt liegt die Wildtypverteilung der minimalen Hemmkonzentration (MHK) von Daptomycin bei Enterokokken deutlich oberhalb der MHK für Staphylokokken. Dieser Aspekt ist eine Begründung für die Empfehlung, VRE-Infektionen mit höheren als den empfohlenen Daptomycin-Dosierungen zu behandeln [25]. Die Nutzbarkeit von Daptomycin zur Therapie von VRE könnte durch eine bisher nur in vitro beobachtete Synergie mit Betalactam-Antibiotika noch verbessert werden. Kritisch muss beachtet werden, dass es sowohl bei der Therapie mit Linezolid, als auch mit Daptomycin zum Auftreten von entsprechend resistenten VRE-Stämmen kommen kann. Bei schweren Infektionen ist daher ein Monitoring des Ansprechens sowie der Empfindlichkeit des ursächlichen VRE-Isolats notwendig.

Bei VRE-Organinfektionen können in Abhängigkeit von Ergebnissen der Empfindlichkeitsprüfung auch weitere Substanzen zum Einsatz gebracht werden. Bei Harnwegsinfektionen kann beispielsweise Fosfomycin verwendet werden, bei Haut- und Weichteilinfektionen sowie intraabdominellen Infektionen auch Tigecyclin. Für diese Antibiotika fehlen größtenteils qualitativ hochwertige klinische Studien zum Einsatz bei VRE-Infektionen.

Gramnegative multiresistente Erreger

Während in den 1990er und Anfang der 2000er Jahre das Augenmerk hauptsächlich auf grampositiven multiresistenten Erregern lag, rücken in der jüngeren Vergangenheit zunehmend multiresistente gramnegative Bakterien (MRGN) immer mehr in den Fokus. Nach einer Verbreitung von Extended-Spectrum-Betalactamase tragenden Enterobakterien (ESBL), kam es auch zu einer extrem dynamischen Ausbreitung von Carbapenemase tragenden Enterobakterien. Ebenfalls besorgniserregend ist die Entwicklung unter den Nonfermentern. *Pseudomonas aeruginosa* und *Acinetobacter* sp. tragen neben einer Vielzahl natürlicher Resistenzen auch zunehmend erworbene Resistenzen. Immer wieder kommt es auch in deutschen Krankenhäusern zu Ausbrüchen mit diesen Erregern, die aufgrund ihrer Anpassung an die unbelebte Umwelt, das heißt ihrer Fähigkeit auf Oberflächen oder an feuchten Orten patientenunabhängig zu überleben, besonders schwierig zu kontrollieren sind. Mit dem Ziel, die Komplexität unterschiedlicher Resistenzmechanismen zu operationalisieren, werden seit 2012 multiresistente gramnegative Bakterien in 3MRGN und 4MRGN eingeteilt. Bei Enterobakterien und *Acinetobacter baumannii* wird ein Isolat, welches resistent gegenüber Piperacillin, Cephalosporinen der dritten Generation und Ciprofloxacin ist, als 3MRGN bezeichnet. Liegt zusätzlich eine Carbapenemresistenz vor, handelt es sich um ein 4MRGN-Isolat. Bei *P. aeruginosa* werden die vier Leitsubstanzen (Piperacillin, Ceftazidim/Cefepim, Imipenem/Meropenem und Ciprofloxacin) gleichwertig für die Einteilung in 3MRGN oder 4MRGN herangezogen. Die MRGN-Klassifikation hat sich als hilfreich für die Standardisierung von krankenhaushygienischen Maßnahmen erwiesen, ist jedoch für die Planung antibiotischer Therapien ungeeignet. Dies ist vor allem damit zu begründen, dass gramnegative Erreger durch die Expression unterschiedlicher Faktoren resistent gegenüber Betalactam-Antibiotika werden können. In Abhängigkeit vom molekularen Mechanismus können sich sehr unterschiedliche Therapieoptionen ergeben.

Problematische Betalactamasen gramnegativer Erreger

Der Resistenzphänotyp gramnegativer Bakterien wird meist maßgeblich durch die Produktion von Betalactamasen, eine veränderte Zellwandpermeabilität oder Effluxpumpen bestimmt (▸ Kap. 1). Betalactamasen werden entsprechend ihrer Aminosäuresequenz nach Ambler in vier unterschiedliche Gruppen eingeteilt [26–27]. Die Gruppe A enthält klassische Serin-Betalactamasen, wie TEM und SHV, aber auch KPC (*Klebsiella pneumoniae* Carbapenemase). Gruppe C enthält Betalactamasen vom AmpC-Typ. AmpC-Enzyme liegen chromosomal codiert in vielen Enterobakterien, *Pseudomonas* spp. und *Acinetobacter* spp. vor. Sie vermitteln eine Resistenz gegenüber Penicillinen, Cephamycinen und Cephalosporinen der ersten und zweiten Generation. AmpC-Enzyme sind durch Betalactamase-Inhibitoren nur wenig oder gar nicht hemmbar. Durch Überexpression kann es zu einer Resistenz gegenüber Cephalosporinen der dritten Generation kommen. Bei den Betalactamasen der Gruppe D handelt es sich um sogenannte Oxacillinasen (OXA). Viele Betalactamasen dieser Gruppe haben eine namensgebende Substratpräferenz für Oxacillin, allerdings bestehen Subgruppen, in denen die Cephalosporinase- und Carbapenemaseaktivität im Vordergrund stehen. Ein Sonderfall sind die Metallo-Betalactamasen der Gruppe B. Sie sind strukturell nicht mit den anderen Gruppen verwandt und ein oder zwei Zinkatome sind in ihrem aktiven Zentrum gebunden [28]. Typische Vertreter dieser Gruppe sind die Carbapenemasen **V**erona-**I**ntegron-**M**etallo-Betalactamase (VIM) und **N**ew-**D**elhi-**M**etallo-Betalactamase (NDM).

Bei Enterobakterien sind Extended-Spectrum-Betalactamasen (ESBL) und Betalactamasen vom Typ AmpC weit verbreitet [29–30]. In Deutschland stieg der Anteil ESBL-produzierender *E.-coli*-Isolate in Blutkulturen von 1,7 % im Jahr 2002 auf 10,5 % im Jahr 2014 [31]. Die Ausbreitung von Resistenzen gegenüber Cephalosporinen der dritten Generation führt dazu, dass immer häufiger Carbapeneme in der kalkulierten, als auch gezielten Therapie eingesetzt werden müssen.

Carbapenemresistenz

Besorgniserregend ist die Tatsache, dass in den letzten Jahren zunehmend auch Carbapenem-resistente Enterobakterien (CRE), besonders *K. pneumoniae* und *E. coli*, sowie Carbapenem-resistente Nonfermenter nachgewiesen wurden. CRE wurden erstmals in den 1980er Jahren isoliert. Seit

Beginn der 2000er Jahre kommt es zu einer dramatischen weltweiten Ausbreitung. In Europa konnte bereits im Vergleich der epidemiologischen Situation 2013 und 2015 ein deutlicher Anstieg der Prävalenz festgestellt werden. Während 2013 noch 6 von 38 Ländern eine interregionale Ausbreitung von CRE meldeten waren es 2015 bereits 13 von 38 Ländern [32]. Im europäischen Vergleich ist das Problem in Griechenland und Italien besonders ausgeprägt, wo 2015 bereits 61,9 % bzw. 33,5 % der invasiven *K.-pneumoniae*-Isolate als resistent gegenüber Carbapenemen getestet wurden. In Deutschland, Skandinavien und den Benelux-Ländern liegt dieser Anteil noch unter 1 %. Bei *E.-coli*-Isolaten ist eine Carbapenemresistenz in ganz Europa immer noch sehr selten. Bei den Nonfermentern wurde in Deutschland im Jahr 2015 eine Carbapenemresistenz in 6,6 % der invasiven *A.-baumannii*-Isolate und 15 % der invasiven *P.-aeruginosa*-Isolate durch das European Centre for Disease Prevention and Control (ecdc) beobachtet.

Eine Carbapenemresistenz in gramnegativen Erregern wird in der Regel durch die Produktion einer Carbapenemase oder die Überexpression einer AmpC-Betalactamase zusammen mit einem Porinverlust, gegebenenfalls zusätzlich einer Überexpression von Effluxpumpen vermittelt. Carbapenem hydrolysierende Enzyme sind in allen vier Ambler-Klassen vorhanden. Das Nationale Referenzzentrum für gramnegative Erreger in Deutschland untersuchte 2014 bei 4791 klinischen Isolaten die molekulare Ursache einer Resistenz gegenüber Carbapenemen. Bei 46,3 % der Enterobakterien-Isolate, 24,2 % der *P.-aeruginosa*-Isolate und 93,1 % der *A.-baumannii*-Isolate ließ sich eine Carbapenemase nachweisen. OXA-48 und KPC-2 sind insgesamt die häufigsten Carbapenemasen in Deutschland, während bei *P. aeruginosa* die Metallo-Carbapenemase VIM-2 am häufigsten nachgewiesen wurde [33]. Dieses entspricht auch dem allgemeinen Trend in Europa, allerdings gibt es deutliche regionale Unterschiede.

Die beobachtete Ausbreitung multiresistenter gramnegativer Erreger ist beunruhigend, da durch das häufige parallele Vorliegen von Resistenzdeterminanten gegenüber weiteren Antibiotikaklassen, wie beispielsweise den Fluorchinolonen oder Aminoglykosiden die Therapiemöglichkeiten noch weiter eingeschränkt werden. Therapeutisch werden bei CRE-Infektionen in der Regel Kombinationen aus einem oder mehreren sensibel getesteten Antibiotika, z. B. einem Aminoglykosid, Tigecyclin, Colistin oder Fosfomycin, zusammen mit einem hochdosierten Carbapenem angewendet. Die Anwendung dieser Substanzen ist problematisch. Eine Therapie mit Colistin beispielsweise geht mit einer hohen Nephrotoxizitätsrate von etwa 43 % einher. Ebenso ist die optimale Dosierung für die Anwendung beim Patienten unklar. Hinzu kommt eine beträchtliche Gefahr von Resistenzentwicklung unter der Therapie, welche insbesondere im Rahmen einer Colistin-Monotherapie beobachtet werden kann. Trotzdem ist Colistin ein Grundpfeiler der Therapie von CRE-Infektionen. Tigecyclin ist ebenfalls oft nicht optimal für die Therapie schwerwiegender Infektionen. Es ist durch die FDA und EMA für die Anwendung bei komplizierten Haut- und Weichteilinfektionen, intraabdominalen Infektionen und ambulant-erworbenen Pneumonien zugelassen. Die Wirkung ist bakteriostatisch, *P. aeruginosa* weist eine intrinsische Resistenz auf. Im Plasma sowie im Urin werden keine ausreichenden Wirkspiegel erzielt. Tigecyclin steht außerdem im Verdacht, insbesondere bei Blutstrominfektionen zu einer infektionsassoziierten Übersterblichkeit im Vergleich zu anderen wirksamen Antibiotika zu führen. In Bezug auf die Therapie von CRE ist dieses bisher nicht untersucht. Die Wirksamkeit von Aminoglykosiden bei CRE ist regional unterschiedlich, wobei Gentamicin am häufigsten als sensibel getestet wird. Aminoglykoside können einen Vorteil in der Kombinationstherapie bringen. So scheint die Kombination aus Aminoglykosid und Carbapenem anderen Therapien überlegen. Als Monotherapie kommen sie bei Harnwegsinfektionen infrage. Problematisch ist die Nephro- und Ototoxizität dieser Substanzen. Bei 10–20 % der Patienten treten akute Nierenschädigungen durch tubuläre Nekrosen auf, die Inzidenz der Ototoxizität ist unklar.

In den letzten Jahren sind einige wenige neue Substanzen mit Wirksamkeit gegenüber Carbapenem-resistenten gramnegativen Bakterien in die klinische Prüfung gekommen oder bereits zugelassen. Die Betalactam-Betalactamase-Kombinationen Ceftolozan/Tazobactam und Ceftazidim/Avibactam sind bereits zugelassen. Ceftolozan ist strukturell am nächsten verwandt mit dem Cephalosporin der Gruppe 3b Ceftazidim. Es zeichnet sich durch eine bessere Penetration der äußeren Membran und verbesserter Stabilität gegenüber AmpC-Betalactamasen aus [34]. Die Kombination mit Tazobactam vermittelt eine verbesserte Wirksamkeit gegenüber ESBL-produzierenden Bakterien. Der Hauptanwendungsbereich ist die Carbapenemresistenz in *P. aeruginosa*, vermittelt durch Überproduktion der AmpC-Betalactamase und gleichzeitigem Verlust des OprD-Porins.

Avibactam ist ein Nicht-Betalactam-Betalactamase-Inhibitor. Es ist aktuell für komplizierte Harnwegsinfektionen und in Kombination mit Metronidazol zur Behandlung komplizierter intraabdomineller Infektionen zugelassen. Avibactam zeigt eine gute inhibitorische Aktivität gegenüber ESBL, AmpC und den Carbapenemasen KPC und OXA-48. Allerdings wurden bereits kurz nach Markteinführung von Ceftazidim/Avibactam Resistenzentwicklungen unter Therapie in OXA-48- und KPC-produzierenden *K.-pneumoniae*-Isolaten beschrieben.

Relebactam ist dem Avibactam in Struktur und Spektrum ähnlich. OXA-48-Carbapenemasen werden jedoch schwächer gehemmt. Relebactam soll in Kombination mit dem Carbapenem Imipenem/Cilastatin vermarktet werden, es liegen bereits Daten aus Phase-2-Studien vor. Imipenem-Cilastatin bzw. Relebactam könnten in der Behandlung von Infektionen mit multiresistenten *P.-aeruginosa*-Isolaten einen Vorteil bieten. Die Carbapenemresistenz in *P. aeruginosa* wird häufig durch eine Überexpression von AmpC-Betalactamasen in Kombination mit Porinverlust und/oder erhöhtem Efflux vermittelt. Imipenem ist ein schlechtes Substrat der *P.-aeruginosa*-MexAB-OprM-Effluxpumpen [35], während Relebactam die Hydrolyse durch das AmpC-Enzym inhibiert. Leider besteht auch bei diesen neuen Betalactamase-Inhibitoren keine Wirksamkeit gegenüber Metallo-Carbapenemasen. Es besteht die Hoffnung, dass durch die Kombination von Aztreonam und Avibactam ein Nutzen entsteht. Das Monobactam Aztreonam ist kein Substrat der Metallo-Carbapenemasen, jedoch kann es durch die häufig parallel vorliegenden ESBL- oder AmpC-Betalactamasen gespalten werden. Das Antibiotikum Avibactam könnte dieses verhindern.

Plazomicin ist ein neues Aminoglykosid, welches wie auch andere Aminoglykoside durch die Störung der Proteinbiosynthese am Ribosom wirkt. Es zeichnet sich durch eine Stabilität gegenüber den meisten Aminoglykosid-modifizierenden Enzymen aus, wie sie häufig in MRGN vorliegen. Allerdings vermitteln die rRNA-Methylasen ArmA und RmtC eine Resistenz gegenüber Plazomicin. In vitro zeigte sich eine gute Wirksamkeit gegenüber den meisten Carbapenem-resistenten Enterobakterien. Eine wichtige Lücke zeigte sich bei NDM-Carbapenemase tragenden Isolaten. Es könnte sich um eine vielversprechende neue Substanz handeln, jedoch müssen die Ergebnisse klinischer Studien abgewartet werden.

Literatur

[1] Boucher HW Talbot GH, Benjamin DK et al. 10 × '20 Progress – Development of new drugs active against gram-negative bacilli: an update from the Infectious Diseases Society of America. Clin Infect Dis, 56: 1685–1694, 2013

[2] Ventola CL. The antibiotic resistance crisis: part 1: causes and threats. PT, 40 (4): 277–283, 2015

[3] McLaughlin M, Advincula MR, Malczynski M et al. Correlations of antibiotic use and carbapenem resistance in Enterobacteriaceae. Antimicrob Agents Chemother, 57 (10): 5131–5133, 2013

[4] Luyt CE, Bréchot N, Trouillet JL, Chastre J. Antibiotic stewardship in the intensive care unit. Crit Care, 18 (5): 480, 2014

[5] Roe JL, Fuentes JM, Mullins ME. Underdosing of common antibiotics for obese patients in the ED (emergency department). Am J Emerg Med, 30 (7): 1212–1214, 2012

[6] Meyer E, Gastmeier P, Deja M, Schwab F. Antibiotic consumption and resistance: data from Europe and Germany. Int J Med Microbiol, 303: 388–395, 2013

[7] Catry B, Cavaleri M, Baptiste K et al. Use of colistin-containing products within the European Union and European Economic Area (EU/EEA): development of resistance in animals and possible impact on human and animal health. Int J Antimicrob Agents, 46 (3): 297–306, 2015

[8] Rhouma M, Beaudry F, Letellier A. Resistance to colistin: what is the fate for this antibiotic in pig production? Int J Antimicrob Agents, 48, 119–126, 2016

[9] Kluytmans J, van Belkum A, Verbrugh H. Nasal carriage of *Staphylococcus aureus*: epidemiology, underlying mechanisms, and associated risks. Clin Microbiol Rev, 10 (3): 505–520, 1997

[10] Deurenberg RH, Stobberingh EE. The evolution of *Staphylococcus aureus*. Infect Genet Evol, 8: 747–763, 2008

[11] Berger-Bächi B, Rohrer S. Factors influencing methicillin resistance in staphylococci. Arch Microbiol, 178: 165–171, 2002

[12] Moran GJ, Krishnadasan A, Gorwitz RJ et al. Methicillin-resistant *S. aureus* infections among patients in the emergency department. N Engl J Med, 355 (7): 666–674, 2006

[13] Robert Koch-Institut. Epidemiol Bull, 21/2013, www.rki.de/DE/Content/Infekt/EpidBull/Archiv/2013/Ausgaben/21_13.pdf?__blob=publicationFile (Zugriff 02.03.2018)

[14] Robert Koch-Institut. Infektionsepidemiologisches Jahrbuch meldepflichtiger Krankheiten für 2016. www.rki.de/DE/Content/Infekt/Jahrbuch/Jahrbuch_2016.pdf?__blob=publicationFile (Zugriff 02.03.2018)

[15] Kiang TKL, Wilby KJ, Ensom MHH. A Critical review on the clinical pharmacokinetics, pharmacodynamics, and clinical trials of ceftaroline. Clin Pharmacokinet, 54: 915–931, 2015

[16] Gilmore MS, Clewell DB, Ike Y, Shankar N. Enterococci: From commensals to leading causes of drug resistant infection. Boston: Eye and Ear Infirmary, 2014, www.ncbi.nlm.nih.gov/books/NBK190420/ (Zugriff 02.03.2018)

[17] Hollenbeck BL, Rice LB. Intrinsic and acquired resistance mechanisms in *enterococcus*. Virulence, 3 (5): 421–433, 2012

[18] Faron ML, Ledeboer NA, Buchan BW. Resistance mechanisms, epidemiology, and approaches to screening for vancomycin-resistant *enterococcus* in the health care setting. J Clin Microbiol, 54, 2436–2447, 2016

[19] Hill CM, Krause KM, Lewis SR et al. Specificity of induction of the *vanA* and *vanB* operons in vancomycin-resistant enterococci by telavancin. Antimicrob Agents Chemother, 54: 2814–2818, 2010

[20] O'Driscoll T, Crank CW. Vancomycin-resistant enterococcal infections: epidemiology, clinical manifestations, and optimal management. Infect Drug Resist, 8: 217–230, 2015

[21] Zaas AK, Song X, Tucker P, Perl TM. Risk factors for development of vancomycin-resistant enterococcal bloodstream infection in patients with cancer who are colonized with vancomycin-resistant enterococci. Clin Infect Dis, 35, 1139–1146, 2002

[22] Bossaer JB, Hall PD, Garrett-Mayer E. Incidence of vancomycin-resistant enterococci (VRE) infection in high-risk febrile neutropenic patients colonized with VRE. Support Care Cancer, 19: 231–237, 2010

[23] Liss BJ, Vehreschild JJ, Cornely OA et al. Intestinal colonisation and blood stream infections due to vancomycin-resistant enterococci (VRE) and extended-spectrum beta-lactamase-producing Enterobacteriaceae (ESBLE) in patients with haematological and oncological malignancies. Infection, 40 (6): 613–619, 2012

[24] Taur Y, Xavier JB, Lipuma L et al. Intestinal domination and the risk of bacteremia in patients undergoing allogeneic hematopoietic stem cell transplantation. Clin Infect Dis, 55 (7): 905–914, 2012

[25] Chuang YC, Lin HY, Chen PY et al. Effect of daptomycin dose on the outcome of vancomycin-resistant, daptomycin-susceptible *Enterococcus faecium* bacteremia. Clin Infect Dis, 64 (8): 1026–1034, 2017

[26] Ambler RP. The structure of beta-lactamases. Philos Trans R Soc Lond B Biol Sci, 289 (1036): 321–331, 1980

[27] Bush K, Jacoby GA. Updated functional classification of β-lactamases. Antimicrob Agents Chemother, 54: 969–976, 2010

[28] Palzkill T. Metallo-beta-lactamase structure and function. Ann NY Acad Sci, 1277: 91–104, 2013

[29] Pitout JD, Laupland KB. Extended-spectrum β-lactamase-producing Enterobacteriaceae: an emerging public-health concern. Lancet Infect Dis, 8: 159–166, 2008

[30] Livermore DM, Woodford N. The β-lactamase threat in Enterobacteriaceae, *Pseudomonas* and *Acinetobacter*. Trends Microbiol, 14: 413–420, 2006

[31] European Centre for Disease Preventon and Control (ECDC). Antimicrobial resistance surveillance in Europe 2014. Annual Report of the European Antimicrobial Resistance Surveillance Network (EARS-Net), 2015

[32] Albiger B, Glasner C, Struelens MJ et al. Carbapenemase-producing Enterobacteriaceae in Europe: assessment by national experts from 38 countries. Eurosurveillance, 20: 30062, 2015

[33] Robert Koch-Institut. Bericht des Nationalen Referenzzentrums (NRZ) für gramnegative Krankenhauserreger. Epidemiol Bull, 2, 2016

[34] Toda A, Ohki H, Yamanaka T et al. Synthesis and SAR of novel parenteral anti-pseudomonal cephalosporins: Discovery of FR264205. Bioorg Med Chem Lett, 18 (17): 4849–4852, 2008

[35] Pan Y, Xu Y, Wang Z et al. Overexpression of MexAB-OprM efflux pump in carbapenem-resistant *Pseudomonas aeruginosa.* Arch Microbiol, 198: 565–571, 2016

3 Transfer von antibiotika-resistenten Bakterien zwischen Tieren und Menschen

Anne-Kathrin Schink, Stefan Schwarz

Die Anwendung von antimikrobiellen Wirkstoffen in der Therapie von bakteriellen Infektionen ist sowohl in der Veterinär- als auch in der Humanmedizin von zentraler Bedeutung. Das Auftreten und die Verbreitung von Resistenzen schränken die Therapiemöglichkeiten bei bakteriellen Infektionen ein und haben in den letzten Jahren nicht nur die Aufmerksamkeit von Wissenschaftlern und Ärzten bzw. Tierärzten erregt, sondern in zunehmendem Maße auch die von Politikern und der Öffentlichkeit. Die Sorge, dass sich Bakterien, die gegen alle zur Verfügung stehenden antimikrobiellen Wirkstoffe unempfindlich sind, verbreiten und nicht behandelbare Infektionen bei Menschen verursachen, steht dabei im Focus. In diesem Zusammenhang wird auch immer wieder von resistenten Bakterien, die sowohl in der Nutztierhaltung als auch in der Haustierhaltung gefunden werden, berichtet und über die Gefahr für die menschliche Gesundheit, die von ihnen ausgeht, diskutiert.

Resistenz gegen antimikrobielle Wirkstoffe

Bakterien werden dann als resistent gegenüber einem antimikrobiellen Wirkstoff eingestuft, wenn die am Infektionsort im Körper erreichte Konzentration des Wirkstoffs nicht ausreicht, um das Wachstum der sich dort befindenden und für das Krankheitsgeschehen ursächlichen Bakterien zu hemmen oder sie abzutöten [1]. Zur Einstufung der Bakterien als **resistent**, **intermediär** oder **empfindlich** werden veterinärspezifische, klinische Grenzwerte benötigt. Die Erarbeitung solcher klinischer Grenzwerte ist ein aufwendiger Prozess, in den die pharmakologischen Eigenschaften des Wirkstoffs in der Zieltierart, die Ergebnisse klinischer Wirksamkeitsprüfungen und die minimalen Hemmkonzentrationen der zu bekämpfenden Erreger einfließen. Die umfassendste Sammlung der aktuell gültigen veterinärspezifischen klinischen Grenzwerte findet sich im Dokument VET08 des Clinical and Laboratory Standards Institute (CLSI) [2]. Die Einstufung in die Kategorie „empfindlich" besagt, dass unter korrekter Verwendung des entsprechenden antimikrobiellen Wirkstoffs mit großer Wahrscheinlichkeit ein Therapieerfolg zu erwarten ist. Entsprechend besagt die Einstufung in die Kategorie „resistent", dass mit dem entsprechenden Wirkstoff ein Therapieerfolg eher unwahrscheinlich ist. Die Kategorie „intermediär" ist nicht für alle Wirkstoffe verfügbar und fungiert als eine Art Pufferzone zwischen den Kategorien „empfindlich" und „resistent". Bei Bakterien, die als intermediär gegenüber einem bestimmten antimikrobiellen Wirkstoff klassifiziert werden, ist ein Therapieerfolg möglich, wenn der Wirkstoff sich beispielsweise in dem betreffenden Organ anreichert oder bei der betreffenden Tierspezies eine höhere als die vom Hersteller vorgegebene Dosierung möglich ist, ohne dass unerwünschte Nebenwirkungen auftreten. Die Grenzwerte werden als Hemmhofdurchmesser (in mm) oder als minimale Hemmkonzentration (in µg/ml bzw. mg/l) angegeben. Die **minimale Hemmkonzentration** ist die niedrigste Konzentration eines antimikrobiellen Wirkstoffs, bei der das sichtbare Wachstum von Bakterien unter Laborbedingungen unterbunden wird. Gemäß den Leitlinien für den sorgfältigen und verantwortungsbewussten Umgang mit antimikrobiell wirksamen Tierarzneimitteln sollten vor Einsatz eines antimikrobiellen Wirkstoffs für die ursächlich am Krankheitsgeschehen beteiligten Bakterien die minimalen Hemmkonzentrationen für die therapeutisch relevanten Wirkstoffe bestimmt werden. Dies erfolgt im diagnostischen Labor und der Tierarzt, der diese Information in Form eines Antibiogrammes erhält, muss dann entscheiden, welcher der Wirkstoffe, gegenüber denen der jeweilige Infektionserreger als empfindlich eingestuft wurde, für die Therapie im jeweiligen Einzelfall am besten geeignet ist.

Bei der Resistenz von Bakterien gegenüber antimikrobiellen Wirkstoffen unterscheidet man generell zwischen **intrinsischen** und **erworbenen Resistenzeigenschaften**. Intrinsische Resistenzen sind allen Vertretern eines Bakteriengenus oder einer Bakterienspezies eigen und resultieren daraus, dass die Zielstruktur für den antimikrobiellen Wirkstoff entweder bei diesen Bakterien gar nicht vorhanden oder aber für den antimikrobiellen Wirkstoff nicht zugänglich ist. Das Paradebeispiel hierfür ist die intrinsische Resistenz der Mykoplasmen gegenüber Betalactam-Antibiotika und anderen Wirkstoffklassen, die in die Zellwandsynthese eingreifen. Mykoplasmen besitzen im Gegensatz zu den meisten anderen Bakterien keine Zellwand und sind daher intrinsisch resistent gegenüber allen Wirkstoffen, die die Bildung der Zellwand hemmen. Des Weiteren können intrinsisch resistente Bakterien über Effluxpumpen, die den antimikrobiellen Wirkstoff wieder aus der Zelle befördern, bevor er seine Wirkung entfalten kann, oder über Enzyme verfügen, die den Wirkstoff inaktivieren. Die Gene, die für intrinsische Resistenz verantwortlich sind, gehören jeweils zur regulären genus- oder speziesspezifischen genomischen Ausstattung der entsprechenden Bakterien [3].

Erworbene Resistenzen sind nicht typisch für ein Bakteriengenus oder eine Bakterienspezies, sondern nur für einzelne Bakterienstämme. Die erworbene Resistenz kann einerseits auf Mutationen von Genen basieren, die z. B. für die Zielstruktur eines antimikrobiellen Wirkstoffs codieren und diese so verändern, dass der antimikrobielle Wirkstoff nicht mehr an diese veränderte Zielstruktur binden kann. Andererseits können Bakterien aber auch Resistenzeigenschaften erwerben, indem sie neue Resistenzgene von anderen Bakterien oder aus der Umwelt aufnehmen [3].

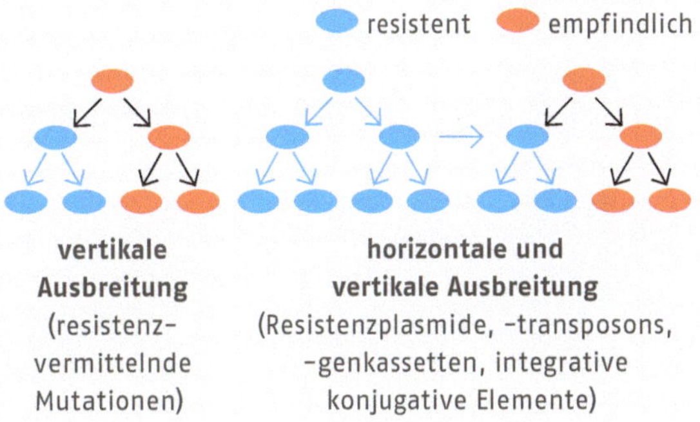

Abb. 3.1 Schematische Darstellung der vertikalen und horizontalen Resistenzausbreitung. Empfindliche Bakterien werden durch rote und resistente Bakterien durch blaue Ellipsen symbolisiert. Die horizontale Übertragung bzw. vertikale Weitergabe von Resistenzeigenschaften wird durch blaue Pfeile dargestellt.

Resistenzgentransfer zwischen Bakterien

> Resistenzgentransfer
> Bei der Ausbreitung von Resistenzen gibt es zwei Wege, die voneinander unterschieden werden müssen: zum einen der Transfer von Resistenzgenen zwischen Bakterien und zum anderen die Übertragung resistenter Bakterien zwischen verschiedenen Wirtsspezies, z. B. Menschen oder Tieren (▸ Kap. 1).

Der Transfer von Resistenzeigenschaften zwischen Bakterien erfolgt entweder vertikal oder horizontal (Abb. 3.1).

Der **vertikale Resistenzgentransfer** beschreibt die Weitergabe einer Resistenzeigenschaft von der Mutterzelle zur Tochterzelle im Rahmen der Zellteilung. Dabei kann es sich um resistenzvermittelnde Mutationen in einem in der chromosomalen DNA lokalisierten Gen handeln. Ein Beispiel hierfür sind die Ergebnisse einer Studie zur Rifampicinresistenz bei Methicillin-resistenten *Staphylococcus pseudintermedius* (MRSP) von Hunden [4]. *S. pseudintermedius* kann unter anderem Infektionen der Haut oder von Operationswunden verursachen. Bei Rifampicin handelt es sich um ein Reserveantibiotikum, das bei der Behandlung von Infektionen durch multiresistente MRSP-Isolate eingesetzt werden kann. Die Zielstruktur von Rifampicin ist ein bakterielles Enzym, das an der Transkription von DNA beteiligt ist. Dieses wird u. a. von dem Gen *rpoB* codiert. Die Rifampicinresistenz in dieser Studie war durch eine Punktmutation, ein einzelner Basenaustausch der auch einen einzelnen Aminosäureaustausch nach sich zog, in dem Gen *rpoB* verursacht worden. Diese Mutation hatte offensichtlich keinen nachteiligen Einfluss auf die Funktionalität des RpoB-Proteins und ging somit nicht wieder verloren. Bei der Vermehrung der Bakterien wurde diese Mutation jeweils an die nachfolgende Generation weitergegeben und der gleiche resistente Stamm über viele Monate bei dem entsprechenden Hund nachgewiesen.

Der **horizontale Resistenzgentransfer** erfolgt zwischen zwei Bakterien entweder der gleichen Spezies (Intraspezies-Transfer), unterschiedlicher Spezies (Interspezies-Transfer) oder auch zwischen Bakterien, die zu unterschiedlichen Gattungen gehören (Intergenus-Transfer). Dem horizontalen Resistenzgentransfer kann sich dann ein vertikaler anschließen, wenn sich das übertragene Resistenzgen im neuen Wirtsbakterium stabil etabliert hat und über die Zellteilung an die Tochterzellen weitergegeben wird [3].

Prinzipiell gibt es drei Wege der horizontalen Ausbreitung von Resistenzgenen (▸ Kap. 1). **Transformation** ist die Bezeichnung für einen Vorgang, bei dem freie DNA von einer Bakterienzelle aufgenommen wird. Dies kann unter natürlichen Bedingungen vorkommen, scheint aber von untergeordneter Rolle zu sein [3].

Bei der **Transduktion** werden bakterielle DNA-Fragmente durch Bakteriophagen auf andere Bakterien, die der Phage infiziert, übertragen. Hierbei haben die Bakterienzellen keinen direkten Kontakt miteinander [3].

Die größte Bedeutung bei der Übertragung von Resistenzgenen unter natürlichen Bedingungen kommt der **Konjugation** zu. Hier sind sowohl Intra- als auch Interspezies-Transfer sowie Intergenus-Transfer beschrieben. Bei der Konjugation kommt es zu einem direkten Kontakt der Bakterienzellen und einer Übertragung von DNA von der Spenderzelle auf die Empfängerzelle. Im Fall von Resistenzgenen können diese bei einer konjugativen Übertragung auf sogenannten mobilen genetischen Elementen lokalisiert sein [3].

Zu den mobilen genetischen Elementen gehören die **Plasmide**. Dabei handelt es sich um ringförmige, doppelsträngige DNA, die außerhalb der chromosomalen DNA in der Bakterienzelle vorliegt und sich auch unabhängig von dieser vervielfältigt. Die Kopienanzahl in der Bakterienzelle hängt von der Art des Plasmids ab, von manchen gibt es 20–150 Kopien je Bakterienzelle und von anderen nur 1–2 Kopien. Auch die Größe der Plasmide ist sehr variabel. In einer Bakterienzelle können zeitgleich verschiedene Plasmide vorhanden sein. Der Mechanismus für den Konjugationsvorgang wird von Genen codiert, die auf dem Plasmid selbst liegen [3]. Es gibt allerdings auch Plasmide, die selbst keine Konjugation auslösen können. Diese können aber durch eine stattfindende Konjugation mobilisiert und ebenfalls übertragen werden.

Plasmid pV7037 ist ein Beispiel für ein nichtkonjugatives Plasmid. Es wurde aus einem Methicillin-resistenten *Staphylococcus aureus* (MRSA) isoliert und analysiert [5]. Dabei sind sieben funktionelle Resistenzgene, die Resistenz gegenüber Tetracyclinen, Gentamicin, Kanamycin, Tobramycin, Streptomycin, Spectinomycin, Makroliden, Lincosamiden, Streptograminen und Pleuromutilinen vermitteln, identifiziert worden. Auf einem Plasmid können sich also mehrere Resistenzgene befinden, sodass ein Bakterium mit der Aufnahme nur eines Plasmids mehrere unterschiedliche Resistenzeigenschaften erwerben kann. Bei der Anwendung von antimikrobiellen Wirkstoffen erfolgt ein Selektionsdruck auf die Bakterien. Im Fall des Plasmids pV7037 reicht der Selektionsdruck durch die Anwendung nur eines der vorab genannten antimikrobiellen Wirkstoffe aus, damit der entsprechende MRSA-Stamm das Plasmid pV7037 nicht verliert. Dabei ist es völlig unerheblich, welcher der Wirkstoffe eingesetzt wird. Man spricht in diesem Fall von Co-Selektion antimikrobieller Resistenzen. Durch **Co-Selektion** können Resistenzeigenschaften in Bakterien über einen langen Zeitraum erhalten bleiben, auch wenn kein direkter Selektionsdruck durch die Anwendung eines bestimmten antimikrobiellen Wirkstoffs besteht.

Neben Plasmiden gibt es weitere mobile genetische Elemente, die bei der horizontalen Ausbreitung von Resistenzgenen beteiligt sein können. Hier sind die **Transposons** zu nennen, welche in Aufbau und Größe sehr unterschiedlich sind. Transposons können sich nicht eigenständig vermehren und integrieren daher in vermehrungsfähige DNA-Elemente wie die chromosomale DNA oder Plasmide [3]. Ein Beispiel für ein resistenzvermittelndes Transposon ist das auf dem Plasmid pPMT1 von *Pasteurella multocida* nachgewiesene Transposon Tn*5706*, bei dem das Tetracyclinresistenzgen *tet*(H) mit seinem zugehörigen Repressorgen flankiert von zwei Insertionssequenzen vorliegt [6]. Allerdings können auch mehrere Resistenzgene auf dem gleichen Transposon zu finden sein.

Etwas anders sieht es bei den kleinsten mobilen genetischen Elementen aus, den **Genkassetten**. Diese bestehen aus einem Resistenzgen und einer Rekombinationsstelle, dem 59-Basen-Element. In der Regel sind Genkassetten in sogenannten Integrons organisiert, die sowohl auf Plasmiden, als auch in der chromosomalen DNA von Bakterien gefunden werden können. Das Integron stellt die Enzyme zur Verfügung, die benötigt werden, um Genkassetten zu mobilisieren und in das Integron einzubauen. Darüber hinaus sind die Promotorsequenzen für die Gene in den Genkassetten ebenfalls im Integron lokalisiert. Ein Integron kann eine Genkassette mit einem Resistenzgen beinhalten, aber auch mehrere Genkassetten mit verschiedenen Resistenzgenen [3].

Integrative und konjugative Elemente (ICEs) können an bestimmten Stellen in die chromosomale DNA von Bakterien integrieren, sich aus dieser aber auch eigenständig wieder herausschneiden und sich auf andere Bakterienzellen übertragen. Bei *P. multocida* ist ein ICE mit zwölf Resistenzgenen identifiziert worden [7]. Diese vermitteln Resistenz gegenüber folgenden antimikrobiellen Wirkstoffen: Sulfonamiden, Streptomycin, Spectinomycin, Gentamicin, Kanamycin, Neomycin, Makroliden, Lincosamiden, Tetracyclinen, Chloramphenicol, Florfenicol und Penicillinen. Die entsprechende Studie hat außerdem gezeigt, dass die Gene nicht nur in *P. multocida* exprimiert werden, sondern auch nach konjugativem Transfer des ICE in *Escherichia coli* und *Mannheimia haemolytica* [8].

Zusammenfassend lässt sich sagen, dass viele mobile genetische Elemente, die auf neue Bakterienzellen übertragen werden können, über mehr als nur ein Resistenzgen verfügen. Dementsprechend spielt die Co-Lokalisation von unterschiedlichen Resistenzgenen auf dem gleichen mobilen genetischen Element eine wesentliche Rolle bei Prozessen wie der Co-Selektion oder der Persistenz von Resistenzeigenschaften. Diese Prozesse sorgen dafür, dass Resistenzeigenschaften auch ohne direkten Selektionsdruck erhalten bleiben.

Deswegen ist die Kenntnis der Genetik der Resistenzen bei Bakterien wichtig, um diese Abläufe besser zu verstehen und realistisch abschätzen zu können, ob ein Verbot oder ein freiwilliger Verzicht auf die Anwendung eines antimikrobiellen Wirkstoffs tatsächlich zu einem Rückgang der Resistenzraten führen kann.

Damit Resistenzgene zwischen Bakterien weitergegeben werden können, müssen der Spender und der Empfänger engen räumlichen Kontakt zueinander haben. Außerdem sollte ein Selektionsdruck durch die Anwendung eines antimikrobiellen Wirkstoffs vorhanden sein [9]. Unter diesen Umständen kann es möglich sein, dass mobile genetische Elemente in einem Wirt nicht nur zwischen Bakterien einer Spezies, sondern auch zwischen unterschiedlichen Bakterienspezies ausgetauscht werden. Diese Bakterien können bereits im Wirt vorhanden oder von diesem neu aufgenommen worden sein. In Abhängigkeit von der Bakterienspezies und deren Virulenzeigenschaften können durch solche resistenten Bakterien Infektionen verursacht werden, bei deren Therapie die Behandlungsmöglichkeiten mit antimikrobiellen Wirkstoffen stark eingeschränkt sind.

Transfer resistenter Bakterien zwischen Tieren und Menschen durch engen Kontakt

Die Übertragung von Bakterien erfolgt in der Regel durch direkten Kontakt, über Luft, Stäube und Exkremente sowie über Lebens- bzw. Futtermittel. Resistente Bakterien werden innerhalb einer Tierpopulation zwischen Tieren der gleichen Spezies, aber auch zwischen Vertretern unterschiedlicher Tierspezies transferiert. Zwischen Menschen findet die Weitergabe resistenter Bakterien ebenso statt wie auch von Tier zu Mensch und von Mensch zu Tier.

Durch den direkten Kontakt zwischen Mensch und Tier können Bakterien besonders leicht übertragen werden, vor allem solche, die sich an der Körperoberfläche befinden. In Deutschland pflegen viele Menschen einen engen Kontakt zu ihren Heimtieren, die oft ein wichtiger Bestandteil des täglichen Lebens sind (Abb. 3.2).

Im Jahr 2015 lebten Tiere in 43 % der deutschen Haushalte. Die Anzahl der Katzen belief sich dabei auf 12,9 Millionen, Hunde auf 7,9 Millionen, Kleintiere auf 5,1 Millionen und Vögel auf 4,2 Millionen. Darüber hinaus gab es 2,0 Millionen Aquarien und 0,7 Millionen Terrarien in Deutschland [10]. Diese Tiere werden nicht nur mit Futter, Wasser und Streicheleinheiten versorgt, sondern im Krankheitsfall auch mit intensiver Pflege und bei einer bakteriellen Infektion mit einer antimikrobiellen Therapie. Für die Gesunderhaltung der Heimtiere haben die Deutschen im Jahr 2013 insgesamt ca. 2,1 Mrd. € ausgegeben [11]. Zu diesem Zweck ist eine Vielzahl an Arzneimitteln für die Behandlung von Heimtieren zugelassen. Darüber hinaus ist es möglich antimikrobielle Wirkstoffe, die nur für die Humanmedizin zugelassen sind, bei Tieren, die nicht für die Lebensmittelgewinnung vorgesehen sind, einzusetzen. Auf diese Weise können in der Therapie von Heimtieren auch antimikrobielle Wirkstoffe zum Einsatz kommen, die als Reserveantibiotika in der Humanmedizin angesehen werden, wie Carbapeneme, Glykopeptide, Oxazolidinone und Lipopeptide. Allerdings sind derzeit keine Daten über die Einsatzhäufig-

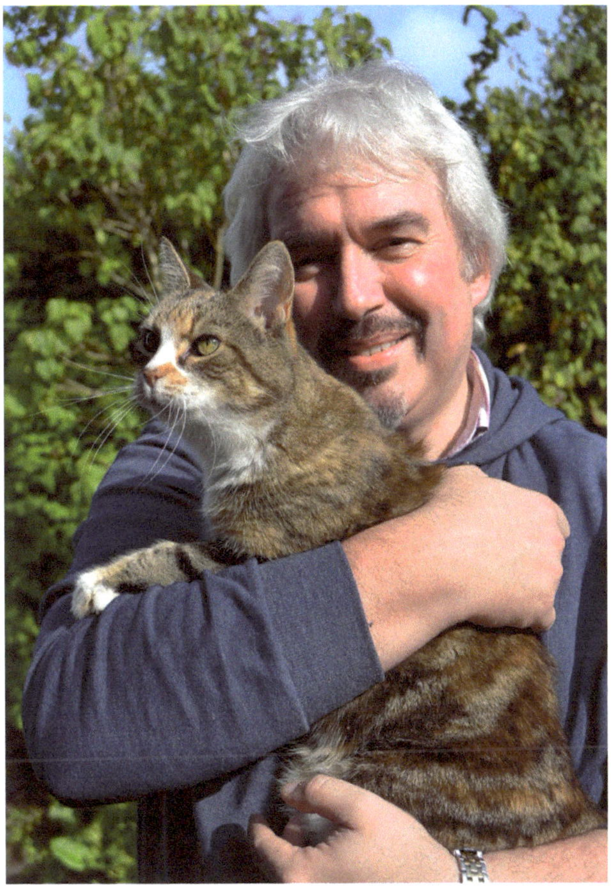

Abb. 3.2 Enger Kontakt zwischen Tierbesitzer und Heimtier

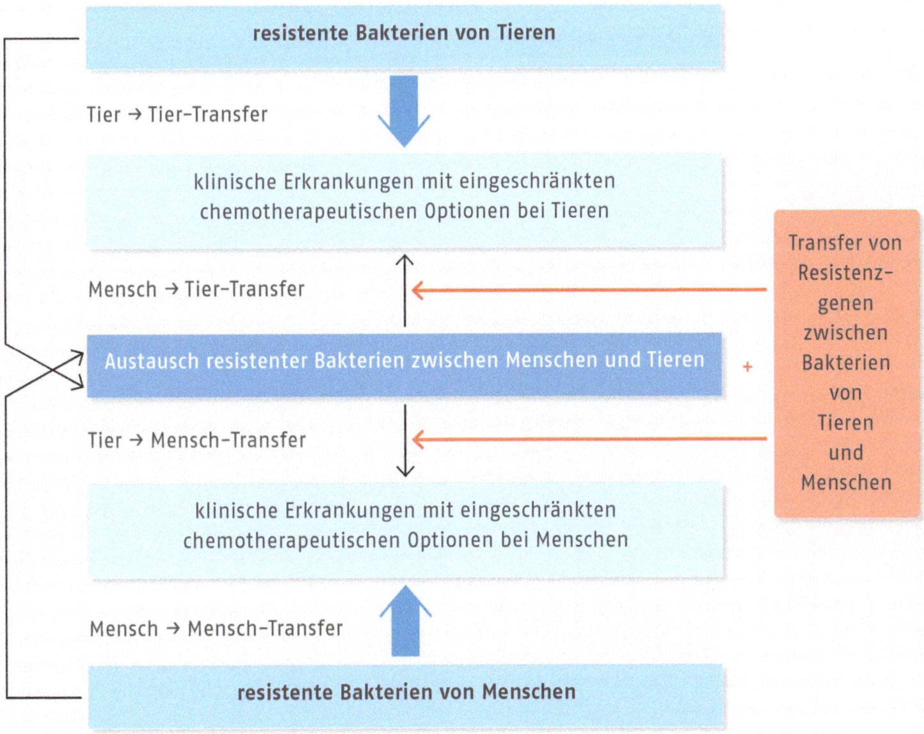

Abb. 3.3 Schematische Darstellung der Übertragungswege von resistenten Bakterien und von Resistenzgenen. Die Pfeildicke verdeutlicht die Wahrscheinlichkeit, mit der resistente Bakterien und Resistenzgene auf diesem Weg übertragen werden. Nach [9]

keit und -menge von humanmedizinischen Wirkstoffen bei Heimtieren verfügbar.

Für Lebensmittel liefernde Tiere gelten strengere Vorschriften. Lediglich für die Humanmedizin zugelassene antimikrobielle Wirkstoffe dürfen bei diesen Tieren nicht angewendet werden. Zudem bestehen für nahezu alle bei Lebensmittel liefernden Tieren eingesetzten antimikrobiellen Wirkstoffen Wartezeiten, die je nach Dosierung und Wirkstoff variieren können. Als Wartezeit bezeichnet man die Frist, die ein Tierhalter nach Applikation eines antimikrobiellen Wirkstoffs einhalten muss, bis er das behandelte Nutztier zur Schlachtung geben oder von diesem gewonnene Produkte, wie Eier und Milch, verkaufen darf. Die Wartezeit gewährleistet, dass eventuelle Rückstände die festgelegten Höchstmengen für arzneilich wirksame Stoffe in dem von dem behandelten Nutztier gewonnenen Lebensmittel nicht überschreiten.

Das Bundesamt für Verbraucherschutz und Lebensmittelsicherheit (BVL) veröffentlicht die Mengen von antimikrobiellen Wirkstoffen, die von der pharmazeutischen Industrie an alle Tierärzte mit eigener Hausapotheke abgegeben werden. Aus diesen Angaben lassen sich die Einsatzhäufigkeiten und -mengen für antimikrobielle Wirkstoffe in der Nutztierhaltung für die einzelnen Tierspezies nicht ableiten. Seit der Umsetzung des 16. Gesetzes zur Änderung des Arzneimittelgesetzes (16. AMG Novelle), das seit dem 01.04.2014 in Kraft ist, wird der betriebliche Tierbehandlungsindex erhoben. Der Tierbehandlungsindex bezieht sich auf die Anzahl der Behandlungstage, an denen durchschnittlich jedes Tier eines Bestands pro Halbjahr einen antimikrobiellen Wirkstoff verabreicht bekommen hat. Dieser Wert soll ein Ausdruck der Tiergesundheit des Betriebs sein, die Anzahl der Behandlungstage pro Halbjahr für ein Einzeltier sind daraus aber nicht abzuleiten. Das BVL bekommt die Daten aller Betriebe pro Halbjahr übermittelt und errechnet daraus zwei Kennzahlen. Die Kennzahlen werden veröffentlicht und Tierhalter können einordnen, wie es um die Tiergesundheit auf ihren Betrieben im Vergleich zu den anderen bestellt ist. Liegt der Wert eines Betriebs über der ersten Kennzahl, müssen tierärztlich begleitete Ursachenanalysen durchgeführt werden. Eine Überschreitung der zweiten Kennzahl zieht die Erstellung eines Maßnahmenplans zur Reduzierung des Verbrauchs von antimikrobiellen Wirkstoffen für den Betrieb nach sich, der bei der für den Betrieb zuständigen Landesbehörde eingereicht werden muss [12].

Zu den Bakterien, die sich an der Körperoberfläche befinden oder die Schleimhäute besiedeln, gehören die Staphylokokken. Diese Bakterien können dort existieren, ohne eine Infektion zu verursachen. Sie können aber auch im Fall einer Verletzung der äußeren Haut oder der Schleimhäute in tiefere Regionen absiedeln und dort zu Infektionen führen. *S. pseudintermedius* ist ein Bakterium, welches vor allem bei Tieren wie Hunden und Katzen gefunden wird und nur selten beim Menschen vorkommt. In einer Studie sind nicht unterscheidbare *S. pseudintermedius* bei Hunden und ihren Besitzern in der Nase identifiziert worden, was auf eine Übertragung vom Hund auf den Menschen hinweist [13].

Übertragung vom Menschen zum Tier

Eine andere Studie beschreibt den Transfer von MRSA vom Menschen auf den Familienhund anhand von zwei Fallbeispielen [14]. Im ersten Fall hat ein Fachtierarzt für Schweine einen LA-MRSA-Stamm, mit dem er besiedelt war, auf seinen Hund übertragen. LA-MRSA steht für den anglo-amerikanischen Fachbegriff „livestock-associated MRSA", was bedeutet, dass dieser MRSA-Typ vor allem bei landwirtschaftlichen Nutztieren, wie z. B. Schweinen und Geflügel, identifiziert wird und die Wahrscheinlichkeit, dass der Tierarzt im Rahmen seiner beruflichen Tätigkeit mit diesen in Kontakt gekommen ist, hoch ist. Der zweite Fall beschreibt die Übertragung eines HA-MRSA (healthcare-associated MRSA) von einer an einem infizierten Dekubitusgeschwür leidenden, pflegebedürftigen älteren Frau auf den Hund ihrer Schwiegertochter. HA-MRSA werden mit medizinischen Einrichtungen und dem dortigen Personal in Verbindung gebracht. Die ältere Frau ist zwar zu Hause bei ihrer Familie gepflegt worden, hat aber auch regelmäßig Betreuung durch einen Pflegedienst erfahren. Im Verlauf der Studie ist der Nachweis von HA-MRSA in der Wunde der Frau gelungen und der Hund, zu Beginn der Studie noch symptomfrei, in der Nase mit dem entsprechenden MRSA-Stamm kolonisiert, hat eine Rhinitis sowie ein Hornhautgeschwür am Auge entwickelt, aus dem der entsprechende HA-MRSA isoliert wurde.

Den Fall einer Frau mit wiederkehrenden tiefen Abszessen der Haut, aus denen MRSA isoliert worden sind, beschreibt eine weitere Studie [15]. Weiterführende Untersuchungen bei ihrem Mann und den beiden Kindern haben bei diesen den gleichen MRSA-Stamm nachgewiesen. Trotz erfolgreicher Dekolonisierung von Ehemann und Kindern, ist die Frau weiterhin MRSA-positiv geblieben und hat wiederkehrende klinische Symptome gezeigt. Ein Behandlungserfolg hat sich erst eingestellt, nachdem die mittlerweile positiv auf MRSA getestete Katze der Familie ebenfalls dekolonisiert wurde. Dementsprechend muss es also zu wechselseitigen Übertragungen zwischen der Frau und der Katze gekommen sein, die das infektiöse Geschehen aufrechterhalten haben.

Neben den auf Haut und Schleimhäuten vorkommenden Staphylokokken ist auch eine mögliche Übertragung von im Darm lokalisierten *E. coli* zwischen Tierhaltern und ihren Hunden untersucht worden [16]. In dieser Studie wurde gezeigt, dass bei Hundebesitzern und ihren Hunden nicht unterscheidbare *E. coli* vorkommen können. In einem Fall ist es als wahrscheinlich anzusehen, dass die Besitzerin den *E. coli* zuerst in ihrem Darm hatte und dieser auf den Hund übertragen wurde. In anderen Fällen war eine zeitliche Abfolge oder Richtung der Übertragung nicht abzuleiten.

Übertragung vom Tier zum Menschen

Wie bereits in dem Beispiel des Fachtierarztes für Schweine angeklungen ist, sind Menschen, die beruflich in direkten Kontakt mit Tieren kommen, einem Risiko ausgesetzt, von diesen Tieren resistente Bakterien zu erwerben. Dies betrifft unter anderem Landwirte, Tierärzte, Tierpfleger, Schlachthofmitarbeiter und Studenten der Veterinärmedizin. Bei einer Untersuchung von 26 Milchviehbetrieben sind identische LA-MRSA sowohl bei Milchkühen, als auch beim Betreuungspersonal der Betriebe nachgewiesen worden. Zusätzlich war es möglich, LA-MRSA bei anderen Tieren, z. B. Schweinen, Hunden oder einem Schaf desselben Betriebs zu identifizieren [17]. Dies deutet auf einen Transfer der Bakterien zwischen den verschiedenen Tierspezies des Betriebs hin. Ein anderes Beispiel ist ein multiresistenter *Staphylococcus-epidermidis*-Klon, der in einer Kleintierklinik bei zwei räumlich getrennten Katzen, einer Klinikmitarbeiterin, aber auch an Gegenständen wie dem Untersuchungstisch, Futternapf, einer Decke und an Käfigtürgriffen identifiziert wurde [18]. *S. epidermidis* ist ein Erreger von nosokomialen Infektionen und deswegen ist die Besiedlung der Klinikmitarbeiterin und das Auffinden der Bakterien an Gegenständen wie Untersuchungstischen und Käfigtürgriffen für die Übertragung auf andere Patienten und auch weitere Mitarbeiter von Bedeutung.

Aus Proben von Schlachthöfen ist der Nachweis von LA-MRSA bei dort geschlachteten Masthühnern und Schlachthofmitarbeitern gelungen [19]. Allerdings waren die Isolate von den Masthühnern einer Herde einheitlich, während sie sich von denen der Schlachthofmitarbeiter geringfügig unterschieden. Dies lässt sich damit erklären, dass die Schlachthofmitarbeiter Kontakt zu unterschiedlichen Hühnerherden hatten.

Eine Studie des Robert Koch-Instituts beschäftigte sich mit der Frage, ob Menschen, die bei der Ausübung ihres Berufs mit LA-MRSA besiedelt wurden, die Erreger an Mitglieder ihrer Familie weitergeben [20]. Zu diesem Zweck sind 113 Schweinehalter von LA-MRSA-positiven Betrieben und 49 Tierärzte, die diese Betriebe betreuten, beprobt worden. Als Ergebnis dieser Studie war festzuhalten, dass 85,8 % der Schweinehalter und 44,9 % der Tierärzte mit LA-MRSA besiedelt waren. Eine Übertragung von LA-MRSA von Mensch zu Mensch, also von Schweinehalter bzw. Tierarzt an ein Familienmitglied, fand nur in Einzelfällen statt. Insgesamt waren 4,3 % der Familienmitglieder von Schweinehaltern und 9,1 % der Familienmitglieder von Tierärzten mit LA-MRSA besiedelt. Die Gefahr, dass Menschen durch Tiere mit resistenten Bakterien in Kontakt kommen und anschließend besiedelt werden, ist also gegeben. Allerdings scheint eine Weitergabe dieser Bakterien von Mensch zu Mensch, zumindest bei LA-MRSA, eher selten stattzufinden (○ Abb. 3.3).

Transfer resistenter Bakterien zwischen Tieren und Menschen durch Luft, Staub oder Exkremente

Resistente Bakterien befinden sich nicht nur auf und in Tieren und Menschen, sondern auch in deren Umwelt, wie das Beispiel der Kleintierklinik bereits deutlich gemacht hat. Eine große Anzahl von Bakterien in der Umgebung von Tieren wird in geschlossenen Räumen mit hoher Tierdichte erreicht. Dies kommt vor allem in den kommerziellen Haltungssystemen für landwirtschaftliche Nutztiere wie Geflügel, Schweine und Rinder vor, aber auch in Tierheimen. Solche Verhältnisse erleichtern die Weitergabe von resistenten Bakterien von Tier zu Tier. Menschen, die dort beruflich oder freiwillig tätig sind, können mit resistenten Bakterien in Kontakt kommen, sogar ohne die Tiere zu berühren.

In Luftproben aus Geflügelställen ist eine Vielzahl von Partikeln nachweisbar. So findet man Einstreu-, Futter- und Kotreste sowie Federfragmente und Bakterien. Identische LA-MRSA sind bei Masthühnern und dem Geflügelmäster, aber auch aus Staubproben aus den Hühnerställen verschiedener Betriebe isoliert worden [21]. Dies zeigt, dass Landwirte schon im Stallgebäude resistenten Bakterien ausgesetzt sein können und eine Übertragung durch die Luft möglich sein kann. Diese im Stall erworbenen Bakterien können anschließend in das häusliche Umfeld der betreffenden Personen verbracht werden.

Doch nicht nur in der Stallluft können resistente Bakterien nachgewiesen werden, sondern auch in der Luft und der Umgebung außerhalb der Ställe. Dies zeigt eine Studie anhand von Schweineställen, in denen nicht unterscheidbare resistente *E. coli* sowohl in der Stallluft, als auch in der Außenluft nachgewiesen worden sind [22]. Die Anzucht der resistenten *E. coli* war aus Proben von der Bodenoberfläche möglich, die bis zu 500 m von dem Stall entfernt genommen wurden. Darüber hinaus ist der Nachweis gelungen, dass mit als Dünger eingesetzter Gülle resistente *E. coli* aus dem Stall auf die Felder gebracht und dort noch nach Monaten nachgewiesen werden können. Auch während Tiertransporten ist es möglich, dass aus den Fahrzeugen heraus Stäube und Aerosole mit resistenten Bakterien in die Umwelt gelangen [23]. Es besteht demnach ein Austrag von resistenten Bakterien aus Tierställen und Tiertransporten in die Umgebung, wo Menschen mit ihnen in Kontakt kommen können.

Transfer resistenter Bakterien zwischen Tieren und Menschen durch Lebensmittel

Menschen können resistente Bakterien durch den Verzehr kontaminierter Lebensmittel aufnehmen, die roh oder nicht ausreichend erhitzt verzehrt worden sind. Eine mangelhafte Küchenhygiene kann zur Verunreinigung zubereiteter Speisen führen, wenn diese in Kontakt mit Flächen oder Gegenständen kommen, die zuvor für die Zubereitung der nicht gegarten Lebensmittel tierischen Ursprungs benutzt worden sind.

Bei einem Hongkonger Metzger sind LA-MRSA identifiziert worden, die sehr ähnliche Charakteristiken wie LA-MRSA von Geflügel- und Schweineschlachtkörpern aufgewiesen haben, die auf Hongkonger Märkten, sogenannten „wet markets", zum Verkauf angeboten worden sind [24]. Ein Transfer von resistenten Bakterien auf den Metzger kann also stattgefunden haben, allerdings wahrscheinlich eher durch Kontakt mit den Schlachtkörpern im Rahmen seiner beruflichen Tätigkeit, als durch den tatsächlichen Verzehr derselben.

Bakterien, die Infektionen des Magen-Darm-Trakts verursachen können, sind z. B. *Salmonella* spp., *Campylobacter* spp. und *E. coli*. Ob es zu einer Besiedlung oder sogar einer Infektion kommen kann, hängt von der Anzahl der oral aufgenommenen Bakterien ab. Diese ist abhängig von der Art des Erregers und davon, wie viele Erreger die Magenpassage überleben. Bei den Erregern von Infektionen des Magen-Darm-Trakts stehen allerdings die Resistenzeigenschaften bei der Therapie nicht im Vordergrund, da bei unkomplizierten Darminfektionen antimikrobielle Wirkstoffe nicht eingesetzt werden sollen. Vielmehr sind die Virulenzeigenschaften, also die Befähigung der Erreger Schäden im Wirtskörper während einer Infektion zu verursachen, von größerer Bedeutung. Verfügen die aufgenommenen Bakterien aber über Resistenzeigenschaften, deren Gene auf mobilen genetischen Elementen lokalisiert sind, könnten diese auf Darmbakterien des neuen Wirts übertragen werden und so zur weiteren Verbreitung dieser Resistenzgene beitragen.

UPDATE

Die meisten Transferereignisse resistenter Bakterien von Tieren auf Menschen und von Menschen auf Tiere führen zu einer symptomlosen und zeitlich befristeten Besiedlung des neuen Wirts.

Infektionen und Erkrankungen durch die übertragenen resistenten Bakterien stellen eher die Ausnahme dar, wenn man Infektionen durch Bakterien in und an Lebensmitteln tierischer Herkunft nicht mitzählt.

Es gibt kaum belastbare Daten über den Umfang, in dem Resistenzgene während einer zeitlich begrenzten Besiedlung von den übertragenen resistenten Bakterien auf Bakterien des neuen Wirts transferiert werden.

Nachweis des Transfers resistenter Bakterien zwischen Tieren und Menschen

Die Möglichkeit die Übertragung von resistenten Bakterien oder Resistenzgenen nachzuweisen hängt davon ab, ob

- das Resistenzgen in der chromosomalen DNA oder auf einem mobilen genetischen Element, z. B. einem Plasmid, lokalisiert ist und
- ob und wie lange der Bakterienstamm seinen neuen Wirt besiedelt.

Ist das Resistenzgen in der chromosomalen DNA lokalisiert, ist ein eindeutiger Nachweis des übertragenen Bakterienstamms und des Resistenzgens möglich. Hierfür sind molekulare Verfahren zur Identifizierung verfügbar, um festzustellen, ob ein Bakterienstamm, der bei einem Tier isoliert wurde, identisch mit dem bei einem Menschen isolierten Bakterienstamm ist. Der eindeutige Nachweis des Resistenzgens kann mithilfe der **Polymerase-Kettenreaktion** (polymerase chain reaction, **PCR**) erfolgen. Hierbei wird ein vorher definierter DNA-Abschnitt, in diesem Fall das Resistenzgen, vervielfältigt und anschließend wird das Produkt der PCR sichtbar gemacht. Die vervielfältigte DNA kann zusätzlich sequenziert werden, das heißt, dass die Basenabfolge des PCR-Produkts festgestellt wird (▸ Kap. 7). Anschließend kann diese Sequenz mit in Datenbanken hinterlegten Sequenzen abgeglichen und das Gen eindeutig identifiziert werden. Die Kombination aus PCR und Sequenzierung kann auch zur Typisierung des Bakterienstamms eingesetzt werden.

Die Grundlage für die Feststellung, ob Bakterienstämme identisch oder nur entfernt miteinander verwandt sind, bilden Unterschiede in der Basensequenz der chromosomalen DNA der Bakterienstämme einer Bakterienart. Dabei gilt: Je mehr Veränderungen identifiziert werden, desto weniger sind die Stämme miteinander verwandt. Je weniger Veränderungen, desto näher ist die Verwandtschaft. Findet man keine oder kaum Veränderungen, so spricht man von einem Klon. Der Nachweis eines Klons bei einem Tier und z. B. seinem Besitzer wäre ein Beweis für eine stattgefundene Übertragung. Allerdings kann die Richtung der Übertragung damit nicht festgestellt werden.

Um die Verwandtschaft der Bakterienstämme festzustellen, stehen verschiedene Methoden mit unterschiedlicher Genauigkeit zur Verfügung. Die derzeit genaueste Methode ist die **Sequenzierung des gesamten Genoms** der Bakterienstämme und ein anschließender Abgleich der Sequenzen (▸ Kap. 7). Diese Methode ist aber nach wie vor zeit- und kostenintensiv und für größere Stammkollektive daher nicht anwendbar. Deswegen kann die Kombination aus PCR und Sequenzierung auch zur Typisierung eines Bakterienstamms herangezogen werden.

Bei der **Multilocus-Sequenz-Typisierung** (multilocus-sequence typing, MLST) werden bestimmte Abschnitte von Haushaltsgenen (codieren für ubiquitär verbreitete Enzyme des Grundstoffwechsels) des zu testenden Bakterienstamms mittels PCR vervielfältigt, sequenziert und mithilfe von Datenbanken und einer Auswertungssoftware analysiert. Als Ergebnis bekommt der Bakterienstamm eine Nummer, den sogenannten MLST-Typ, zugeordnet. Bei dieser Methode beruht der Sequenzabgleich also nur auf wenigen, in der Regel sehr konservierten Genabschnitten. Bakterien mit gleichem MLST-Typ sind demnach zwar verwandt, aber ob sie identisch sind, kann nicht beurteilt werden. Des Weiteren gibt es Typisierungsmethoden, bei denen ein einzelner Genabschnitt per PCR vervielfältigt und dann sequenziert wird. Die Analyse der Sequenz ergibt die Zuordnung zu verschiedenen Typen. Beispiele hierfür sind die *spa*- und *dru*-Typisierung bei MRSA, wobei auch hier eine Aussage zur Nähe der Verwandtschaft von Bakterienstämmen nur eingeschränkt möglich ist. Eine andere Möglichkeit ist die Analyse von mehreren, nichtcodierenden DNA-Abschnitten, die aus sich wiederholenden kurzen DNA-Sequenzen bestehen, der **MLVA** (multiple locus variable-number tandem repeat analysis). Die Anzahl der Wiederholungen der kurzen Sequenzen ist für Bakterienstämme typisch und solche DNA-Abschnitte sind mehrfach im Genom zu finden. Die DNA-Abschnitte mit den Wiederholungen werden mittels PCR vervielfältigt und die Größe des PCR-Produkts lässt auf die Anzahl der Wiederholungen schließen. Wird dies für mehrere DNA-Abschnitte durchgeführt, bekommt man einen genauen Hinweis auf die verwandtschaftliche Nähe der Bakterienstämme.

Ein ganz anderer Ansatz wird mit der **Pulsfeld-Gelelektrophorese** verfolgt (▸ Kap. 9). Das gesamte Genom des Bakterienstamms wird extrahiert und mit einem Restriktionsenzym in lineare Fragmente unterschiedlicher Größe zerschnitten. Es gibt verschiedene Restriktionsenzyme, die jeweils spezifische Erkennungssequenzen haben, an denen sie die DNA schneiden. Nach dem Zerteilen der DNA werden die Fragmente mit der Pulsfeld-Gelelektrophorese in einem Agarosegel der Größe nach aufgeteilt und anschließend sichtbar gemacht. Das Ergebnis ist ein Muster aus unterschiedlich großen DNA-Fragmenten (als „Banden“ nach elektrophoretischer Trennung bezeichnet), das für den Bakterienstamm und das verwendete Restriktionsenzym typisch ist. Liegt eine genetische Veränderung der DNA innerhalb der Sequenz der Schnittstelle des Restriktionsenzyms vor, so kann dieses dort nicht mehr schneiden und das Bandenmuster verändert sich. Je unterschiedlicher das Bandenmuster, desto entfernter ist die Verwandtschaft der Bakterienstämme. In der Regel werden mehrere dieser Methoden kombiniert, um möglichst genau festzustellen, ob die untersuchten Bakterienstämme einem Klon angehören oder nicht.

Wenn das Resistenzgen auf einem mobilen genetischen Element lokalisiert ist, muss nicht nur der Bakterienstamm mit den genannten Methoden charakterisiert werden, um eine Übertragung nachzuweisen, sondern auch das mobile genetische Element selbst. Im Fall eines Plasmids stehen verschiedene molekulare Verfahren zur Verfügung. Grundsätzlich gibt es unterschiedliche Plasmide. Die Größenbestimmung der Plasmide erfolgt nach der Extraktion aus den Bakterienstämmen und anschließender Trennung im elektrischen Feld. Mit Restriktionsenzymen können die isolierten Plasmide in Fragmente zerschnitten und nach der Auftrennung der Fragmente in einem Agarosegel die Bandenmuster verschiedener Plasmide miteinander verglichen werden. Mittels spezieller PCR-Assays werden Plasmide einem sogenannten Replikontyp zugeordnet. Ist der Replikontyp festgestellt, kann für manche Replikontypen eine Methode, die dem MLST für Bakterienstämme gleicht, angewandt werden, das pMLST. Die Plasmide eines Replikontyps verfügen über spezifische Gene, die mittels PCR vervielfältigt und nach Sequenzierung deren Sequenzen in Datenbanken und mithilfe einer speziellen Software analysiert werden können. Eine weitere Möglichkeit ist die Sequenzierung des gesamten Plasmids, was aber vor allem bei sehr großen Plasmiden oft mit erheblichem Aufwand verbunden ist. Die Identifizierung und Charakterisierung der anderen mobilen genetischen Elemente findet in der Regel über spezifische PCR-Assays in Kombination mit Sequenzanalysen statt.

Es sind unterschiedliche Szenarien vorstellbar, die im neuen Wirt nach der Übertragung eines Resistenzplasmid tragenden Bakterienstamms stattfinden können und von denen die Möglichkeit des Übertragungsnachweises abhängt.

Kann sich der Bakterienstamm stabil im neuen Wirt vermehren, ist der Nachweis sowohl des Stamms als auch des Resistenzplasmids möglich. Wenn der übertragende Bakterienstamm nicht in der Lage ist, sich im neuen Wirt zu vermehren, kann das Resistenzplasmid in Bakterien des neuen Wirts nachgewiesen werden, wenn eine Übertragung möglich gewesen ist. Der Donorstamm ist in diesem Fall nicht mehr nachweisbar. Ein eindeutiger Transfernachweis wird sehr schwierig oder sogar unmöglich, wenn das Resistenzplasmid nicht nur auf eine neue Bakterienzelle übertragen, sondern zusätzlich das Resistenzgen über ein Rekombinationsgeschehen in ein bereits in der neuen Bakterienzelle befindliches Plasmid übernommen wird. Nach einem solchen Ereignis sind weder der Donorstamm, noch das Resistenzplasmid nachweisbar [9].

Darüber hinaus ist festzuhalten, dass selbst wenn Bakterienstamm und Resistenzplasmid bei unterschiedlichen Wirtsspezies nachgewiesen werden, es häufig nicht möglich ist, eine definitive Aussage über die Richtung der Übertragung zu machen, sondern nur festgestellt werden kann, dass eine Übertragung stattgefunden hat.

Transfer resistenter Bakterien zwischen Tieren und Menschen

Es steht außer Frage, dass (resistente) Bakterien zwischen Tieren und Menschen in beiderlei Richtung ausgetauscht werden, aber es ist nach wie vor fraglich, in welchem Umfang Bakterien von Tieren zu Resistenzproblemen in der Humanmedizin beitragen.

Ein Großteil der resistenten Bakterien aus veterinärmedizinischen Proben weist untereinander eine größere Ähnlichkeit auf als im Vergleich zu resistenten Bakterien aus humanmedizinischen Proben. Ebenso verhält es sich mit resistenten Bakterien aus humanmedizinischen Proben, die untereinander mehr Gemeinsamkeiten aufweisen, als mit Isolaten aus veterinärmedizinischen Proben. Daraus ist zu schließen, dass derzeit die meisten Resistenzprobleme in der Humanmedizin durch diese selbst verursacht werden und auch, dass die Veterinärmedizin ihre Resistenzprobleme hauptsächlich selbst verursacht [9]. Dennoch kommen Menschen mit resistenten Bakterien von Tieren in Kontakt und Übertragungen von resistenten Bakterien oder Resistenzgenen finden statt. Deswegen könnten resistente Bakterien und Resistenzgene aus der Veterinärmedizin auch als eine Art Reservoir angesehen werden, aus dem Resistenzprobleme für die Humanmedizin entstehen können.

Optionen zur Eindämmung des Transfers resistenter Bakterien zwischen Tieren und Menschen

Jeder Tierhalter, der intensiven Kontakt mit seinem Haustier hat, wird eine Übertragung von (resistenten) Bakterien nicht vermeiden können. Dieser Austausch von Bakterien, der meist in beide Richtungen stattfindet, kann vom Tierhalter akzeptiert und als gegeben hingenommen werden. Soll der Transfer minimiert werden, sind in der Regel Änderungen des Verhaltens im Umgang mit dem Hausgenossen notwendig. Nach Tierkontakt sollten die Hände gewaschen werden, und ein Belecken des Menschen durch das Tier ist zu vermeiden. Des Weiteren sollten Schlaf- und Liegeplätze nicht geteilt werden und der Kontakt zu tierischen Ausscheidungen ist durch geeignete Schutzkleidung zu unterbinden. Haustiere sind aus der Küche fernzuhalten und Nahrung sollte nicht mit Haustieren geteilt werden.

Für Menschen, die beruflich Kontakt mit Tieren und so auch deren resistenten Bakterien haben, ist das Hinnehmen einer möglichen Übertragung nicht akzeptabel. Im Vordergrund stehen hier die Minimierung des Tierkontakts und das Tragen adäquater Schutzkleidung. Die Aufenthaltsdauer in Tierställen sollte so kurz wie möglich sein und die Staubentwicklung gering gehalten werden. Ebenso ist das Erstellen von betriebseigenen Hygieneplänen und die Umsetzung derselben, sinnvoll. Ein Ziel in der Nutztierhaltung ist auch die Belastung der Tierbestände mit resistenten Bakterien durch ein striktes Hygienemanagement zu reduzieren.

Um eine Übertragung (resistenter) Bakterien durch Lebensmittel tierischer Herkunft auf den Endverbraucher zu vermeiden, ist dieser vor allem selbst in der Pflicht. Lebensmittel tierischer Herkunft sind nicht keimfrei. Aus diesem Grund sind die Grundregeln der Küchenhygiene, die im Internet für jeden verfügbar sind, einzuhalten [25]. Dazu gehört auch die korrekte Lagerung der Lebensmittel unter Beachtung der empfohlenen Temperatur. Fleisch, Fisch und Eier müssen vor dem Verzehr ausreichend erhitzt worden sein und Kreuzkontaminationen in der Küche sind unbedingt zu vermeiden. Besonders das Waschen der Hände vor dem Beginn der Zubereitung und nach jedem Schritt, bei dem möglicherweise kontaminierte Lebensmittel berührt worden sind, sollte strikt durchgeführt werden. Darüber hinaus müssen Arbeitsgeräte und Oberflächen, die mit nicht gegarten Lebensmitteln tierischer Herkunft in Kontakt gekommen sind, zeitnah gesäubert oder außer Reichweite gebracht werden. Auf keinen Fall dürfen sie ungereinigt für die Zubereitung weiterer Speisen verwendet werden.

Abschließende Überlegungen

Bakterien sind allgegenwärtig. Die meisten kommen in der Umwelt vor, viele sind nützlich oder sogar unabdingbar für das Überleben von Menschen und Tieren. Manche sind Krankheitserreger. Der Transfer von Bakterien findet statt, sei es zwischen Tieren und Tieren, Menschen und Menschen oder Tieren und Menschen. Resistente Bakterien gibt es wahrscheinlich seit es Bakterien gibt, denn die meisten antimikrobiellen Wirkstoffe haben ihren Ursprung in Bakterien, die mit anderen Bakterien in Gemeinschaften leben. Unter dem Selektionsdruck dieser antimikrobiellen Wirkstoffe haben sich über lange Zeiträume hinweg resistente Bakterien entwickelt. Mit dem vielfachen Einsatz von antimikrobiellen Wirkstoffen in der Human- und Veterinärmedizin sind Bakterien allerdings einem bisher nie dagewesenen Selektionsdruck ausgesetzt. Jede Anwendung antimikrobieller Wirkstoffe übt einen Selektionsdruck auf alle Bakterien, die den behandelten Organismus besiedeln, aus. Dies hat zur Folge, dass die Entstehung und der Transfer von Resistenzgenen, aber auch die Co-Selektion und Persistenz von Resistenzeigenschaften in Bakterienpopulationen gefördert werden.

Aus diesen Gründen müssen alle Personen, die am Einsatz antimikrobieller Wirkstoffe beteiligt sind, insbesondere diejenigen, die antimikrobielle Wirkstoffe verschreiben und anwenden, an Maßnahmen mitwirken, die die Wirksamkeit von antimikrobiellen Wirkstoffen so lange wie möglich erhalten. Dazu gehört die vorschriftsmäßige Anwendung von antimikrobiellen Wirkstoffen nur beim Vorliegen einer zwingenden Indikation. Darüber hinaus ist die strikte Einhaltung von Hygienemaßnahmen sowohl in der Human- als auch in der Veterinärmedizin unabdingbar [9].

Literatur

[1] Clinical and Laboratory Standards Institute. Generation, presentation, and application of antimicrobial susceptibility test data for bacteria of animal origin; A report. CLSI document VET05-R. Wayne, PA, USA, 2011

[2] Clinical and Laboratory Standards Institute (CLSI). Performance standards for antimicrobial disk and dilution susceptibility tests for bacteria isolated from animals. 4th ed. CLSI supplement VET08. Wayne PA, USA, 2018

[3] Schwarz S, Cloeckaert A, Roberts MC. Mechanisms and spread of bacterial resistance to antimicrobial agents. In: Aarestrup FM, ed. Antimicrobial resistance in bacteria of animal origin. Washington DC: ASM Press, 73–98, 2006

[4] Kadlec K, van Duijkeren E, Wagenaar JA, Schwarz S. Molecular basis of rifampicin resistance in methicillin-resistant *Staphylococcus pseudintermedius* isolates from dogs. J Antimicrob Chemother, 66: 1236–1242, 2011

[5] Li B, Wendlandt S, Yao J et al. Detection and new genetic environment of the pleuromutilin-lincosamide-streptogramin A resistance gene *lsa*(E) in methicillin-resistant *Staphylococcus aureus* of swine origin. J Antimicrob Chemother, 68: 1251–1255, 2013

[6] Kehrenberg C, Werckenthin C, Schwarz S. Tn*5706*, a transposon-like element from *Pasteurella multocida* mediating tetracycline resistance. Antimicrob Agents Chemother, 42: 2116–2118, 1998

[7] Michael GB, Kadlec K, Sweeney MT et al. ICE*Pmu1*, an integrative conjugative element (ICE) of *Pasteurella multocida*: analysis of the regions that comprise 12 antimicrobial resistance genes. J Antimicrob Chemother, 67: 84–90, 2012

[8] Michael GB, Kadlec K, Sweeney MT et al. ICE*Pmu1*, an integrative conjugative element (ICE) of *Pasteurella multocida:* structure and transfer. J Antimicrob Chemother, 67: 91–100, 2012

[9] Schwarz S, Loeffler A, Kadlec K. Bacterial resistance to antimicrobial agents and its impact on veterinary and human medicine. Vet Dermatol, 28: 82–e19, 2017

[10] Industrieverband Heimtierbedarf (IHV) e. V. Heimtierhaltung. Stand 2015. www.ivh-online.de/de/der-verband/daten-fakten/archiv (Zugriff 02.03.2018)

[11] Ohr R. Heimtierstudie „Wirtschaftsfaktor Heimtierhaltung". Zur wirtschaftlichen Bedeutung der Heimtierhaltung in Deutschland. Universität Göttingen S 1–82, 2014 www.uni-goettingen.de/de/64098.html (Zugriff 02.03.2018)

[12] Bundesamt für Verbraucherschutz und Lebensmittelsicherheit, Paul-Ehrlich-Gesellschaft für Chemotherapie. V. GERMAP 2015 – Bericht über den Antibiotikaverbrauch und die Verbreitung von Antibiotikaresistenzen in der Human- und Veterinärmedizin in Deutschland. Antiinfectives Intelligence, Rheinbach 2016

[13] Walther B, Hermes J, Cuny C et al. Sharing more than friendship – Nasal colonization with coagulase-positive staphylococci (CPS) and co-habitation aspects of dogs and their owners. PLoS ONE, 7: e35197, 2012

[14] Nienhoff U, Kadlec K, Chaberny IF et al. Transmission of methicillin-resistant *Staphylococcus aureus* strains between humans and dogs: two case reports. J Antimicrob Chemother, 64: 660–662, 2009

[15] Sing A, Tuschak C, Hörmansdorfer S. Methicillin-resistant *Staphylococcus aureus* in a family and its pet cat. N Engl J Med, 358: 1200–1201, 2008

[16] Damborg P, Nielsen SS, Guardabassi L. *Escherichia coli* shedding patterns in humans and dogs: insights into within-household transmission of phylotypes associated with urinary tract infections. Epidemiol Infect, 137: 1457–1464, 2009

[17] Feßler AT, Olde Riekerink RG, Rothkamp A et al. Characterization of methicillin-resistant *Staphylococcus aureus* CC398 obtained from humans and animal on dairy farms. Vet Microbiol, 160: 77–84, 2012

[18] Weiß S, Kadlec K, Feßler AT, Schwarz S. Identification and characterization of methicillin-resistant *Staphylococcus aureus*, *Staphylococcus epidermidis*, *Staphylococcus haemolyticus* and *Staphylococcus pettenkoferi* from a small animal clinic. Vet Microbiol, 167: 680–685, 2013

[19] Wendlandt S, Kadlec K, Feßler AT et al. Resistance phenotypes and genotypes of methicillin-resistant *Staphylococcus aureus* isolates from broiler chicken at slaughter and abattoir workers. J Antimicrob Chemother, 68: 2458–2463, 2013

[20] Cuny C, Nathaus R, Layer F et al. Nasal colonization of humans with methicillin-resistant *Staphylococcus aureus* (MRSA) CC398 with and without exposure to pigs. PLoS One, 4: e6800, 2009

[21] Wendlandt S, Kadlec K, Feßler AT et al. Transmission of methicillin-resistant *Staphylococcus aureus* isolates on broiler farms. Vet Microbiol, 167: 632–637, 2013

[22] von Salviati C, Laube H, Guerra B et al. Emission of ESBL/AmpC-producing *Escherichia coli* from pig fattening farms to surrounding areas. Vet Microbiol, 175: 77–84, 2015

[23] Rule AM, Evans SL, Silbergeld EK. Food animal transport: A potential source of community exposures to health hazards from industrial farming (CAFOs). J Infect Public Health, 1: 33–39, 2008

[24] Wendlandt S, Jun L, Ho J et al. Enterococcal multiresistance gene cluster in methicillin-resistant *Staphylococcus aureus* from various origins and geographical locations. J Antimicrob Chemother, 69: 2573–2590, 2014

[25] Bundesinstitut für Risikobewertung. Küchenhygiene. Stand 2015 www.bfr.bund.de/cm/350/verbrauchertipps_schutz_vor_lebensmittelinfektionen_im_privathaushalt.pdf (Zugriff 02.03.2018)

4 Antibiotikaresistente Bakterien in Lebensmitteln

Anselm Lehmacher

Die natürliche Funktion der Antibiotika ist die interzelluläre Kommunikation und die gegenseitige Abwehr bzw. Bekämpfung von Bakterien und Pilzen untereinander. Daher gab es Antibiotikaresistenzen der Bakterien schon lange vor der Zeit, in der Antibiotika in der Therapie von Patienten und kranken Nutztieren eingesetzt wurden (▸Kap. 1). Diese antibiotische Therapie schließt auch sogenannte zoonotische, d. h. zwischen Menschen und Tieren übertragbare Infektionserreger (▸Kap. 3) ein. Ein wichtiges Beispiel dafür sind die Salmonellen als Lebensmittelinfektionserreger. Ein Augenmerk der Resistenzuntersuchungen liegt daher insbesondere auf Bakterien aus Lebensmitteln tierischer Herkunft, vor allem auf wenig vorbehandelten Fleisch- und Milchprodukten. Bezüglich der bakteriellen Multiresistenz gegenüber Antibiotika dürfen aber auch roh verzehrfertige pflanzliche Lebensmittel, wie z. B. Salate und Sprossen, nicht aus den Augen verloren werden. Zu deren natürlicher Bakterienflora zählen die Enterobakterien, von denen ein Anteil auch resistenzvermittelnde Betalactamasen bildet. Ein Weg antibiotikaresistente – oft auch multiresistente, d. h. gegen mehrere unterschiedliche Wirkstoffklassen unempfindliche – Bakterien aufzunehmen ist für den Menschen daher der Kontakt mit kontaminierter Nahrung [1–5].

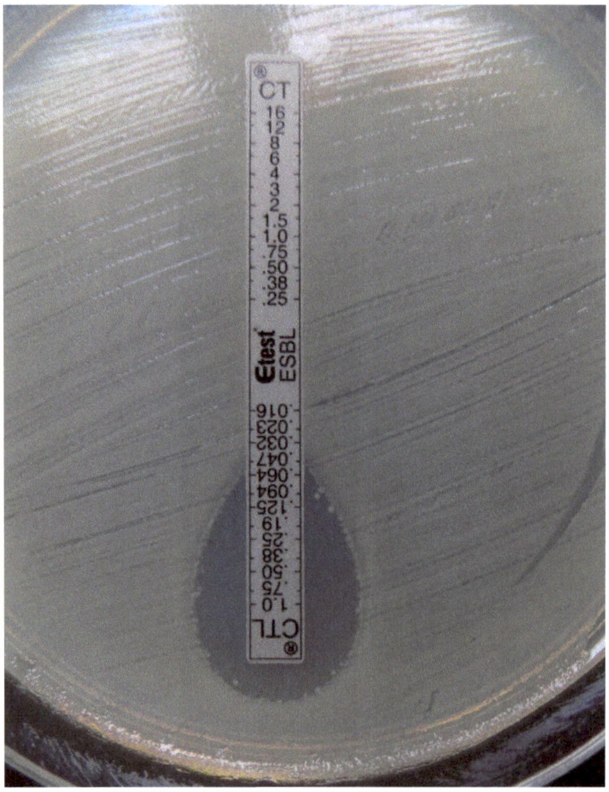

Abb. 4.1 Resistenz von ESBL-bildenden *Escherichia coli* gegen Cefotaxim (hier CT) und Cefotaxim/Clavulansäure (hier CTL). Die Bestimmung der minimalen Hemmkonzentration (angegeben in µg/ml) erfolgt mittels skaliertem Etest®-Teststreifen, der eine nach außen zunehmende Konzentration an Cefotaxim (markiert als CT) bzw. Cefotaxim/Clavulansäure (CTL) enthält. Der MHK-Wert wird am Schnittpunkt der elliptoiden Hemmzone mit der Skala des Streifens abgelesen: CT > 16 µg/ml und CTL 0,064 µg/ml.

Wichtige Multiresistenzen von Bakterien in Lebensmitteln

Betalactamasen inaktivieren Betalactam-Antibiotika durch hydrolytische Spaltung ihres Betalactamrings. Zu den Betalactam-Antibiotika zählen, unterschieden nach ihrer chemischen Struktur, Penicilline, Cephalosporine, Monobactame und Carbapeneme. Betalactam-Antibiotika hemmen die Transpeptidase der bakteriellen Zellwandsynthese aufgrund ihrer Ähnlichkeit zum D-Alanin-D-Alanyl-Peptid der Zellwand. Dadurch wird das bakterielle Wachstum verhindert (▸Kap. 1).

Zu den multiresistenten Bakterien in Lebensmitteln zählen insbesondere solche, die gegen oft in der Behandlung von infizierten Menschen und Tieren verwendeten Antibiotika resistent sind. Es handelt sich dabei häufig um Staphylokokken und Enterobakterien, die durch verschiedene Betalactam-Antibiotika, wie Penicilline, Cephalosporine und Monobactame, nicht mehr im Wachstum gehemmt werden. Sie werden als MRSA für **M**ethicillin-**r**esistente *Staphylococcus aureus* sowie AmpC- und ESBL-Bildner für **Amp**icillinase-**C**- und **E**xtended-**S**pectrum-**B**eta-**L**actamase-Bildner bezeichnet.

MRSA umgehen die bakterielle Wachstumshemmung durch Betalactam-Antibiotika mit einer zusätzlichen Transpeptidase in der Zellwandsynthese. Glykopeptid-Antibiotika wie Vancomycin binden an den D-Alanin-D-Alanyl-Rest der bakteriellen Zellwand und hemmen so z. B. das

Tab. 4.1 Wichtige bakterielle Resistenztypen in kontaminierten Lebensmitteln und ihre Charakteristika

Resistenztyp[1]	Resistenzursache	Vorkommen	Lebensmittel
AmpC- und ESBL-Bildner (Betalactame)	Betalactamasen spalten Penicilline, viele Cephalosporine und Monobactame	Enterobakterien (gramnegative Bakterien)	Rohe Lebensmittel
MRSA (Betalactame)	Zusätzliche Transpeptidase der Zellwandsynthese	*Staphylococcus aureus* (Staphylokokken)	Fleisch und Fleischerzeugnisse
VRE (Glykopeptide)	Zusätzliche Peptidligase der Zellwandsynthese	Enterokokken	Fleisch und Fleischerzeugnisse

[1] Betroffene Wirkstoffklasse

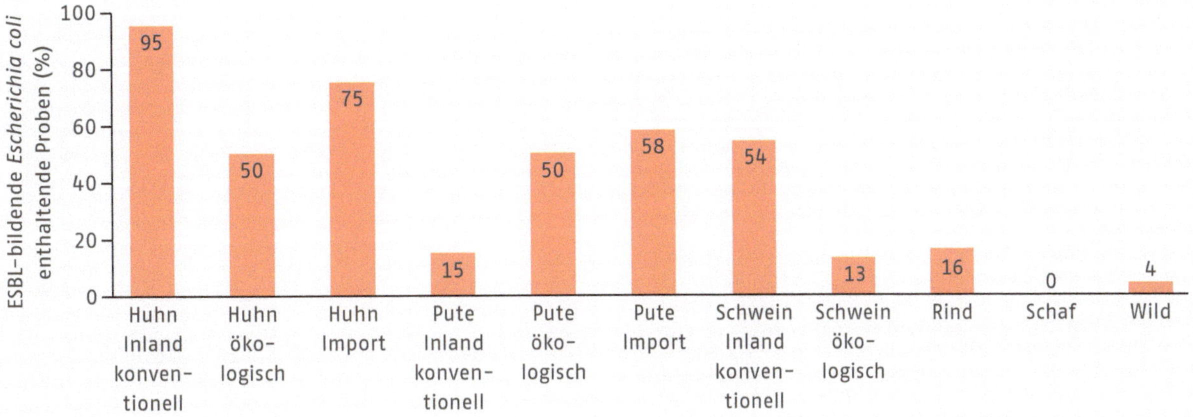

Abb. 4.2 Vorkommen von ESBL-bildenden *Escherichia coli* in Fleischproben (Proben aus Hamburg, 2013 bis 2014)

Wachstum von Enterokokken (▸ Kap. 2). Gegenüber Glykopeptid-Antibiotika entwickelt sich eine Resistenz bei einigen Enterokokken durch Abwandlung des D-Alanin-D-Alanyl-Peptids mithilfe von Peptidligasen während der Zellwandbildung.

Multiresistente Lebensmittelinfektionserreger

Escherichia-coli-Bakterien leben im Darm von Menschen und vielen Tieren. Multiresistenzen dieser Bakterienart ermöglichen den Verbleib der Resistenzgene über einen längeren Zeitraum im Darm und evtl. auch den Austausch mit verwandten Enterobakterien dort (▸ Kap. 3). ESBL-bildende *Escherichia coli* werden häufig in rohem Hühner-, Puten- und Schweinefleisch nachgewiesen, auch in importierten Produkten sowie in nach EU-Ökoverordnung hergestelltem Fleisch (○ Abb. 4.2). Auch aus rohem Fleisch frei lebender Wildtiere wurden AmpC- und ESBL-bildende *Escherichia coli* isoliert.

Auch wenn in **pflanzlichen** Lebensmitteln häufig AmpC- und ESBL-bildende Enterobakterien nachgewiesen werden, so sind diese Resistenzeigenschaften erwartungsgemäß selten bei *Escherichia coli* aus diesen Produkten zu finden (○ Abb. 4.3). Carbapenemase-bildende *Escherichia coli*, d. h. *E.-coli*-Stämme mit Resistenz gegen Betalactam-Antibiotika aus der Gruppe der Carbapeneme, wurden weltweit bisher nur selten aus der Nutztierhaltung isoliert.

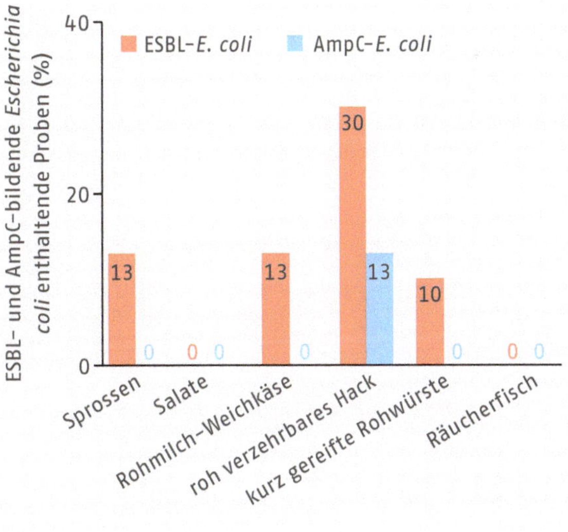

Abb. 4.3 Vorkommen ESBL- und AmpC-bildender *Escherichia coli* in roh verzehrfertigen Lebensmitteln (Proben aus Hamburg, 2013 bis 2015)

In Deutschland wurden in den letzten Jahren bei Mastkälbern und Jungrindern wenige gegenüber Betalactam-Antibiotika multiresistente Shigatoxin-bildende *Escherichia coli*, die als sogenannte **EHEC** (enterohämorrhagische *Escherichia coli*) zum Teil schwere Lebensmittelinfektionen auslösen können, nachgewiesen. Diese Keime wurden bis-

Tab. 4.2 MRSA-Klone in Deutschland

MRSA-Typ	Häufige Resistenz	Resistenzgenkasette[1]	Leucocidin	Klonlinie
Hospital-aquired MRSA (HA-MRSA)	Penicillin, Oxacillin, Erythromycin, Clindamycin, Ciprofloxacin	I bis III	Negativ	Non-CC398 (v. a. ST 22 und 225)
Community-aquired MRSA (CA-MRSA)	Penicillin, Oxacillin, z. T. Erythromycin, Tetracyclin, Ciprofloxacin	IV bis V	Positiv	CC8, 30 und 80 (ca. 80 %), CC398 (ca. 20 %)
Livestock-associated MRSA (LA-MRSA)	Penicillin, Oxacillin, Tetracyclin	IV bis V	Negativ	CC398 (> 80 %)

[1] Häufige Resistenzgenkasette (SCC*mec*-Typ)

her jedoch nicht vom Fleisch ausgewachsener Rinder isoliert. So wiesen keine der 62 in den Jahren 2014 bis 2016 vom Institut für Hygiene und Umwelt aus rohem Fleisch isolierten Shigatoxin-bildenden *Escherichia coli* Resistenzen gegenüber mehreren Betalactam-Antibiotikagruppen auf. Es soll jedoch in diesem Zusammenhang daran erinnert werden, dass der O104:H4-Ausbruchstamm der mutmaßlich durch Bockshornkleesprossen ausgelösten norddeutschen EHEC-Epidemie im Jahr 2011 ein ESBL-Bildner war.

Das Spektrum multiresistenter *Salmonella*-Typen in Lebensmitteln hat sich während der letzten Jahre verändert: Traten in den vergangenen Jahrzehnten oft Infektionen durch *Salmonella* Typhimurium DT104 mit einer Multiresistenz gegen die Antibiotika Ampicillin, Chloramphenicol, Streptomycin, Sulfonamide und Tetracycline bei Patienten in Deutschland auf, so dominieren heute häufiger AmpC- und ESBL-bildende Salmonellen. Von den 81 Salmonellen, die in den Jahren 2014 bis 2016 am Institut für Hygiene und Umwelt in Hamburg aus Lebensmitteln isoliert wurden, waren 15 % ESBL- oder/und AmpC-Bildner. Diese Salmonellen mit breiter Resistenz gegen Betalactame und häufig auch weiteren Antibiotikaklassen (Multiresistenz) stammten ausschließlich aus rohem Hühner- und Putenfleisch.

Bereits wenige Stunden nach dem Verzehr von Lebensmitteln, die mit Staphylokokken-Enterotoxinen kontaminiert sind, kann eine Lebensmittelvergiftung mit Erbrechen auftreten. Viele Stämme von *Staphylococcus aureus* bilden diese Enterotoxine. Die natürlichen Standorte dieser Bakterienspezies sind Haut und Schleimhäute von Tieren und Menschen. MRSA, als multiresistente Variante dieser Bakterienspezies, sind nach ihrer Herkunft, Resistenz und Virulenz zu unterscheiden (Tab. 4.2, ▸ Kap. 2, ▸ Kap. 3). MRSA aus der Nutztierhaltung, sogenannte livestock-associated MRSA (LA-MRSA), die über die Lebensmittelkette auf den Tisch des Verbrauchers gelangen, weisen im Unterschied zu MRSA aus Krankenhäusern, den sogenannten healthcare-associated MRSA, *mecA*-Resistenzgene der SCC*mec*-Genkassetten der Klassen IV und V auf. Dagegen gehören SCC*mec*-Kassetten der MRSA von Krankenhauspatienten weit überwiegend den Klassen I bis III an. Sogenannte community-aquired MRSA von Patienten besitzen im Vergleich zu den LA-MRSA zusätzlich das Leucocidin-Gen, dessen Toxin sich gegen weiße Blutkörperchen richtet.

LA-MRSA werden bundesweit vor allem in rohem Fleisch, insbesondere von Huhn, Pute und Schwein nachgewiesen. Sie gehören im rohen Fleisch der Nutztiere in Deutschland zu über 80 % dem klonalen Komplex CC398 an, der neben der Resistenz gegen einige Betalactam-Antibiotika auch eine Resistenz gegen Tetracyclin und Zink, einem Futtermittelzusatzstoff, besitzt. In den Jahren von 2013 bis 2016 wurden im Institut für Hygiene und Umwelt in Hamburg 40 MRSA aus Lebensmitteln isoliert. Nur ein Isolat aus rohem Putenfleisch zeigte eine SCC*mec*-Genkassette des Typs I, wie HA-MRSA, und ein weiteres Isolat aus Milcheis beherbergte ein Leucocidin-Gen wie CA-MRSA. Alle anderen Isolate entsprachen typischen LA-MRSA.

Dass der Verzicht auf den Einsatz von Antibiotika in der Nutztierhaltung zum Rückgang von multiresistenten Bakterien bei den Tieren und in Lebensmitteln führen kann, zeigt das Verbot von Avoparcin Ende der 1990er Jahre. Avoparcin ist ein Glykopeptid-Antibiotikum und strukturell verwandt mit Vancomycin, einem Reserveantibiotikum für den Einsatz beim Menschen. Nach dem Verbot von Avoparcin als Futterzusatzstoff in der EU ging die Nachweisrate Vancomycin-resistenter Enterokokken (VRE) deutlich zurück. Enterokokken finden sich insbesondere in Fleisch, Fleischerzeugnissen und Wurstwaren. In Ländern, in denen Avoparcin nie verwendet wurde, z. B. den USA, oder schon früh verboten wurde, z. B. Schweden, wurden keine VRE bei Nutztieren bzw. im Fleisch nachgewiesen.

Vermeidung von Gesundheitsrisiken durch multiresistente Bakterien in Lebensmitteln

Viele Verbraucher fragen sich heute, ob Essen mit antibiotikaresistenten Bakterien sie krank machen kann. Die Multiresistenz von Bakterien stellt für den Menschen zunächst keine direkte Gesundheitsgefahr dar. Lösen multiresistente Bakterien jedoch Infektionen aus, z. B. Lebensmittelinfektionen, werden sie durch ihre mehrfache Antibiotikaresistenz schwerer behandelbar. Immunschwache und alte Menschen, Kleinkinder und Schwangere sollten daher genauso wie Patienten auf den Konsum nicht vollständig durcherhitzter

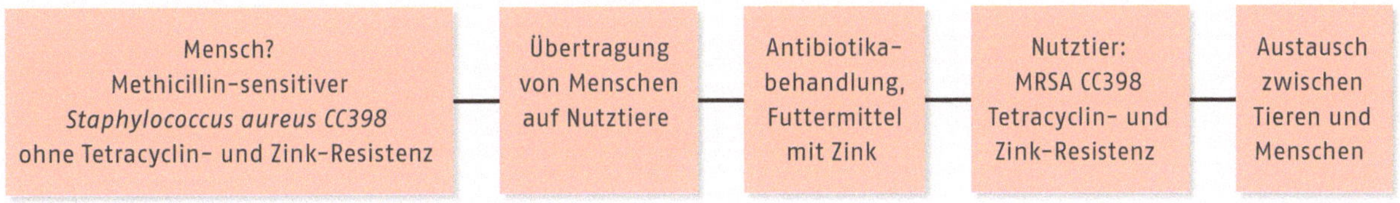

Abb. 4.4 Vermutliche Entwicklung des Nutztier-assoziierten MRSA-Klons CC398

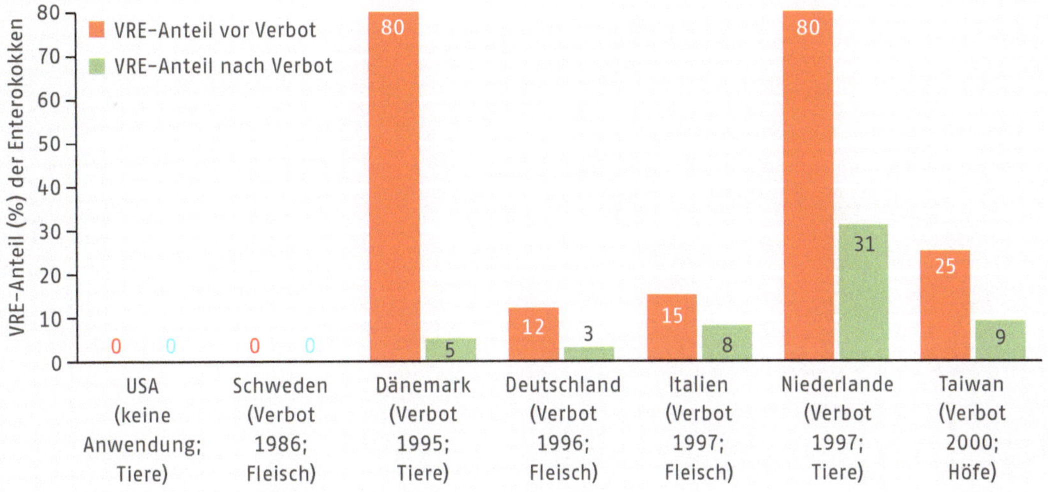

Abb. 4.5 Vancomycin-resistente Enterokokken (VRE) in der Geflügelmast nach dem Verbot von Avoparcin in der Tiermast

tierischer Lebensmittel, wie Thüringer Mett, Tatar, Carpaccio, kurz gereifte Rohwurst, Steak medium, Rohei, Rohmilch und Rohmilchkäse verzichten und wenn möglich, durch Convenience-Produkte und Produkte höherer Verarbeitung ersetzen. Werden Lebensmittel tierischer Herkunft vollständig durcherhitzt, stellen sie jedoch keine mögliche Infektionsgefahr mehr dar. Neben dem Durcherhitzen verhindern die Heißhaltung von Speisen bei mindestens 65 °C, die Kühlung verderblicher Lebensmittel und die gute Küchenhygiene die Vermehrung und Verbreitung von Krankheitserregern und antibiotikaresistenter Bakterien. So lässt sich die Aufnahme multiresistenter Bakterien zumindest minimieren.

Literatur

[1] Dahms C, Hübner NO, Wilke F, Kramer A. Mini-review: Epidemiology and zoonotic potential of multiresistant bacteria and *Clostridium difficile* in livestock and food. GMS Hyg Infect Control, 9 (3): 1–16, 2014

[2] Sharp H, Valentin L, Fischer J et al. Abschätzung des Transfers von ESBL-bildenden *Escherichia coli* zum Menschen für Deutschland. Berliner und Münchener Tierärztliche Wochenschrift, 127: 464–477, 2014

[3] Ewers C, Bethe A, Semmler T et al. Extended-spectrum β-lactamase-producing and AmpC-producing *Escherichia coli* from livestock and companion animals, and their putative impact on public health: a global perspective. Clin Microbiol Infect, 18 (7): 646–655, 2012

[4] Liebana E, Carattoli A, Coque TM et al. Public Health Risks of Enterobacterial Isolates Producing Extended-Spectrum β-Lactamases or AmpC β-Lactamases in Food and Food-Producing Animals: An EU Perspective of Epidemiology, Analytical Methods, Risk Factors, and Control Options. Clin Infect Dis, 56: 1030–1037, 2013

[5] Butaye P, Michael GB, Schwarz S et al. The clonal spread of multidrug-resistant non-typhi *Salmonella* serotypes. Microbes and Infection, 8: 1891–1897, 2006

5 Antibiotic Stewardship (ABS) – ein Baustein zur Reduktion der Resistenzentwicklung

Susanne Huggett

Antibiotika sind für die Behandlung von Infektionskrankheiten (über)lebenswichtig. Mit der Einführung der Antibiotika als Therapeutika ist eine zunehmende Resistenz von Bakterien gegenüber Antibiotika zu beobachten, die sich inzwischen weltweit und z. T. in bedrohlichem Maße weiter ausbreitet. Auch in der Umwelt sind bereits relevante Mengen von Resistenzgenen festgestellt worden. Neben dem Einsatz von Antibiotika in der Humanmedizin fördert die Antibiotikagabe in der Veterinärmedizin die Resistenzentwicklung. Unter dem Begriff Antibiotic Stewardship (ABS) werden daher Maßnahmen zusammengefasst, die dazu dienen sollen, durch Optimierung der Verordnung von Antibiotika eine Eindämmung der Resistenzentwicklung und -ausbreitung zu erreichen.

Antibiotikaresistenz – ein Thema weltweit

Die WHO sieht die Resistenzentwicklung als globale Bedrohung und hat insbesondere durch den Mangel an neuen wirksamen Antibiotika die **postantibiotische Ära** ausgerufen.

Die mediale Aufmerksamkeit an multiresistenten Erregern und nachlassender Wirksamkeit der Antibiotika ist groß. Kürzlich erreichten uns erschreckende Berichte aus Indien mit dem Nachweis hochresistenter Erreger in Gewässern in der Nähe von Pharmafirmen, die über die Nahrungskette sowohl dortige Bewohner als auch Touristen gefährden können.

Alexander Fleming entdeckte 1928 das Penicillin, eine der bedeutendsten Entdeckungen des 20. Jahrhunderts. Bereits in seiner Nobelpreisrede machte er darauf aufmerksam, welche Gefahr in einer zu niedrigen Dosierung beim Einsatz eines Antibiotikums liegt: Die Entstehung einer Resistenz und damit die Unwirksamkeit des Arzneimittels mit möglicher Todesfolge.

In den folgenden Jahrzehnten wurden zahlreiche neue Substanzgruppen entwickelt. Der Schrecken der Infektionskrankheiten schien der Vergangenheit anzugehören. General Steward (USA) hat 1967 deshalb Infektionskrankheiten als besiegt eingestuft. Allerdings haben uns die Bakterien in den letzten Jahrzehnten bewiesen, dass sie Mechanismen zur Inaktivierung auch neuer Antibiotika entwickeln können.

Nach Vorhersagen des englischen Ökonomen Jim O'Neill (2014 und 2016) müssen wir im Jahr 2050 weltweit mit 10 Millionen Todesfällen durch multiresistente Erreger rechnen, mehr als durch Krebserkrankungen (8,2 Millionen). Dabei würden sich die Risiken auf der Welt unterschiedlich verteilen. Besonders betroffen von der großen Zahl von Todesfällen wären Länder mit instabilen Gesundheitssystemen, vor allem in Asien mit geschätzten ca. 4,7 Millionen Todesfällen und in Afrika mit geschätzten 4,1 Millionen. Eine enorme ökonomische Auswirkung ist hierdurch zu erwarten [6].

Aktuell sterben weltweit jährlich ca. 700 000 Menschen an Infektionen durch resistente Bakterien. In Europa sind es nach Schätzungen jährlich 25 000 Todesfälle.

> **Nobelpreisrede von Alexander Flemming (1945)**
> „Die Zeit wird kommen, in der Penicillin von jedermann in Geschäften gekauft werden kann. Dadurch besteht die Gefahr, dass der Unwissende das Penicillin in zu niedrigen Dosen verwendet. Indem er die Mikroben nun nicht tödlichen Mengen aussetzt, macht er sie resistent. Ein hypothetisches Beispiel: Mr. X hat eine Halsentzündung. Er kauft Penicillin und nimmt es ein. Jedoch in Mengen, die nicht ausreichen, um die Streptokokken abzutöten, aber sehr wohl genügen, um sie resistent zu machen. Dann steckt Mr. X seine Frau an. Mrs. X bekommt eine Lungenentzündung und wird mit Penicillin behandelt. Weil die Streptokokken nun resistent gegenüber dem Penicillin sind, schlägt die Behandlung fehl. Mrs. X stirbt."

Programme zur Eindämmung der Resistenz

Nationale und internationale Programme

Die **Bundesregierung** hat das Problem der zunehmenden Resistenz bereits vor Jahren erkannt und mit der Deutschen Antibiotika-Resistenzstrategie **DART** 2008 ein Konzept zur Eindämmung der weiteren Resistenzbildung entwickelt.

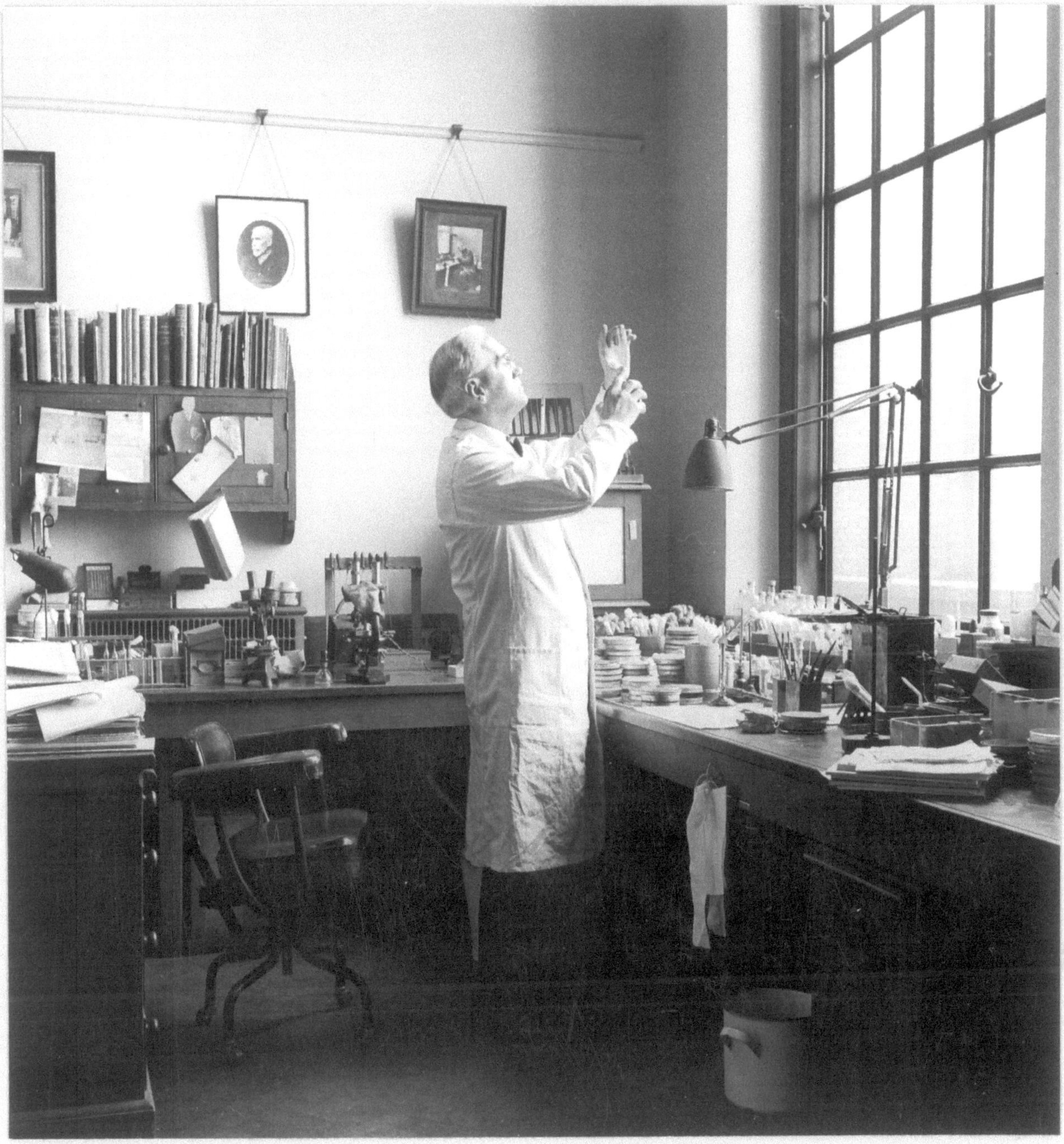

Abb. 5.1 Nobelpreisträger Alexander Flemming

2015 wurde die aktualisierte Version veröffentlicht: DART 2020 [1].

In der Humanmedizin werden 85 % aller Antibiotika im ambulanten Bereich verordnet. Seit 2007 ist die Menge des Antibiotikaverbrauchs in Deutschland im ambulanten Bereich stabil, der Anteil an Breitspektrum-Antibiotika wie Cephalosporinen und Fluorchinolonen am Gesamtverbrauch steigt jedoch.

Aktionsprogramme EU-weit und durch die WHO machen mit verschiedenen Initiativen seit fast 10 Jahren auf die Risiken des ungezielten Antibiotikagebrauchs aufmerksam. Das Konzept „Eine Gesundheit“ (One Health) soll die Gesundheit von Menschen und Tieren gemeinsam betrachten [2].

Die EU will sich als Vorbildregion im Bereich der Bekämpfung von Antibiotikaresistenzen etablieren. Sie will Innovationen bei der Entwicklung neuer Antibiotika und der Entwicklung von Alternativen zu Antibiotika fördern.

Die Aufklärung der Bevölkerung kann dazu beitragen, den ungezielten Einsatz von Antibiotika zu reduzieren. Laut Pressemitteilung der EU gaben in einer EU-weiten Befragung 57 % der Europäer an, dass Ihnen nicht bekannt sei, dass Antibiotika nicht gegen Viren wirken und daher Erkältungskrankheiten und Fieber in der Regel nicht mit Antibiotika behandelt werden können [3].

Atemwegsinfektionen sind überwiegend viral bedingt. Häufig werden trotzdem Antibiotika verordnet, ohne dass eine sachgerechte Indikation vorliegt. Unzweifelhaft trägt eine restriktive Indikationsstellung wesentlich zur Reduktion der Antibiotikaverordnungen bei und kann damit die Resistenzentwicklung günstig beeinflussen.

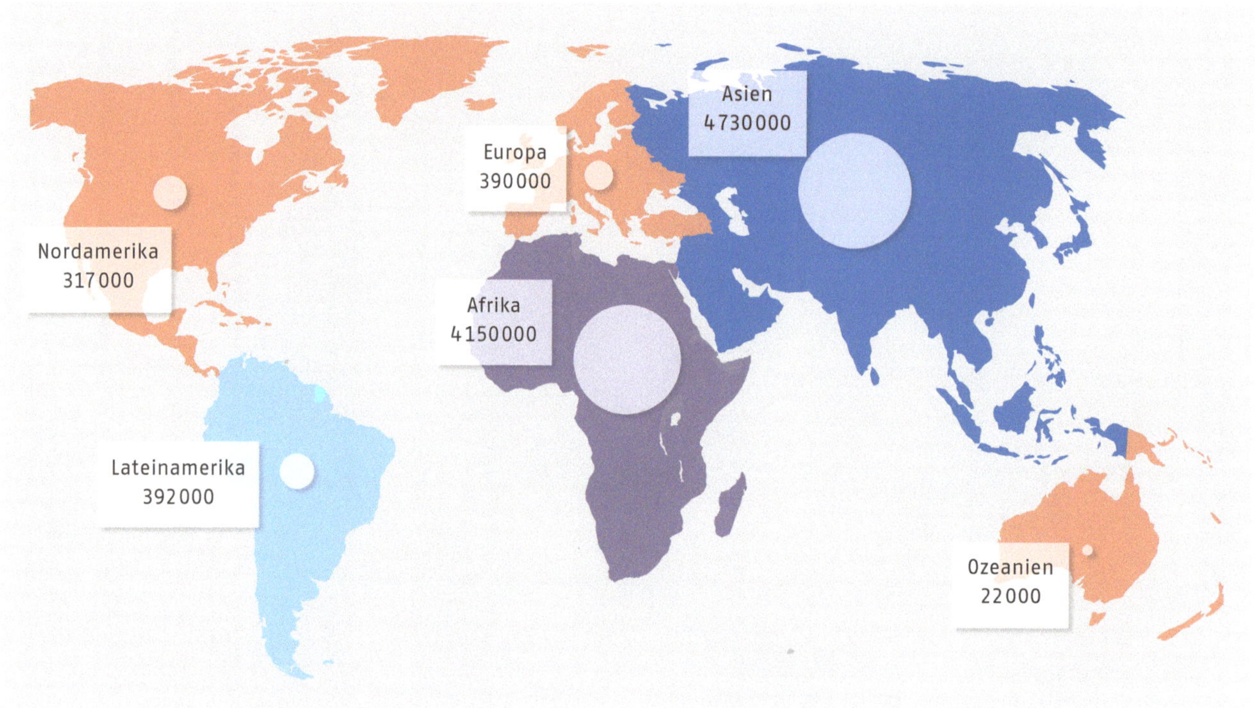

Abb. 5.2 Schätzung der Todesfälle durch resistente Erreger weltweit im Jahr 2050 [6]

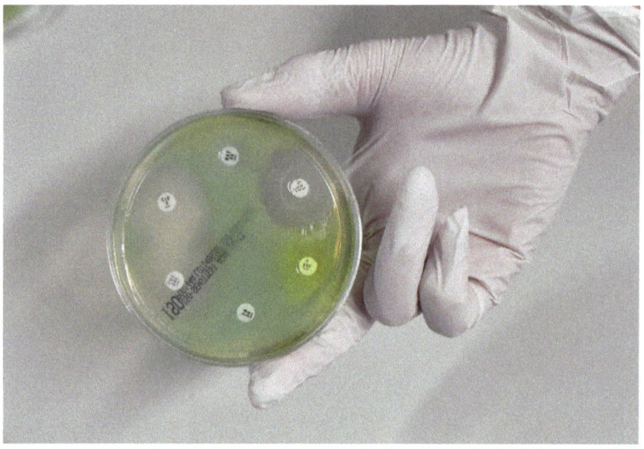

Abb. 5.3 Mikrobiologische Diagnostik als Voraussetzung für eine gezielte Antibiotikatherapie

Laut einer Studie der Betriebskrankenkassen (BKK, 2016) werden 95 % aller Antibiotika in Deutschland ohne mikrobiologische Diagnostik verordnet [4]. Durch einen Abstrich aus Nase oder Rachen oder eine Untersuchung von z. B. Urin oder Blut können in einem mikrobiologischen Labor sowohl der Erreger als auch ggf. die Empfindlichkeit des Erregers gegenüber Antibiotika festgestellt werden.

In der Mehrzahl der Verschreibungen von Antibiotika wird allerdings auf vorherige mikrobiologische Untersuchungen verzichtet, weil – so der BKK-Bericht – der Patient einen schnellen Beginn der Antibiotikatherapie wünscht und nicht warten will, bis das Laborergebnis nach ca. 48 Stunden vorliegt.

Eine Ursache der dramatisch steigenden Antibiotikaresistenzen und der dadurch schlechter beherrschbaren bakteriellen Infektionen ist unzweifelhaft der breite und z. T. ungezielte Einsatz von Antibiotika. Bundesgesundheitsminister Gröhe hat bereits 2015 den zielgerichteten Einsatz von Antibiotika gefordert.

Die mikrobiologische Diagnostik ist der Standard für einen Erregernachweis. Bakterienkulturen und Resistenzbestimmungen benötigen allerdings Zeit – in der Regel 48 Stunden. Schnellere, molekulare Bestimmungsmethoden gibt es seit einigen Jahren für den Nachweis von MRSA (▸ Kap. 2). Für die Diagnostik (multiresistenter) gramnegativer Erreger, die derzeit auf dem Vormarsch sind, stehen „Schnelltests" bisher noch nicht in der Routine zur Verfügung! Die rechtzeitige Erkennung auch dieser resistenten Erreger ist wichtig, damit bakterielle Infektionen gezielt behandelt werden können. Deshalb ist die Weiterentwicklung praxistauglicher molekularer Testverfahren notwendig (▸ Kap. 7).

Die Verbreitung von (resistenten) Erregern kann durch entsprechende Hygienemaßnahmen reduziert werden.

MEDILYS, das Großlabor von Asklepios, hat einen **Antibiotikaausweis** entwickelt, der dem Arzt und dem Patienten einen guten Überblick über bisherige Antibiotikabehandlungen, Infektionen, Erreger und Resistenzen gibt (Abb. 5.4). Der Antibiotikaausweis kann unter www.medilys.com von der Homepage der MEDILYS Laborgesellschaft mbH heruntergeladen werden.

ABS – Maßnahmen zur Eindämmung der Resistenzentwicklung

Antibiotic Stewardship (ABS) steht für ein Bündel von Maßnahmen zur Verbesserung der Qualität der Antibiotikaverordnungen. Strukturierte ABS-Aktivitäten sind sowohl im stationären Bereich als auch im ambulanten Bereich notwendig, um die Resistenzentwicklung als globale Herausforderung bewältigen zu können.

Antibiotika-Ausweis

Name: ______________________ geb. am __________

Allergien: ______________________________

Allergien gegenüber Antibiotika: ______________________

Infektion	Erreger	Resistenz gegen	Antibiotikum Präparat/Tagesdosis	Zeitraum der Einnahme

ASKLEPIOS
Gemeinsam für Gesundheit

MEDILYS

www.asklepios.com/medilys
www.asklepios.com

www.facebook.com/asklepioskliniken
www.youtube.com/asklepioskliniken

KB Unternehmenskommunikation & Marketing

Abb. 5.4 Antibiotikaausweis MEDILYS

Dazu gehören z. B.

- die strenge Indikationsstellung für eine Antibiotikatherapie auf der Basis von Leitlinien,
- die gezielte Auswahl des Präparats,
- die korrekte Dosierung und Anwendungsdauer des Antibiotikums,
- die Festlegung der Indikation zu einer Antibiotikaprophylaxe.

Mit strukturierten Therapiekonzepten auf der Basis von Leitlinien der Fachgesellschaften kann die Resistenzentwicklung im Zusammenhang mit dem reduzierten Verbrauch und damit auch verminderten Kosten günstig beeinflusst werden.

Die Deutsche Gesellschaft für Infektiologie hat in Zusammenarbeit mit anderen Fachgesellschaften die **S3-Leitlinie** „Strategien zur Sicherung rationaler Antibiotika-Anwendung im Krankenhaus“ erarbeitet [5]. Sie beschreibt die Koordinierung diverser Maßnahmen mit dem Ziel der Optimierung der Antibiotikaverordnungen.

In Krankenhäusern sind interdisziplinäre infektiologische Visiten, insbesondere auf Intensivstationen wichtig. In Hamburg haben die Asklepios-Kliniken gute Erfahrungen mit solchen gemeinsamen Visiten unter Beteiligung von Mikrobiologen, Infektiologen, Hygienikern und Apothekern gemacht, die den Kliniker auf den Stationen auf der Basis der eigenen, lokalen Antibiotikaleitlinien beraten. In sogenannten ABS-Teams können die Strategien für die Therapie im Haus festgelegt werden. Eine wichtige Entscheidung ist, Antibiotika **nicht** zu verordnen.

In der ambulanten Patientenversorgung sind Antibiotika-Therapieempfehlungen für den niedergelassenen Arzt, infektiologische Fortbildungsveranstaltungen und (lokale) Netzwerke eine gute Informationsquelle. Die Kassenärztliche Bundesvereinigung gibt Informationsmaterial für niedergelassene Ärzte und Patienten – auch in Fremdsprachen heraus.

Denn neben einem infektiologisch qualifizierten behandelnden Arzt ist auch die Compliance des Patienten ein wichtiger Faktor in der qualitätsgesicherten Antibiotikatherapie.

Wenn Patienten z. B. bei einem Infekt der oberen Atemwege, der vermutlich viral bedingt ist, die Verordnung eines Antibiotikums fordern und ggf. den Arzt wechseln, um ein Rezept für ein Antibiotikum zu erhalten, kann das Ziel, die Resistenzentwicklung günstig zu beeinflussen, nicht erreicht werden. Der Patient muss deshalb durch Aufklärung und Information ebenfalls in die Therapieentscheidung mit eingebunden werden.

> UPDATE
>
> Die Entscheidung des behandelnden Arztes über den möglichen Einsatz von Antibiotika erfordert neben Kenntnis von Art, Ort und Schwere einer Infektion möglichst schnell auch Information über Identität und Empfindlichkeit des Erregers und sollte den Patienten durch umfassende Aufklärung miteinbeziehen, um Compliance zu gewährleisten.

ART – eine neue Kommission am RKI

Mit der Änderung des Infektionsschutzgesetzes 2011 hat der Gesetzgeber das Thema Eindämmung der Resistenzentwicklung aufgegriffen und festgelegt, dass am Robert Koch-Institut die Kommission „Antiinfektiva, Resistenz und Therapie“ eingerichtet wird, die Empfehlungen ausspricht, die zur Reduktion der Resistenzentwicklung beitragen.

Im Ausblick: weniger ist mehr

Die Maßnahmen, welche u. a. durch DART und die Fachgesellschaften getroffen wurden, haben in Deutschland bereits Wirkung gezeigt. Das Bewusstsein für die Verordnung und die Einnahme von Antibiotika verbessert sich. Sowohl im stationären, als auch im ambulanten Bereich wurden Programme zur leitliniengerechten Antibiotikatherapie entwickelt.

Reduktionen in der Verordnung von Antibiotika sind im stationären und ambulanten Bereich möglich. Die Zusammenarbeit der Sektoren muss dazu noch intensiviert werden. Außerdem muss der Patient bei diesen Bemühungen beteiligt werden.

Gezielte ABS-Aktivitäten sind sowohl im stationären, als auch im ambulanten Bereich unter Beteiligung der Patienten notwendig, um die Resistenzentwicklung als globale Herausforderung bewältigen zu können. ABS leistet einen wichtigen Beitrag zur Patientensicherheit.

Literatur

[1] DART 2020 – Deutsche Antibiotika-Resistenzstrategie, Bundesministerium für Gesundheit, 2. Zwischenbericht 2017 www.bundesgesundheitsministerium.de/fileadmin/Dateien/3_Downloads/D/DART_2020/DART2020_Zwischenbericht_2017.pdf (Zugriff 02.03.2018)

[2] One Health Initiative. www.onehealthinitiative.com/ (Zugriff 02.03.2018)

[3] Europäische Kommission – Pressemitteilung. http://europa.eu/rapid/press-4

[4] Deutsches Ärzteblatt. www.aerzteblatt.de/nachrichten/69907/BKK-Studie-Aerzte-verschreiben-Antibiotika-oft-auf-Verdacht (Zugriff 02.03.2018)

[5] AWMF. S3-Leitlinie Strategien zur Sicherung rationaler Antibiotika-Anwendung im Krankenhaus. www.awmf.org/uploads/tx_szleitlinien/092-001l_S3_Antibiotika_Anwendung_im_Krankenhaus_2013-verlaengert.pdf (Zugriff 02.03.2018)

6 Antibiotikaresistenz, Evolution und Darwins Magenkrämpfe

Andrew E. Torda, Barbara M. Schwarz

Optimisten warten auf neue Antibiotika als eine wichtige Maßnahme gegen die stetig steigende Entwicklung resistenter Bakterien. In der Zwischenzeit können wir uns fragen, ob Evolution uns retten oder verdammen wird und was wir machen sollten, wenn die versprochenen Therapeutika nicht schnell genug entwickelt werden.

Verhältnis Bakterium – Mensch

Dieses Buch ist zum größten Teil der Antibiotikaresistenz gewidmet. Vielleicht ist es ganz unterhaltsam darüber nachzudenken, wie ernst die Bedrohung ist, was ein Optimist dazu sagen würde und wie ein Pessimist uns Angst machen könnte.

Das Thema der Antibiotikaresistenz wird oft mit der Sprache des Militärs oder des Sports beschrieben. Da ist zum Beispiel die Rede von dem „Krieg gegen Bakterien", selbst wenn diese Aussage auf einem falschen Zitat beruht [1]. Manchmal denkt man an ein Wettrennen zwischen Menschen, die versuchen Antibiotika zu finden, auf der einen Seite und Bakterien, die versuchen den pharmazeutischen Firmen davonzulaufen oder sich schneller weiterzuentwickeln, auf der anderen Seite. Diese Sicht ist von einem evolutionären Standpunkt aus nicht hilfreich und lässt sich mit dem, was wir in der Welt sehen, nicht begründen.

Wir wissen aus Erfahrung, dass unser Körper voller Bakterien ist. Vielleicht haben wir über zehnmal mehr bakterielle als menschliche Zellen oder vielleicht sind es ungefähr gleich viele [2]. Das ist, als würde man eine Flasche Bier mit einer Flasche Milch vergleichen. Wenn man die Bakterien einer an einem Tisch sitzenden Familie einsammeln würde, hätte man eine brodelnde Masse, die den Boden eines Eimers füllen würde. Eine fünfköpfige Familie würde es auf ungefähr ein Kilogramm Bakterien bringen. Aber zu jedem beliebigen Zeitpunkt würde man mit großer Wahrscheinlichkeit sagen, dass die Familienmitglieder recht gesund und munter seien. Sie denken kaum je an ihren eigenen bakteriellen Bestand, außer wenn sie sich die Hände waschen, um einige ihrer Mitbewohner loszuwerden.

Evolutionäre Geschichte und die Suche nach einem Equilibrium

So wie oben beschrieben, scheinen die bakteriellen Einwohner ganz harmlose blinde Passagiere zu sein. Auch die Queen Mary würde ein in den Gängen lauerndes Kind, das sich von Speiseresten ernährt, nicht bemerken. Obwohl ein Bakterium uns als Kreuzfahrtschiff sieht, trifft dieser Vergleich nicht exakt zu. Von einem darwinistischen Standpunkt aus erwarten wir eine Symbiose und von einem neutralen evolutionären Standpunkt aus sehen wir harmlose Passagiere.

Der Begriff **Symbiose** ruft auf makroskopischer Ebene Bilder hervor, wie z. B. den kleinen Fisch, der Vertreter größerer Arten putzt, aber nicht von ihnen gefressen wird. Was den Menschen betrifft, so leben wir in einer viel intimeren Beziehung mit unseren Bakterien [3]. Darwin benutzte den Begriff **Co-Evolution** nicht, aber er stellte fest, dass sich Pflanzen und Insekten aneinander anpassen. Das bedeutet, dass sich die Pollen der Pflanzen verbreiten und die Insekten zugleich Nahrung finden.

Menschen und Bakterien leben aber in noch engerem Kontakt. Wenn Bakterien schädlich wären und sich das erheblich auf die Fitness des Wirts auswirkte, würden sie langfristig gegenselektiert. Wenn Menschen auf irgendeine Art anfällig für sie besiedelnde Bakterien wären und dies die Wahrscheinlichkeit der Fortpflanzung erheblich reduzierte, würden sie ebenfalls gegenselektiert. Ganzheitlich betrachtet, sollte man daher nicht von der evolutionären Fitness der Bakterien sprechen, sondern von der **Fitness des Bakterien-Wirt-Ökosystems**.

Das Umgekehrte trifft ebenso zu: Wenn eine Bakterienart die Möglichkeit des Wirts sich fortzupflanzen verbessern kann, ist es eher möglich, dass sie in die nächste Generation mitgeführt wird. Dies führte dazu, dass Forscher für Bakterien nützliche Funktionen suchten, z. B. die vom Menschen

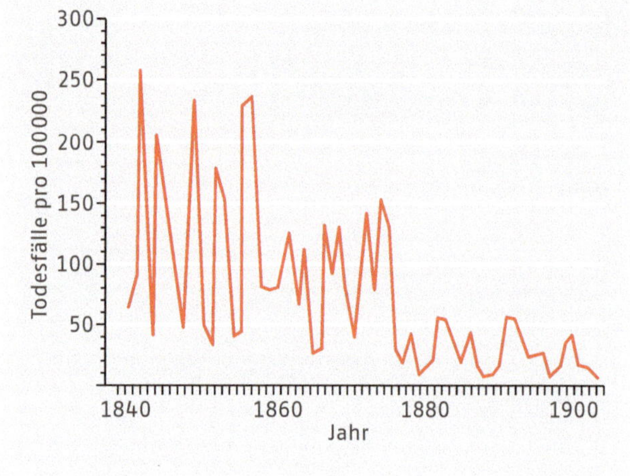

Abb. 6.1 Todesfälle durch Scharlach in Boston zwischen 1840 und 1900. Katz und Morens [11]

nicht mehr abbaubaren Ballaststoffe zu fermentieren oder Proteine abzubauen in eine Form, die der Wirt leichter verwerten kann [4]. Man kann darüber spekulieren, ob dies die Fähigkeit sich fortzupflanzen verbessert, auf alle Fälle scheinen unsere „Mitbewohner" mehr Gutes als Schlechtes für uns zu tun.

Die Bedeutung der **gegenseitigen Anpassung** darf nicht überbewertet werden, denn Anpassung geschah und geschieht in jedem vorstellbaren Zeitraum. Wir haben uns gemeinsam weiterentwickelt seit der erste Fisch auf der Suche nach einem trockeneren Leben aus dem Meer gekrochen ist. Die Menschheit hat die Bakterien auf ihrer Weiterentwicklung mitgenommen. Es gab Zeit genug, dass Menschen genetisch unterschiedliche Gruppen bilden konnten. Zum Beispiel hat eine Bevölkerung eine höhere Frequenz von blauen Augen, eine andere hat mehr braune Augen. Die Bakterien ihrerseits hatten sogar noch viel mehr Generationen für ihren eigenen genetischen Drift und ihre Anpassung an unterschiedliche menschliche Wirte. Man kann sagen, dass die Bakterien, die mit bayerischem Bier und Wurst gedeihen, sich in kurzer Zeit von Bakterien, die Fisch oder Pizza bevorzugen, unterscheiden. Abschließend soll erwähnt werden, dass wir permanent Selektion von Bakterien in unserem Ökosystem betreiben in einem Zeitraum von Tagen, aber auch von Jahren. Bereits in einer einzigen ethnischen Gruppe innerhalb eines Wohnblocks unterscheiden sich die jeweiligen Mikrobiome deutlich genug, sodass sie ein Hauptfaktor für die personalisierte Medizin [5–6] und sogar für die gerichtsmedizinische Spurensuche sind [7].

Als Konsequenz aus dieser ökologischen Betrachtung müssen wir die grundlegende Frage stellen, **wann Antibiotika indiziert** sind. Ein starkes Argument dafür ist sicher ein Zustand schwerer, fortschreitender Infektionskrankheit, z. B. wenn die Finger wegen Lepra abfallen. Bei einer einfachen, in der Regel viral bedingten Erkältung, die in ein paar Tagen überstanden ist, kann man einfach abwarten (und z. B. einige Zeit vor dem Fernseher entspannen). Dabei sollte man berücksichtigen, dass der Erreger einer banalen Erkältung mit Schnupfen und Halsschmerzen selten diagnostiziert wird. Es lohnt sich nicht herauszufinden, ob die Infektion viral oder bakteriell ist und falls bakteriell bedingt, welches Bakterium die Probleme verursacht. Ganz zu schweigen von den Kosten, da es für solche, in der Regel viralen, banalen Erkältungen auch keine Behandlungsoption gibt. Würde eine Antibiotikabehandlung durchgeführt, wäre sie nicht nur nutzlos, sondern es würden noch mehr Antibiotika in die Umwelt gelangen, und es könnten mögliche unerwünschte Wirkungen, wie Antibiotika-assoziierte Diarrhö auftreten.

Belege für evolutionäre Anpassung

Das Bild der evolutionären Anpassung klingt vernünftig, aber gibt es empirische Belege oder gute Fallstudien?

Dies ist nicht so einfach herauszufinden. Wenn eine Bakterienart innerhalb eines evolutionären Zeitraums bestraft würde, hätte dies eine bedeutende Wirkung auf die Wahrscheinlichkeit der Vermehrung des Bakteriums oder der Fortpflanzung des Wirts. Wenn man die Generationszeit des Wirts auf ungefähr zwanzig Jahre ansetzt, dauert es eine gewisse Zeit, bis eine Anpassung nachweisbar wird. Sogar die Ausbreitung des humanen Immundefizienz-Virus (HIV) in Afrika ist kein geeignetes Beispiel für die Anpassung von Mikroorganismen an neue Selektionsbedingungen, auch wenn es gegenteilige Ansichten gibt [8]. Diese Krankheit mag schwächend und sogar tödlich sein, aber ihre Symptome zeigen sich bei der infizierten Person erst nach einer langen Latenzzeit, sodass die Auswirkungen auf die Wahrscheinlichkeit der Fortpflanzung eher klein sind. Mikroorganismen hingegen vermehren sich viel schneller und haben so die Möglichkeit, in einem wesentlich kürzeren Zeitraum zu evolvieren.

Eine Möglichkeit, den Effekt von Selektion zu erkennen, bietet sich, wenn man den Verlauf von Infektionskrankheiten vor der Zeit der Antibiotika näher anschaut. In der präantibiotischen Ära wurden viele Kinder Opfer von Infektionskrankheiten. Auch forderte die Pest ihren Tribut an der Bevölkerung, verschwand immer wieder, um später erneut in derselben oder einer anderen Region wieder auszubrechen. Welche Veränderung im Genom von *Yersinia pestis* der Menschen, der Flöhe oder der Ratten als primärem Wirtstier auftrat, ist derzeit noch nicht geklärt. Natürlich müssen auch Veränderungen der Umwelt und des Lebensstils der Menschen im Zusammenhang mit dem Rückgang der Pest gesehen werden.

Scharlach im 19. und 20. Jahrhundert ist besser dokumentiert. Diese Krankheit wird durch bestimmte Stämme des Bakteriums *Streptococcus pyogenes* hervorgerufen und zeigte häufig einen lebensbedrohlichen Verlauf. Dagegen bemerkten Ärzte im späten 19. Jahrhundert, dass die Krankheit seltener tödlich verlief [9]. Ein Jahrhundert später argumentierten Swedlund und Donta, dass dies ein Beispiel der Anpassung einer Krankheit bzw. eines Krankheitserregers sei [10]. Kats und Morens sammelten historische Daten, z. B. die Sterblichkeitsraten in Boston (Abb. 6.1) [11]. Dies könnte ein Beispiel schneller Evolution sein, aber es ist durchmischt mit der normalen Dynamik von Krankheitsübertragungen in einer Zeit schneller gesellschaftlicher Veränderungen. Ein ernsthafter Statistiker könnte daher Zweifel an der Interpretation dieser Datenpunkte haben. Der Leser möge selber entscheiden, ob er denkt, dies sei ein Beispiel von Evolution oder die Folge besserer Hygiene und Ernährung.

Fluktuationen

Es scheint, als hätten wir argumentiert, dass die Evolution uns retten wird. Das menschlich-bakterielle Ökosystem wird, was Bevölkerung und Krankheiten angeht, auf lange Sicht ein Gleichgewicht erreichen. Auf einer Ebene gibt dies Grund zu Optimismus. Das überlebende Ökosystem ist langfristig stabil und die Menschen sind ein Teil davon. Das ist zwar wahr, aber die Menschen sind möglicherweise kein essenzieller Bestandteil des Ökosystems, und so mag es gute Gründe geben, pessimistisch zu sein. Ein System könnte sich auf einen stationären Zustand zubewegen, aber auf dem Weg dorthin könnte es größere Umwege geben.

Ziehen Sie das Prinzip in ○ Abb. 6.2 in Erwägung. Wir mischen zwei Populationen, eine bakterielle und eine humane, und im Lauf der Evolution passen sie sich aneinander an. Die bakterielle Population wächst. Die menschliche Population nimmt ab und wir erreichen asymptotisch das Niveau, das in ○ Abb. 6.2, A dargestellt ist. Nun fügt man ein bisschen zyklisches Verhalten dazu (○ Abb. 6.2, B). Selbst das einfachste Modell von Populationsdynamik zeigt eine Art von periodischem Verhalten. Die menschliche Population wird gelegentlich ziemlich klein, aber sollte lebensfähig sein. Fügt man dem Ganzen nun noch eine Portion Realismus hinzu, werden die Bevölkerungszahlen weniger vorhersagbar. Die Populationsdynamik ist nicht deterministisch. Nicht jede Gefährdung durch die Krankheit führt zu einer Infektion. ○ Abb. 6.2, C zeigt, was passiert wenn man dem System ein stochastisches Grundrauschen hinzufügt. Eine Population, die relativ stabil war, kann jederzeit an den mit Pfeilen markierten Zeiten auf null fallen.

Die Repräsentation der ○ Abb. 6.2 ist allerdings zu einfach und nicht realistisch, aber das Prinzip ist gültig. Ein Ökosystem könnte in einen stationären Zustand abdriften, aber der Pfad ist nicht eben und vorhersehbar. Im Weiteren können wir uns auf historische Beweise stützen – ein Beispiel ist die Verbreitung von Heuschrecken. Ihre Populationsdynamik kann oft nicht durch Klima oder andere Gründe erklärt werden, sondern nur durch zufällige Schwankungen. Falls dies nicht überzeugt, gibt es ein weiteres relevantes Beispiel: Wir leben mit zahlreichen Influenzastämmen, die auf der ganzen Welt unterwegs sind und in einer messbaren Geschwindigkeit mutieren. In reicheren Ländern wird die Verbreitung auch durch Impfungen moduliert.

Wir wollen dazu die Situation vor 100 Jahren näher anschauen: Im letzten Drittel von 1918 starben geschätzt 20–50 Millionen Menschen durch die Spanische Grippe. Eine Pandemie dieser Größe hat viel Aufmerksamkeit auf sich gezogen und jegliche erdenklichen numerischen Aufzeichnungen wurden gründlich untersucht. Für den Mechanismus gibt es jedoch keine spezielle Erklärung [12]. Niemand kann sagen, warum dieser Ausbruch sich nicht ein paar Jahre früher oder später ereignete. Es scheint ein spektakuläres Beispiel von Fluktuation, Population und Evolutionsdynamik zu sein. Das führt zu der Frage, ob so etwas wieder passieren könnte. Wir machen uns keine größeren Sorgen um die Grippe, aber um andere unangenehme oder tödliche Krankheiten. Man stelle sich vor, eine Krankheit wie Lassa würde in Hamburg ausbrechen und Frauen und Kinder töten. Aus Sicht der Evolution würde dieser Krankheitserreger irgendwann für den Mord des Wirts bestraft. Auf dem Weg dorthin (bis er ausgerottet ist) würde er allerdings einen großen Teil oder sogar die gesamte Bevölkerung auslöschen. Dies ist nicht sehr wahrscheinlich, aber die Prognose ist vergleichbar mit der Vorhersage der nächsten größeren Überschwemmung. Zufällige Ereignisse oder solche mit geringer Häufigkeit, können nicht vorhergesagt werden.

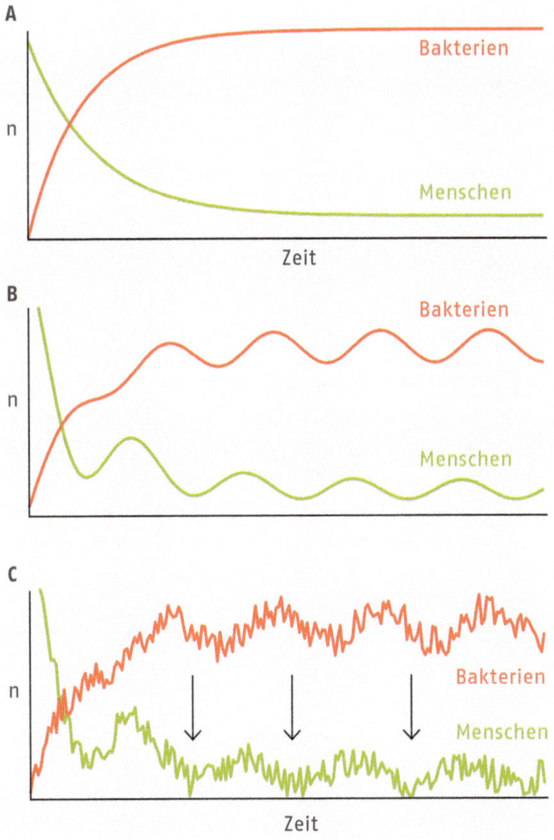

○ **Abb. 6.2** Modelle des Bevölkerungswachstums. **A** Exponentielle Anpassung, **B** zyklisches Verhalten, **C** zyklisches Verhalten mit numerischem Rauschen. Die Pfeile deuten auf Zeiten hin, in denen die Menschen aussterben würden.

Neue Antibiotika und das Vermeiden von Antibiotika

Es ist demnach offensichtlich, dass wir Schutz gegen Infektionen brauchen. Eine Diskussion über Evolution ist kein Trost für jemanden, der Opfer einer neuen Variante einer alten Krankheit geworden ist. Es hilft nicht zu sagen, dass diese Krankheit in ein paar Jahren schwächer wird und danach ganz verschwindet. Ein Patient mit einer systemischen Streptokokken-Infektion wird sich nicht dafür interessieren, dass das Auftreten der Infektion statistisch gesehen einfach Pech ist. Irgendwann wird man neue Antibiotika finden, auch wenn dies nicht so schnell zu erwarten ist und die Resultate zurzeit eher enttäuschend sind.

Vom wirtschaftlichen Standpunkt aus gesehen sind die besten Therapeutika diejenigen, die die Symptome der Krankheiten der reichen Länder behandeln, aber diese Krankheiten nicht völlig eliminieren. Ein Diabetiker wird mit Arzneimitteln über Jahrzehnte symptomatisch behandelt oder ein Antidepressivum kann lebenslänglich verschrieben werden. Im Gegensatz dazu wird die Anwendung eines neuen Antibiotikums zunächst möglichst restriktiv gehandhabt werden und auf eine Liste gesetzt, sodass es nur als eine letzte Möglichkeit angewendet wird, wenn keine andere Therapie Wirkung gezeigt hat. Niemand will durch die Verbreitung von Antibiotika die Entwicklung der Antibiotikaresistenz beschleunigen. Schlimmer noch für die pharmazeutische Industrie: Sollte ein neues Antibiotikum tatsächlich wirken, reichen vielleicht zwei Wochen Behandlung, damit es dem Patienten besser geht. Das schränkt die Gewinnmöglichkeiten ein.

Abschließend wollen wir noch einmal zu der Analogie des Rüstungswettlaufs kommen. Die Geschichte der Antibiotika in den letzten Jahrzehnten gibt uns keinen Grund anzunehmen, dass ein neues Antibiotikum über viele Jahre wirksam bleiben wird. Unabhängig davon, wie erfinderisch die Menschen sind, ist es wahrscheinlich, dass die Bakterien den Vorsprung aufholen werden.

Von den existierenden **Alternativen zu Antibiotika** gibt es einerseits billige, die dafür aber soziologisch kompliziert sind, andere sind teuer und wiederum andere sind noch nicht verfügbar.

So wäre es am billigsten, wenn weniger Antibiotika verschrieben würden. Seit mehr als einem halben Jahrhundert werden wir vor dem übermäßigen Antibiotikaeinsatz gewarnt [13]. Statistiken werden regelmäßig aktualisiert und Berichte dazu veröffentlicht [14–15]. Leider werden sich unsere Gewohnheiten in absehbarer Zeit nicht verändern, es sei denn, eine politische Persönlichkeit oder ein Prominenter würde an den Folgen von Antibiotikaresistenz sterben und erregte dadurch weltweite Aufmerksamkeit. In der Zwischenzeit sammelten Spellberg et al. eine Reihe von Vorschlägen, wie man das Problem der Antibiotikaresistenz vermeiden kann [16].

Einige dieser Vorschläge nähern sich dem Problem von dem Standpunkt aus, wie die Übertragungshäufigkeit von Infektionen **verringert** werden kann. So könnte die Anzahl invasiver Operationen herabgesetzt werden. Dabei geht es nicht allein darum, einen Patienten vor einer Infektion zu beschützen, sondern auch die Allgemeinheit vor der Menge prophylaktisch gegebener Antibiotika, die nach Einnahme z. T. in noch biologisch aktiver Form in unserem Abwasser landen und dort zur Selektion resistenter Mutanten beitragen. So gibt es beispielsweise seit einigen Jahren einen Anstieg von Hüft- und Knieoperationen [17], die allerdings nicht in allen Ländern gleichmäßig über die verschiedenen ethnischen Gruppen hinweg verteilt vorkommen. Die Ursachen hierfür sind sehr vielfältig und schließen neben genetischer Prädisposition auch sozioökonomische Faktoren als mögliche Erklärung ein. Angesichts der diversen Variablen sind Interpretationen nach Ursachen für die unterschiedliche beobachtete Verteilung von nicht lebensnotwendigen Operationen auf die unterschiedlichen Bevölkerungsgruppen schwierig. Jedoch stellt sich die Frage, ob man in neue Antibiotika oder in minderinvasive Therapien investieren sollte.

Einige der Vorschläge sind für Therapien, die noch nicht existieren und nicht kostengünstig sein werden. Wir können dem Immunsystem vertrauen und versuchen **Nischenimpfstoffe** zu entwickeln. Spellberg et al. haben ein gutes Argument zum Thema Resistenz. Wenn ein Therapeutikum ein Bakterium nicht tötet, sondern nur seine Fähigkeit Entzündungen zu verursachen reduziert, führt dies zu weniger selektivem Druck auf das Bakterium [16]. Es würde erlauben, dass wir mit dem Erreger zusammenleben, statt ihn zu bekämpfen. Spellberg et al. schlagen auch vor, mehr Einsatz in die Identifikation der Moleküle, die Mikroben ausscheiden und die Entzündungen verursachen, zu stecken. Könnte man die menschliche Reaktion **modulieren**, dann könnte man die Bakterien tolerieren und es gäbe keinen Druck auf sie zu evolvieren. Offensichtlich würde dies zu sehr zielgerichteten Therapien führen, aber es erfordert eine sehr präzise und gezielte Diagnose. Das wird nie so kostengünstig sein, wie das Verschreiben einer Packung eines Antibiotikums, jedoch ist es auch keine komplette Fantasiegeschichte. Schließlich sind DNA-Sequencer (▸ Kap. 7) sowie Massenspektrometer-Geräte in westlichen Krankenhäusern keine Seltenheit mehr.

Kosten und längerfristiger Altruismus

Das Thema der Antibiotikaresistenz wird von Debatten über Kosten und Anreiz beherrscht. Die Entwicklungskosten sind immens, die Anreize neue Antibiotika zu finden, dagegen nicht so groß. Wird ein neues Antibiotikum gefunden, darf es nicht unbegründet verschrieben bzw. unbegrenzt verkauft werden. Wird dieses Antibiotikum verschrieben, benötigt ein Patient das Arzneimittel in der Regel weniger als zwei Wochen. Für pharmazeutische Unternehmer ist es lohnender, in einen Markt für längerfristig anzuwendende Arzneimittel zu investieren, z. B. solche gegen Haarverlust, Diabetes, Fettleibigkeit oder Depression.

Die Kosten-Nutzen-Rechnungen für eine neue Investition eines pharmazeutischen Herstellers unterscheiden sich von entsprechenden Berechnungen der Investition in ein Unternehmen. In einem Unternehmen werden die Entwicklungs- und Produktionskosten und die zu erwartenden Produktivitätsvorteile sowie die eingesparten Kosten geschätzt. In Bezug auf neue Therapien sind solche Entwicklungskosten vom gesellschaftlichen Nutzen völlig entkoppelt und der Gewinn ist schwer schätzbar. Mit ein bisschen Glauben kann man Verluste durch Arbeitsausfälle beziffern, aber solche Zahlen sind nicht wirklich objektiv. Sollte man die durch Antibiotika vermeidbaren Unannehmlichkeiten und die Verwandten-Pflege einberechnen?

Es gibt weitere materielle Kosten in Bezug auf die Anwendung der Antibiotika. Wird ein neues Antibiotikum eingeführt, so wird es zunächst als Mittel der letzten Wahl eingesetzt. Bei einer zu unbedachten, großzügigen Anwendung bestünde die Gefahr einer beschleunigten Entwicklung von Resistenz. Gehen wir mit dem neuen Wirkstoff dagegen zu sparsam um, werden vielleicht ein paar Leute sterben. Solche Fragestellungen klingen dramatisch, sind aber auch bekannt, z. B. aus dem Bereich der Organtransplantation, in denen Empfänger von Spenderorganen auf einer Warteliste nach Dringlichkeit aufgelistet werden. Auch zu solchen Fragen gibt es einen evolutionären Standpunkt.

UPDATE

Mit der Einführung jedes neuen Antibiotikums sind enorme Entwicklungskosten verbunden, die im Gegensatz zu anderen Arzneimittelgruppen aufgrund der nur kurzzeitigen Therapie und der zur Resistenzvermeidung nur begrenzten Anwendung nur zu einem Bruchteil wiedereingeholt werden können. Auf der anderen Seite wirken sich verringerte Liegezeiten durch raschere Heilungszeiten und damit verbundene verringerte Kosten positiv auf die Kosten-Nutzen-Gesamtrechnung aus.

Es gibt den Begriff, „für sein Land sterben". Dieser bezeichnet entweder reinen Patriotismus oder den Versuch, die Gene von Verwandten zu schützen. Die Idee wurde quantifiziert von Haldane bzw. Hamilton im Kontext von Gruppen- und Verwandtenselektion [18–19]. Man stelle sich vor, eine Entscheidung fällen zu müssen. Sollte man sein eigenes Leben opfern, wenn das zur Folge hat, dass acht Cousins überleben werden? Ginge es alleine um die Weitergabe von Genen, ist dies kein schlechtes Geschäft. Vermutlich fällen Bienen täglich solche Werturteile, nämlich jedes Mal, wenn sie für ihre Brüder und Schwestern sterben. Man könnte das in ein komplizierteres Problem umwandeln, wenn man den zeitlichen Aspekt und die Frage der Wahrscheinlichkeit einbringt. Man stelle sich vor, im Krankenhaus zu sein und gefragt zu werden, ob man für einen bestimmten Eingriff die prophylaktische Antibiotikagabe ablehnt. Dies wäre keinesfalls ein Todesurteil und im Fall einer Infektion würde man Antibiotika bekommen. Gleichzeitig wird dies aber auch die Wahrscheinlichkeit erhöhen, an den Folgen einer Infektion bei einer Hüftgelenkersatz-Operation oder bei einem Kaiserschnitt zu erkranken und gegebenenfalls sogar zu sterben. Das Risiko würde von unerheblich zu kaum erheblich steigen. Vergisst man für den Moment die Cousins, gibt es einen kalkulierbaren Vorteil für die noch nicht geborenen Enkelkinder? Man könnte versuchen abzuschätzen, wie groß die Wahrscheinlichkeit ist, dass sie nicht mit einer multiresistenten Infektion in Berührung kommen.

Während wir auf neue Therapien warten, die in dieser Ausgabe diskutiert werden, könnte es sich lohnen, mögliche Folgen für unsere Enkel zu modellieren.

Literatur

[1] Spellberg B, Taylor-Blake B. On the exoneration of Dr. William H. Stewart: debunking an urban legend. Infect Dis Poverty, 2: 3, 2013

[2] Sender R, Fuchs S, Milo R. Revised Estimates for the Number of Human and Bacteria Cells in the Body. PLoS Biol, 14: e1002533, 2016

[3] Chow J, Lee SM, Shen Y et al. Host-Bacterial Symbiosis in Health and Disease. Adv Immunol, 107: 243–274, 2010

[4] Nicholson, JK, Holmes E, Wilson ID. Gut microorganisms, mammalian metabolism and personalized health care. Nat Rev Microbiol, 3: 431–438, 2005

[5] Pallister T, Spector TD. Food: a new form of personalised (gut microbiome) medicine for chronic diseases? J R Soc Med, 109: 331–336, 2016

[6] Raes J. Microbiome-based companion diagnostics: no longer science fiction? Gut, 65: 896–897, 2016

[7] Franzosa EA, Huang K, Meadow JF et al. Identifying personal microbiomes using metagenomic codes. Proc Natl Acad Sci USA, 112: E2930–2938, 2015

[8] Telenti A. Adaptation, co-evolution, and human susceptibility to HIV-1 infection. Infect Genet Evol, 5: 327–334, 2005

[9] Whitelegge BA. The Milroy Lectures on Changes of Type in Epidemic Diseases: Delivered at the Royal College of Physicians. Br Med J, 1: 393–396, 1893

[10] Swedlung AC, Donta AK. Scarlet fever epidemics of the nineteenth century: a case of evolved pathogenic virulence, in Human biologists in the archives: demography, health, nutrition and genetics in historical populations. Herring DA, Swedlund AC, Editors, Cambridge University Press, 159–177, Cambridge 2003

[11] Katz AR, Morens DM. Severe streptococcal infections in historical perspective. Clin Infect Dis, 14: 298–307, 1992

[12] Barry JM. The site of origin of the 1918 influenza pandemic and its public health implications. J Transl Med, 2: 3, 2004

[13] Wheatley D, Garrod LP, Batten LW et al. Discussion on the use and abuse of antibiotics. Proc R Soc Med, 48: 355–364, 1955

[14] Fleming-Dutra KE, Hersh AL, Shapiro DJ et al. Prevalence of inappropriate antibiotic prescriptions among US ambulatory care visits, 2010–2011. JAMA, 315 (17): 1864–1873, 2016

[15] Center for Disease Dynamics, Economics & Policy (CDDEP). The State of the world's antibiotics, 2015. Washington DC 2015

[16] Spellberg B, Bartlett JG, Gilbert DN. The future of antibiotics and resistance. New Engl J Med, 368: 299–302, 2013

[17] Singh JA. Epidemiology of Knee and Hip Arthroplasty: A Systematic Review. Open Orthop J, 5: 80–85, 2011

[18] Segerstrale U. Nature's Oracle: The Life and Work of WD Hamilton. Oxford University Press, Oxford 2013

[19] Smith JM. Survival through suicide. New Sci, 67: 496–497, 1975

7 Next-Generation Sequencing (NGS) – neue Nachweismethoden für Antibiotika-Resistenzgene

Anke Heisig

Die Sequenzierung von DNA stellt eine grundlegende Methode der Molekularbiologie dar, um Kenntnis über die Abfolge der Basen eines DNA-Moleküls zu erhalten. Diese Kenntnis ist eine Voraussetzung, um Regulation, Funktion, Wirkung und Wechselwirkung von Genen und deren Produkten sowie RNA-Molekülen zu untersuchen und zu verstehen. Die bedeutendste Sequenzierungsmethode der ersten Generation wurde von Frederick Sanger entwickelt und im Jahr 1977 veröffentlicht. Inzwischen wird in der Molekularbiologie mit Sequenzierungsmethoden der dritten Generation gearbeitet, die unter der Bezeichnung Next-Generation Sequencing (NGS) bekannt sind. Diese revolutionären Methoden sind sehr viel schneller, extrem kostengünstig, liefern eine hohe Abdeckung von DNA-Sequenzen (Deep-Sequencing) sowie eine hohe Sensitivität und Spezifität basierend auf der Durchführung im Hochdurchsatzverfahren. So können heutzutage mit diesen NGS-Methoden vollständige Genome z. B. von (resistenten) Bakterien in wenigen Stunden sequenziert werden. Die erhaltenen Daten werden zur Aufklärung der molekularen Mechanismen der Entwicklung von Antibiotikaresistenz und deren Verbreitung herangezogen. Aus NGS-Daten, die man für Mutanten mit Resistenz gegen ein neues Antibiotikum erhält, lassen sich z. B. Hinweise auf den Angriffspunkt dieses Antibiotikums finden. Dies eröffnet wiederum Möglichkeiten, durch chemische Modifikation der Antibiotikumstruktur bessere, gegen Resistenzmechanismen wirksamere Derivate zu synthetisieren.

Struktur und Replikation der DNA

Im Jahr 1953 gelang die Strukturaufklärung der DNA durch Watson und Crick [1], und bereits 1956 konnte durch Untersuchung an der DNA-Polymerase der Kopiermechanismus der DNA in Bakterien von A. Kornberg geklärt werden.

> In einem Brief an seinen Sohn beschreibt Crick die DNA: „Unsere Struktur ist wunderschön. D.N.A. kann man sich ungefähr als eine sehr lange Kette vorstellen, die flache Stücke hat, die rausgucken. Diese Stücke heißen Basen. Nun haben wir zwei dieser Ketten, die sich umeinander schlingen – jede von ihnen ist eine Spirale – und die Kette aus Zucker und Phosphor ist außen und die Basen innen. Die Basen haben Namen. Adenin, Guanin, Thymin und Cytosin. Nun sehen wir die Paare, die wir bilden können: A mit T und G mit C. [...] Wenn Du nach Hause kommst, werden wir Dir das Modell zeigen. Viel Liebe, Daddy"
> Francis Crick, 19. März 1953

DNA besteht aus sich wiederholenden Einheiten, den Nukleotiden. Diese Einheiten bestehen aus einem Phosphat, einem Zucker (Desoxyribose) und einer von vier Basen (Adenin, Guanin, Thymin, Cytosin). Am C1'-Atom jeder Desoxyribose ist jeweils eine der vier Basen N-glykosidisch gebunden. Phosphat ist über eine Esterbindung an die 5'-OH-Gruppe des Zuckers gebunden. Eine weitere Phosphatesterbindung verknüpft dieses Phosphat mit der OH-Gruppe am C3'-Atom des nächstfolgenden Nukleotids unter Ausbildung eines Phosphodiesters. Die Folge solcher Reaktionen ist eine Nukleotidkette mit einem freien Phosphatrest an der OH-Gruppe des C5'-Atoms der Desoxyribose des ersten Nukleotids (5'-Ende) und einer freien OH-Gruppe am C3'-Atom der Desoxyribose des letzten Nukleotids (3'-Ende). Die Struktur der DNA-Doppelhelix wird durch zwei gegenläufige, komplementäre DNA-Stränge gebildet, die jeweils durch Wasserstoffbrückenbindungen zwischen A und T (zwei H-Brücken) und G und C (drei H-Brücken) zusammengehalten werden. Nach Konvention wird die Abfolge der Basen, die Nukleotidsequenz, vom 5'-Ende zum 3'-Ende angegeben.

Die Replikation, also die identische Verdopplung eines DNA-Moleküls (z. B. ringförmiges Bakteriengenom) vor der Zellteilung, beginnt immer an einem definierten Sequenzabschnitt auf dem Chromosom. In diesem Abschnitt (origin

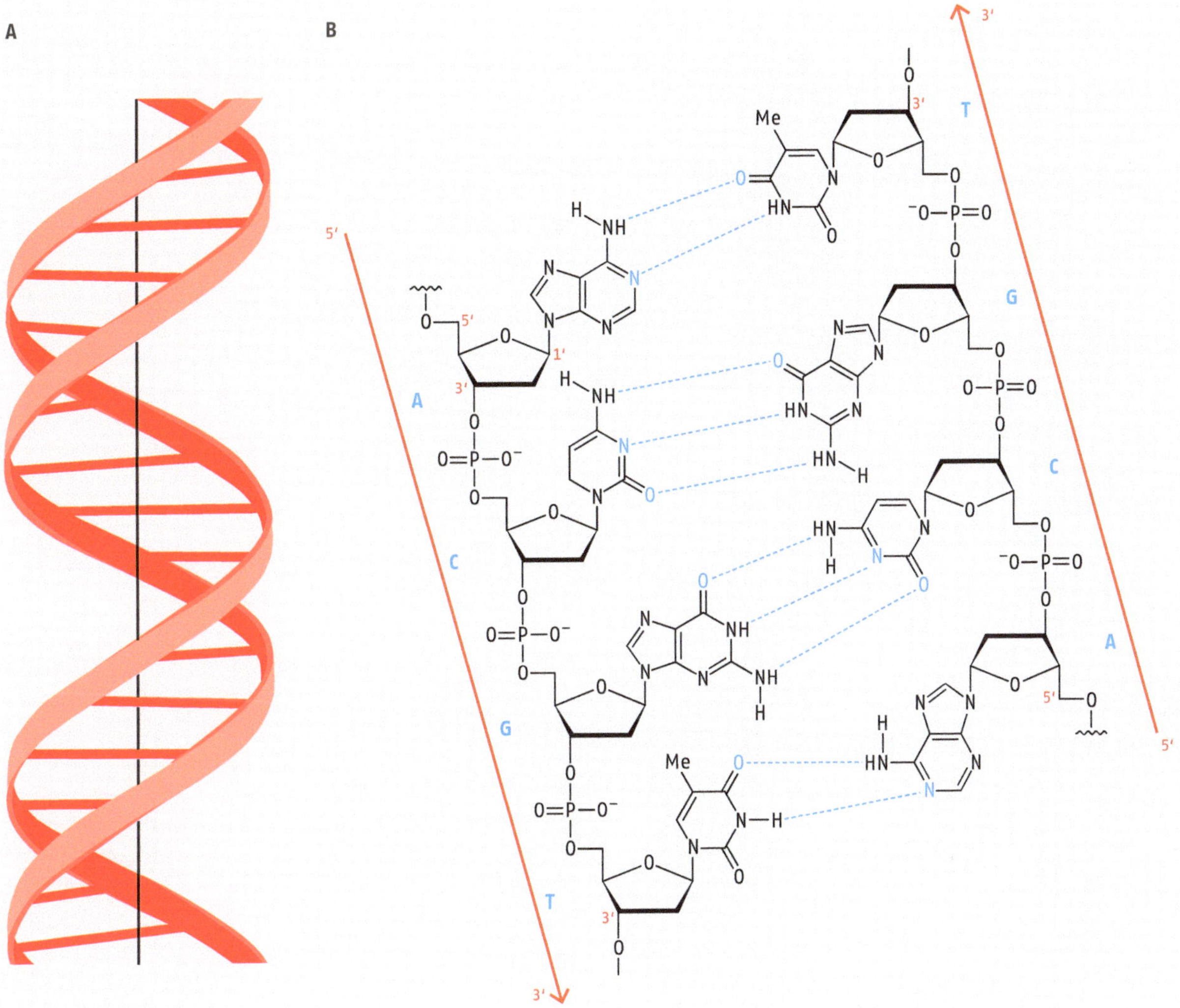

Abb. 7.1 Aufbau und Struktur der Desoxyribonukleinsäure. **A** Modell der DNA-Doppelhelix nach Watson und Crick aus dem Jahr 1953 [1], **B** Strukturformel eines DNA-Abschnitts

of replication, ori) werden die H-Brücken zwischen den DNA-Strängen über einen kurzen Bereich zunächst getrennt. Von dort ausgehend werden beide entstandenen Einzelstrang-Bereiche durch das DNA-Polymerase-Holoenzym (im Weiteren nur als DNA-Polymerase bezeichnet) unter Berücksichtigung der komplementären Basenpaarungen wieder jeweils zu einem DNA-Doppelstrang aufgebaut. Danach wird das Aufschmelzen der H-Brückenbindungen (Denaturieren) des ursprünglichen DNA-Doppelstrangs über das gesamte Bakteriengenom fortgesetzt und die entstehenden Einzelstränge zeitgleich komplementär zu neuen DNA-Doppelsträngen ergänzt. So entstehen aus einem DNA-Doppelstrang zwei identische Kopien. Jeder Einzelstrang dient also als Matrize für einen neuen, komplementären Strang. Für diese Reaktion der DNA-Polymerase wird als Substrat zu Beginn ein sogenannter Primer, d. h. ein kurzes einzelsträngiges RNA- (in vivo) oder DNA-Fragment (in vitro, z. B. bei der Polymerase-Kettenreaktion, der PCR), über komplementäre Basenpaarung an den Strang gebunden, dessen komplementäre Kopie synthetisiert werden soll. Damit steht die freie OH-Gruppe am C3‘-Atom der Ribose bzw. Desoxyribose des Primers für eine Verlängerungsreaktion zur Verfügung. An diese OH-Gruppe (3‘-Ende) wird nun von der DNA-Polymerase Nukleotid für Nukleotid über komplementäre Basenpaarung gebunden und über eine Phosphodiesterbindung kovalent verknüpft. Die DNA-Polymerasen können also nur vom 5'-Ende zum 3‘-Ende hin ihre Synthesefunktion ausüben. Sie arbeiten mit hoher Genauigkeit, die in der Zelle noch durch zusätzliche Korrektur- und Reparaturfaktoren gesteigert wird, sodass die Fehlerrate von 10^{-5} pro Base auf Werte $< 10^{-9}$ pro Base verringert wird.

Sequenziertechnik der ersten Generation

Kettenabbruchmethode

Die Kenntnis über die Struktur der DNA und das Wissen über den molekularen Mechanismus der DNA-Replikation lieferten die Grundlage für die von F. Sanger 1977 entwickelte Kettenabbruchmethode [3] zur DNA Sequenzierung,

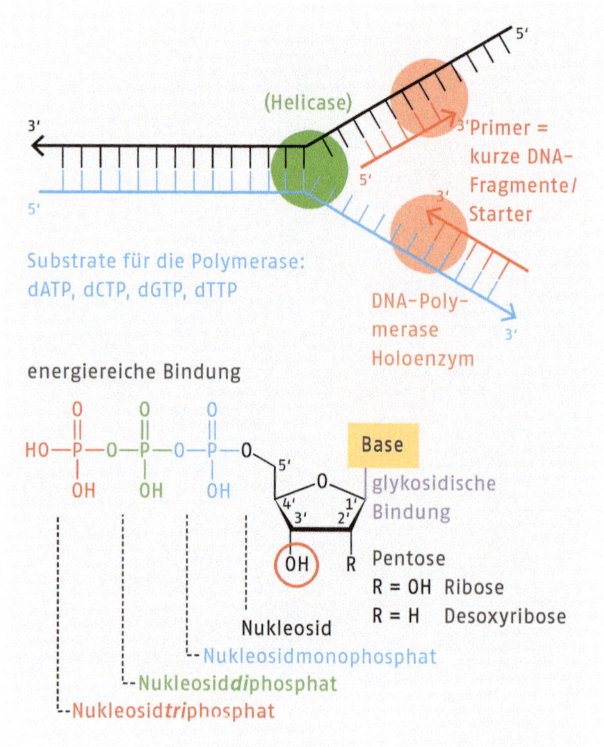

Abb. 7.2 Replikation der DNA. Die DNA-Polymerase benötigt als Substrat eine freie OH-Gruppe am C3'-Atom der Desoxyribose eines partiell komplementär gebundenen DNA-Strangs sowie die vier Nukleotide dATP (Desoxyadenosintriphosphat), dCTP (Cytidintriphosphat), dGTP (Desoxyguanosintriphosphat) und dTTP (Desoxythymidintriphosphat)

mit der es möglich ist, die Nukleotid-Abfolge von kurzen DNA-Fragmenten (zunächst bis ca. 200 Basenpaare) zu bestimmen. Diese Methode beruht darauf, dass ein DNA-Fragment, dessen Sequenz bestimmt werden soll, zunächst isoliert und dann in die Einzelstränge getrennt, d. h. denaturiert wird. Nur einer der beiden Einzelstränge dient nach Trennung von seinem komplementären Gegenstrang als Vorlage (Template) für die Sequenzreaktion. Weiterhin werden diesem Reaktionsansatz, in Anlehnung an die DNA-Replikation, DNA-Polymerase sowie als Substrate für diese ein Primer und Desoxyribonukleotidtriphosphate (dNTPs) zugeführt. Entscheidend ist aber, dass der Reaktionsansatz zusätzlich auch eine definierte Menge an markierten 2',3'-Didesoxyribonukleotiden (ddNTPs) enthält. Im Unterschied zu dNTPs fehlt ddNTPs zusätzlich die Hydroxylgruppe am C3'-Atom und somit können ddNTPs für die DNA-Polymerase nicht mehr als Substrat für die Strangverlängerungsreaktion genutzt werden. So kann die DNA-Polymerase nach Einbau eines ddNTPs keine weitere Synthese des komplementären DNA-Strangs katalysieren, es kommt zu einem sogenannten Kettenabbruch. Das Verhältnis der Konzentrationen dNTPs zu ddNTPs ist bei der parallelen Reaktion vieler gleicher DNA-Fragmente jeweils so gewählt, dass statistisch nach einer gewissen Zeit an jeder der verschiedenen Positionen eines Strangs ein ddNTP-Molekül anstelle eines korrekten dNTPs eingebaut wird und so die Synthese an jeder Position mindestens einmal abgebrochen wird. So kommt es im Lauf der Reaktion dazu, dass viele unterschiedliche neu synthetisierte Einzelstränge entstehen, die sich einerseits durch ihre Länge, andererseits durch das jeweils am Ende eingebaute ddNTP unterscheiden. Trennt man diese Stränge elektrophoretisch auf einem Polyacrylamidgel der Länge nach auf und detektiert gleichzeitig die markierte Base jeweils am Ende eines Strangs, so erhält man, ausgehend vom kürzesten Strang, die komplementäre Nukleotidsequenz des Ausgangsmoleküls. Wurden anfänglich der Primer oder jeweils eines der ddNTPs radioaktiv markiert und die Reaktion auf vier Ansätze aufgeteilt, werden inzwischen vier unterschiedliche Fluoreszenzmarkierungen für die vier verschiedenen ddNTPs verwendet.

Diese Methode der Sequenzierung der ersten Generation, liefert das Grundprinzip für viele weitere Sequenziertechniken: An einem Template-DNA-Strang wird ausgehend von einem Primer der komplementäre Strang sequenziell aufgebaut und jeder Einbau eines Nukleotids wird detektiert.

Cycle-Sequenzierung mithilfe der Polymerase-Kettenreaktion

Mit der 1983 entwickelten Methode der Polymerase-Kettenreaktion (PCR) von Kary Mullis [4] konnte u. a. auch die Sequenzierungstechnik nach Sanger entscheidend verbessert werden. Durch die PCR ist man in der Lage, aus einem großen DNA-Molekül gezielt einzelne DNA-Fragmente von Interesse binnen kürzester Zeit (ca. 2 h) exponentiell zu amplifizieren. Das Prinzip der PCR ist eine sich cyclisch wiederholende In-vitro-Replikation eines durch die Primer definierten DNA-Abschnitts, bei der die Schritte (1) Denaturierung in DNA-Einzelstränge, (2) Anlagerung der Primer an die Enden des zu vervielfältigenden DNA-Sequenzabschnitts und (3) DNA-Vervielfältigung dieses Sequenzabschnitts unter Einsatz von thermostabilen DNA-Polymerasen bis zu ca. 30-mal wiederholt werden. Startet man die Reaktion theoretisch mit nur einem einzigen DNA-Doppelstrangmolekül, so erhält man nach 30 Wiederholungen der Polymerasereaktion 1 073 741 824 Moleküle (Abb. 7.4). Die daraus entwickelte, verbesserte Sequenziertechnik wird als Cycle-Sequenzierung bezeichnet. Der Vorteil ist, dass nicht mehr durch aufwendige Isolierungsreaktionen die Target-(Ziel-)DNA gewonnen werden muss, sondern das DNA-Fragment, dessen Sequenz bestimmt werden soll, mittels PCR vor der eigentlichen Sequenzreaktion amplifiziert wird. Eine weitere Optimierung erreicht man dadurch, dass aufgrund der Markierung der vier ddNTPs mit jeweils unterschiedlichen Fluoreszenzfarbstoffen alle vier ddNTPs in einem Ansatz analysiert werden können. Da jedes DNA-Fragment nach der Cycle-Reaktion durch einen von vier unterschiedlichen Fluoreszenzfarbstoffen gekennzeichnet ist, ist es möglich, die Reaktionsansätze nicht mehr nach ddNTP-Typ getrennt auf Polyacrylamidgelen aufzutrennen, sondern mittels Kapillar-Gelelektrophorese Fragmente aller vier Farbstoffe in einem Ansatz. Die Fluoreszenz-markierten DNA-Fragmente treten der Größe nach durch ein Sichtfenster der Kapillare und werden bei diesem Durchtritt durch Laserlicht zu einem von vier möglichen Farbsignalen angeregt und dadurch detektiert. Ein angeschlossener Computer verarbeitet diese

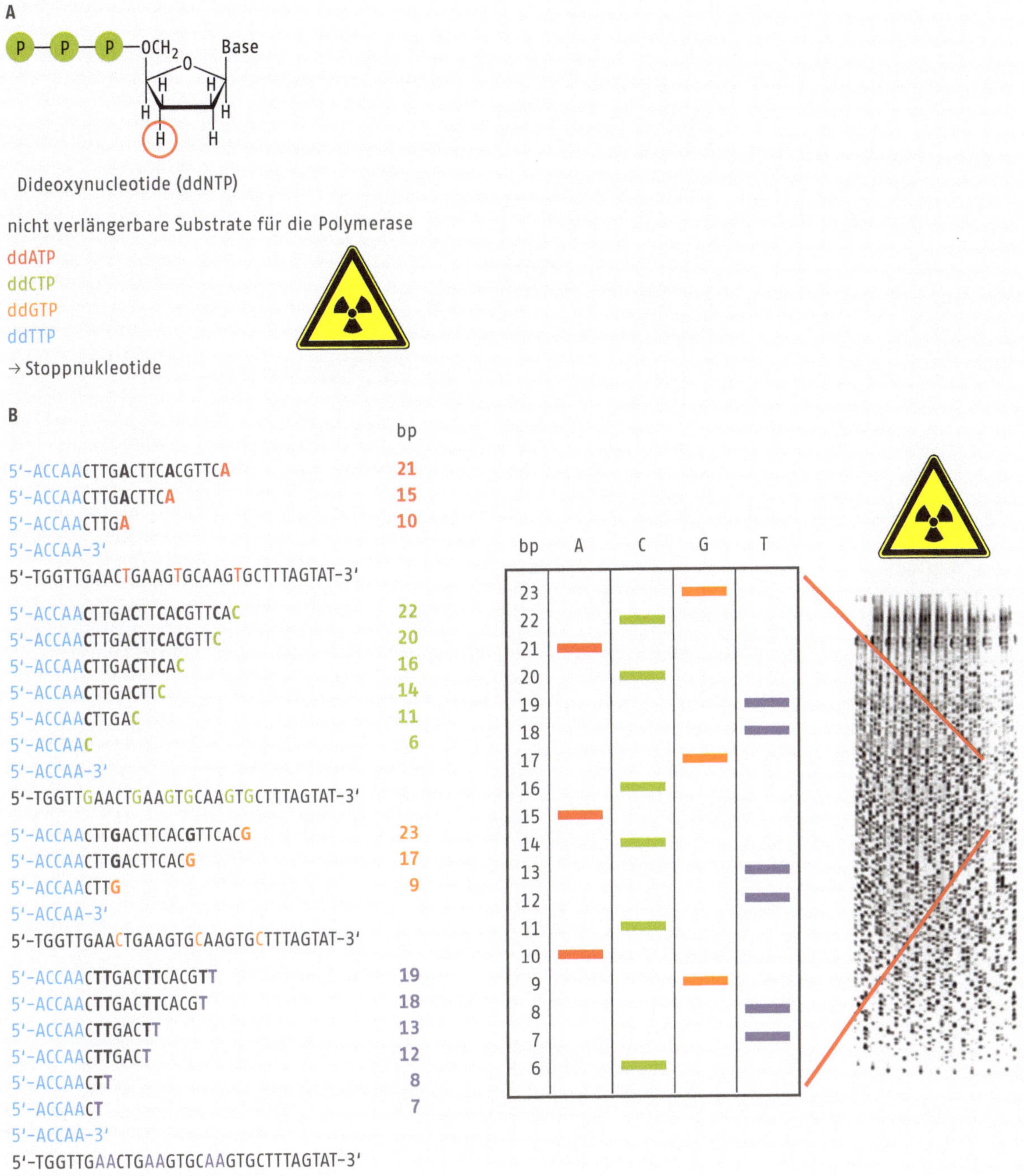

Abb. 7.3 Kettenabbruchmethode nach Sanger. **A** Didesoxyribonukteotide (ddNTPs) sind auch Substrate der DNA-Polymerase. Der Einbau von ddNTPs führt zum Kettenabbruch, da damit keine OH-Gruppe am C3'-Atom als weiteres Substrat für die Verknüpfung weiterer Phosphordiesterbindungen vorhanden ist. **B** Gelelektrophoretische Auftrennung von jeweils vier DNA-Sequenzieransätzen mit jeweils nur einem markierten ddNTP neben allen vier dNTPs in einem Ansatz. Beginnend mit dem kürzesten Fragment kann die Basenfolge (DNA-Sequenz) treppenartig abgelesen werden. bp: Basenpaar

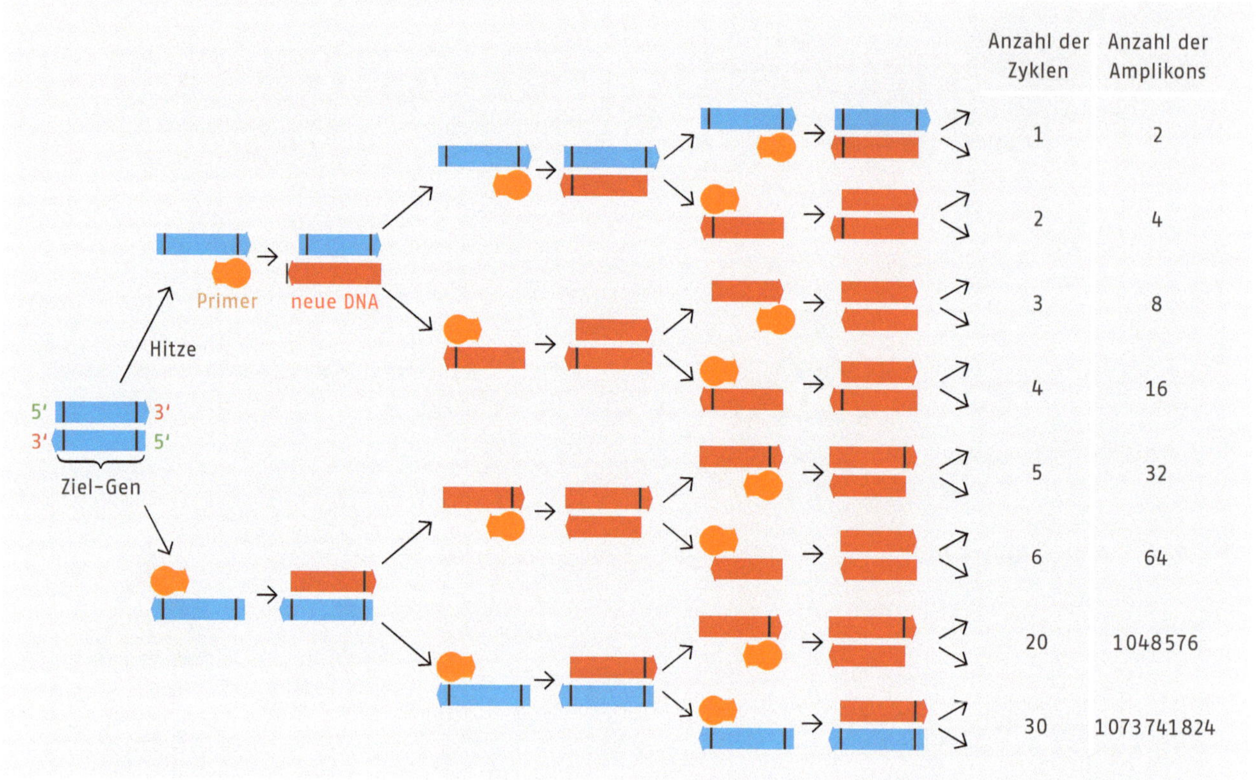

○ **Abb. 7.4** Polymerase-Kettenreaktion. Das Prinzip der PCR ist eine Abfolge von Denaturierung der DNA-Stränge, Anlagerung der Primer an die Einzelstränge und Synthesephase (Zyklus) unter Einsatz von thermostabilen DNA-Polymerasen. Wird die Reaktion mit nur einem einzigen Molekül DNA-Doppelstrang gestartet und lässt man 30 Zyklen ablaufen, so erhält man am Ende der Reaktion 1 073 741 824 Moleküle.

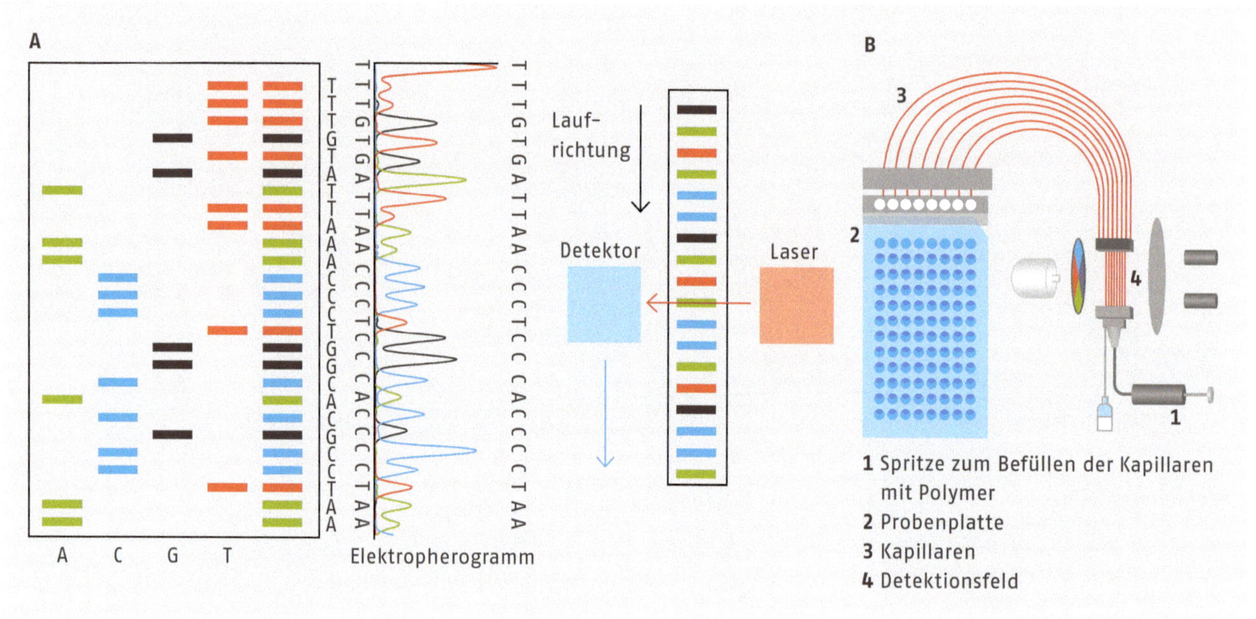

○ **Abb. 7.5** Cycle-Sequenzierung. **A** Reduktion der Sequenzieransätze von vier auf einen durch den Einsatz von vier unterschiedlich fluoreszenzmarkierten ddNTPs. Die Detektion dieser Signale erfolgt mittels Anregung durch einen Laser während der Auftrennung der Fragmente in einer Kapillarelektrophorese. Das Elektropherogramm gibt anschließend die Abfolge der Basen des sequenzierten DNA-Strangs wieder. **B** Bis zu 96 Kapillaren können zeitgleich beladen und analysiert werden (hier 8 Kapillaren, CEQ™ 8000 Beckmann Coulter).

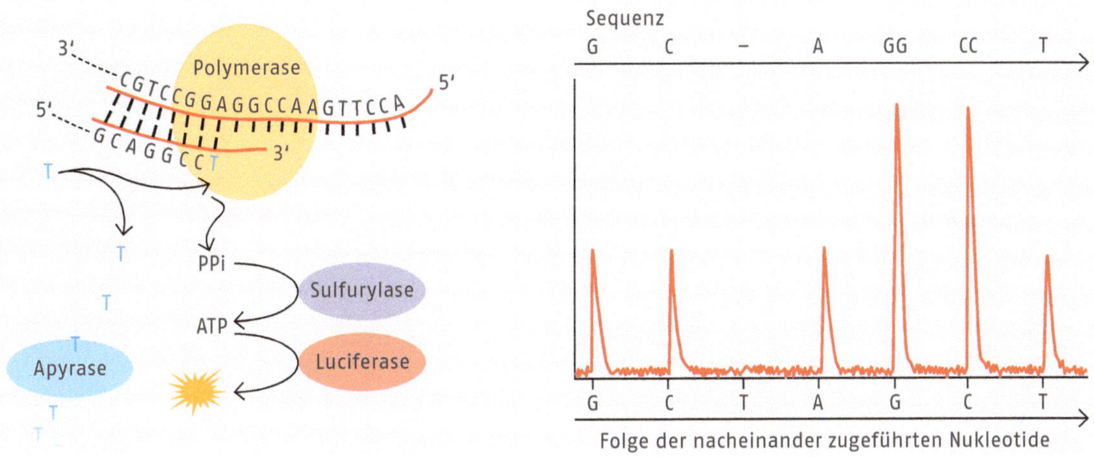

Abb. 7.6 Pyrosequencing. Die Nukleotidtriphosphate werden einzeln nacheinander zum Ansatz gegeben. Kann ein Nukleotid eingebaut werden, kommt es durch die Reaktionskaskade der Enzyme DNA-Polymerase, Sulfurylase und Luciferase zu einem Lichtblitz, dessen Intensität detektiert wird. Das vierte Enzym, Apyrase, baut jeweils die Nukleotide ab, die nicht eingebaut wurden, bevor das nächste Nukleotid zugesetzt wird.

Signale und gibt direkt die Basensequenz des sequenzierten DNA-Strangs an.

Sequenziertechniken der zweiten Generation

Pyrosequenzierung

Sowohl die „klassische" Sanger-Sequenzierung, als auch die Cycle-Sequenzierung sind arbeitsintensive, langwierige und teure Sequenziertechniken. Die Kosten für das 1990 begonnene „Humangenomprojekt" lagen bei ca. 3 Mrd. US-Dollar, und das Projekt war für einen Zeitraum von 13 Jahren geplant. Bereits 2001 konnte die vollständige Sequenzierung des ersten menschlichen Genoms bekannt geben werden, allerdings gelang die endgültige Verarbeitung aller Daten erst im Jahr 2003.

Mit der 1996 in Schweden neu entwickelten Sequenziertechnik des Pyrosequencing [5], einer Methode der nächsten Generation, wurden die Kosten für die einzelnen Sequenzreaktionen erheblich reduziert, da man u.a. keine fluoreszenzmarkierten ddNTPS mehr verwendet. Die DNA-Polymerase synthetisiert auch hier, ausgehend von einem Primer, den zum einzelsträngigen Ausgangsmolekül komplementären Strang. Es wird jedoch beim Pyrosequencing der Einbau jedes einzelnen Nukleotids direkt während der Synthesereaktion der DNA-Polymerase detektiert, wobei für jeden Syntheseschritt die vier Nukleotide einzeln nacheinander zum Reaktionsansatz gegeben werden. Nur wenn das komplementär passende Nukleotid eingebaut wird, wird dies durch eine enzymatische Reaktionsabfolge detektiert. Hierfür werden zwei weitere Enzyme verwendet, wie die Sulfurylase, welche das bei dem Einbau eines Nukleotid freigesetzte Pyrophosphat mit AMP über das Zwischenprodukt 3'-Phosphat-Adenosin-5'-Phosphosulfat (PAPS) zu ATP umsetzt, und die Luciferase, welche das gebildete ATP nutzt, um Luciferin in Oxyluciferin umzuwandeln, wobei ein Lichtblitz freigesetzt wird. Dieser Lichtblitz kann ohne Laser mit einer einfachen Kamera detektiert werden. Kommt es nicht zum Einbau eines dNTPs wird dieses durch die Anwesenheit eines weiteren Enzyms, der Apyrase, abgebaut und damit inaktiviert, bevor das nächste Nukleotid zugesetzt wird. Liegt mehr als ein identisches Nukleotid in Folge vor, werden entsprechend mehr gleiche komplementäre Nukleotide eingebaut und die Intensität des Lichtblitzes ist proportional entsprechend höher (Abb. 7.6).

Weiterentwicklungen der Sequenziertechniken – mehr Daten, schnellere und kostengünstigere Reaktionen

Die Automatisierbarkeit des Prinzips des Pyrosequencings ermöglichte die Entwicklung eines der ersten vollautomatischen Geräte für eine hochparallele Analyse von DNA-Fragmenten: des „Genome Sequencer 454" der Firma Roche, der 2005 eingeführt wurde (Sequenzierung der zweiten Generation). Die damit generierte Datenmenge unterscheidet sich erheblich von der, die durch Sanger-Sequenzierung bzw. Cycle-Sequenzierung erhalten werden kann. Pro Durchlauf werden ca. 35 Megabasen (35 Millionen Basenpaare) Daten erzeugt. Die Verarbeitung solcher Datenmengen erfordert optimal ausgestatte Computer, ebenso wie die Bearbeitung durch qualifizierte Bioinformatiker.

Das Prinzip dieser und vieler weiterer NGS-Varianten ist zunächst die zufällige Fragmentierung der genomischen DNA in Fragmente mit einer Größe von 200 bis max. 800 Basenpaare, das enzymatische Anheften (Ligieren) von Adaptern (kurzen, spezifischen Oligonukleotiden von 15–30 Nukleotiden Länge bekannter DNA-Sequenz) an die Enden der Fragmente und anschließend die parallele Vervielfältigung aller entstandenen Fragmente in Einzelan-

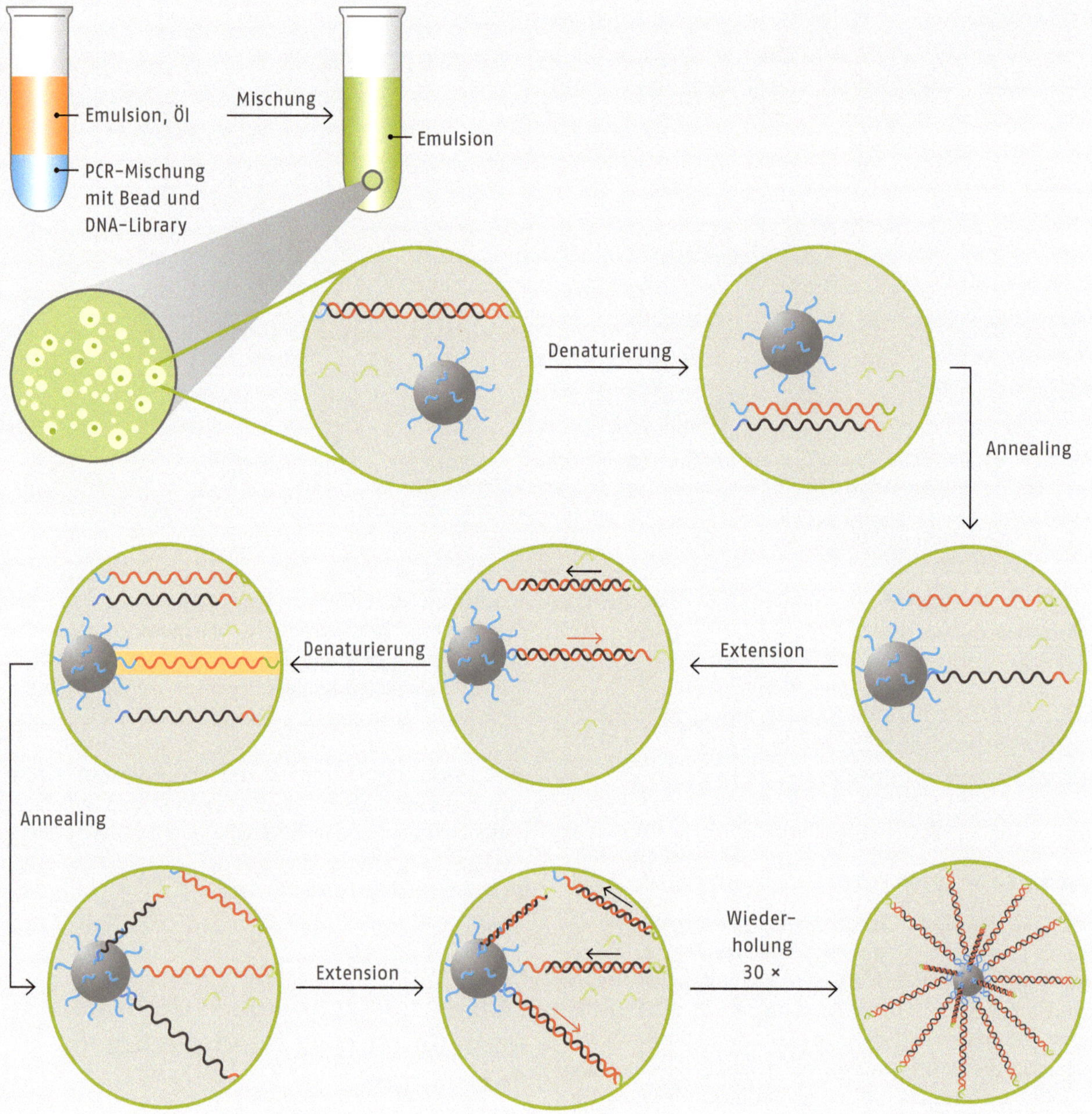

Abb. 7.7 Emulsions-PCR: Mikroreaktor. Ein DNA-Fragment, gebunden an ein Bead, eingelagert in einem Tropfen einer Wasser-in-Öl-Emulsion, wird mittels PCR millionenfach klonal amplifiziert. Dies geschieht zeitgleich mit allen aus der Fragmentierung der genomischen DNA entstandenen Fragmenten in Millionen von in der W/O-Emulsion separierten Wassertropfen. In den einzelnen Wassertropfen erfolgen 30 Zyklen der Reaktionsfolge: Denaturierung, bei der die beiden Stränge der DNA durch Temperaturerhöhung getrennt werden, Anlagerung (Annealing) des Primer-DNA-Oligonukleotids an die Adaptersequenz am Bead und Verlängerung (Extension) des Oligonukleotids durch die DNA-Polymerase.

sätzen mithilfe einer sogenannten Emulsions-PCR (Abb. 7.7).

Nach der Fragmentierung der genomischen DNA wird in einer Wasser-in-Öl-Emulsion (W/O-Emulsion) jeweils in einem Wassertropfen (mehrere Millionen isolierte Wassertropfen pro Ansatz) ein einziges DNA-Fragment, gebunden an ein Bead (spezifisches mit Adaptern versehenes Kügelchen mit einer Größe von ca. 28 µm), millionenfach klonal amplifiziert. Die Beads werden anschließend einzeln in eine von 1,6 Millionen Reaktionskammern (Mikroreaktor) einer 454-Sequenzierungsplatte überführt. In jeder Kammer läuft dann parallel jeweils eine Pyrosequencing-Reaktion ab, was als eine massive parallele Sequenzierung bezeichnet wird.

Eine Weiterentwicklung dieser Methode beruht darauf, nicht mehr durch vier Enzyme und anschließender Detektion des Lichtes den Einbau eines Nukleotids zu verfolgen, sondern nur noch durch Detektion des beim Einbau frei werdenden positiv geladenen Wasserstoffions (H^+) durch Messung der pH-Änderung des Milieus in jeder einzelnen Reaktionskammer. Dies wird möglich durch die Verwendung einer ionensensitiven Schicht unter den Reaktionskammern. Nach der erfolgten Reaktion wird der pH-Wert in den Kammern automatisch wieder auf einen neutralen Wert zurück-

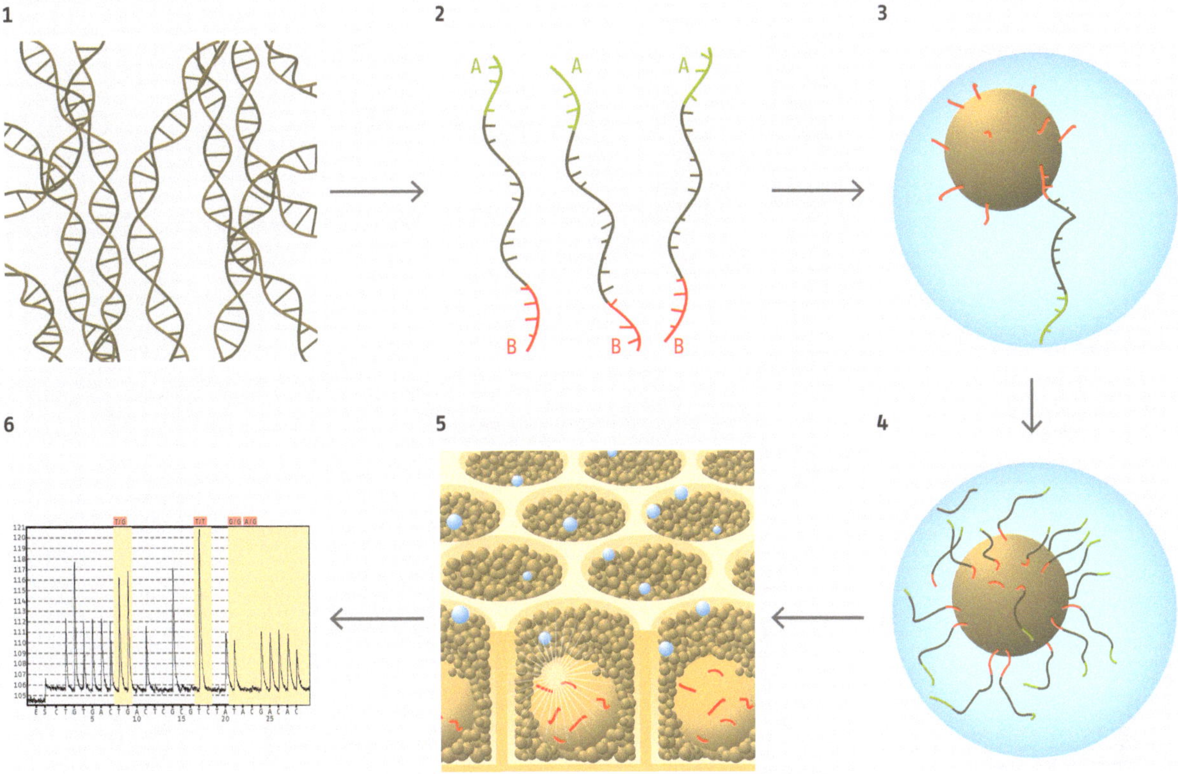

Abb. 7.8 Roche 454 Life Sciences®. Für die Genomsequenzierung mit dem Sequencer Roche 454 Life Sciences® werden die DNA-Fragmente, die bei der Fragmentierung des zu untersuchenden Genoms entstehen, zunächst mittels Polymerase-Kettenreaktion amplifiziert (1). Dabei werden an die Enden der DNA-Fragmente kurze spezifische DNA-Sequenzabschnitte (A und B) angehängt (DNA library, 2). Diese Enden sind komplementär zu denen an der Oberfläche von Kügelchen (Beads) gebundenen kurzen einzelsträngigen DNA-Molekülen (3). In einer W/O-Emulsions-PCR (Abb. 7.7) werden nun alle Fragmente einzeln, gebunden an ein Bead, jeweils in einem Tropfen, hundertfach amplifiziert (4). Anschließend wird jedes Bead mit dem amplifizierten spezifischen Fragment in eine Reaktionskammer für die anschließende Sequenzreaktion überführt (5) und das Ergebnis der Sequenzanalyse als ein sogenanntes Pyrogramm dargestellt (6). So wird die gesamte DNA des Genoms in Teilsequenzen, die jeweils in etwa hundertfacher Kopie vorliegen, nach dem Pyrosequencing-Prinzip bestimmt.

titriert und die Reaktion durch Zugabe des nächsten Nukleotids wiederholt. Diese Technik liegt der Sequenzierreaktion des Ion Torrent™ der Firma Life Technologies zugrunde. Auch für diesen Ansatz wird die genomische DNA zunächst zufällig fragmentiert, Adapter an jeweils beide Enden ligiert, alle entstandenen Fragmente in einer Emulsions-PCR vervielfältigt und die klonal amplifizierten Fragmente jeweils an Beads gekoppelt, aufgereinigt, angereichert und einzeln in die Reaktionskammern eines Chips überführt. Die Messung des Einbaus eines Nukleotids erfolgt nun nicht mehr lichtabhängig photometrisch, sondern über die Detektion eines elektrischen Signals aufgrund der vorübergehenden Leitfähigkeitsänderung. Liegen mehrere identische Basen hintereinander vor, so wird entsprechend nicht nur ein einzelnes, sondern entsprechend mehrere Nukleotide hintereinander eingebaut und dementsprechend die Signalstärke vervielfältigt. Je mehr identische Nukelotide hintereinander folgen (Homopolymere), desto ungenauer entspricht die Zunahme der Signalstärke der Anzahl der eingebauten Nukleotide, sodass sich solche Sequenzabschnitte nicht immer präzise sequenzieren lassen. Nach erfolgtem Einbau ermöglichen anschließende Waschschritte der Reaktionskammern kontinuierliche Detektionen. Für Sequenzierungen mit dem Ion Torrent™ stehen drei Chip-Varianten zur Verfügung, mit denen unterschiedliche Datenvolumina erzeugt werden können (314™ Chip: 30–100 Megabasen; 316™ Chip: 0,3–1,0 Gigabasen; 318™ Chip: 0,6–2,0 Gigabasen).

Eine andere, sehr häufig genutzte Sequenziertechnik der Firma Illumina beruht darauf, dass die DNA-Fragmente an den beiden Enden mit Adaptern versehen und über eine sogenannte Brücken-PCR immobilisiert auf einer Oberfläche (flow cells) zunächst amplifiziert werden. Nach anschließender Denaturierung liegen an die Oberfläche gekoppelte Einzelstränge vor, an die jeweils ein Primer hybridisiert wird. Ausgehend von diesem kann die Synthese des komplementären Strangs beginnen. Die bei dieser Technik in Anlehnung an die Sanger-Sequenzierung verwendeten dNTPs besitzen am 3'OH eine reversible chemische Modifikation, und die jeweilige Base ist zusätzlich mit einem jeweils spezifischen Fluorophor markiert. So kann von der DNA-Polymerase pro Zyklus nur ein Nukleotid eingebaut werden. Dessen Fluorophor wird nach dem Einbau durch einen Laser angeregt und die entsprechende Base detektiert (Sequencing by Synthesis). Auch hier werden in einem anschließenden Schritt die Schutzgruppe und der Fluorophor entfernt. Dies ermöglicht die weitere Synthese bei gleichzeitiger schrittweiser Detektion des Einbaus weiterer Nukleotide.

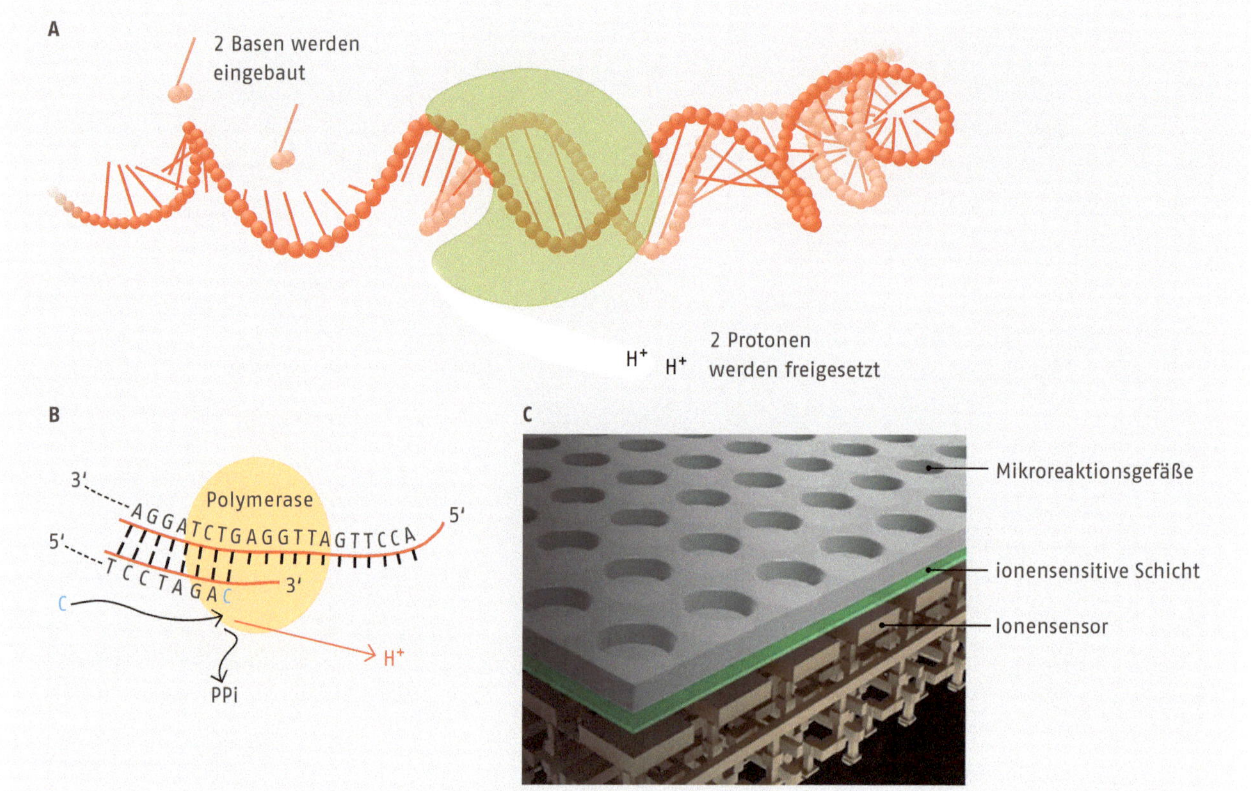

Abb. 7.9 A Detektionsprinzip des Ion Torrent™. B Die Nukleotide werden wie beim Pyrosequencing nacheinander dazugegeben. Der Einbau eines Nukleotids führt zur Ausbildung einer kovalenten Bindung, wobei ein Pyrophosphat und ein positiv geladenes Wasserstoffion (H^+, Proton) freigesetzt werden. C Die Freisetzung eines Protons führt zur Änderung des pH-Werts des Milieus in der Reaktionskammer und kann von einer ionensensitiven Schicht unter der Kammer als elektrisches Signal detektiert werden.

Die oben genannten **Sequenziertechniken** [6] der **zweiten Generation** haben folgende Prinzipien gemeinsam:

- Das Genom wird zu zufälligen Fragmenten mit einer Länge von 200–400 Basenpaare zerkleinert.
- An die Enden werden kurze Adaptermoleküle (Einzelstrang-DNA) ligiert.
- Die mit Adapter versehenen Fragmente werden mittels PCR amplifiziert.
- Der Einbau der Nukleotide wird lichtabhängig oder -unabhängig detektiert.
- Es werden hochparallele Detektionsmethoden (sequencing by synthesis) sogenannte Ultra-Hochdurchsatz-Methoden verwendet.
- Sehr hohe Datenmengen müssen durch Bioinformatik verarbeitet werden.

Die Leselängen der Fragmente, die man mit den Geräten bzw. Methoden der zweiten Generation erzielt, sind geringer als die der Cycle-Sequenziermethode (Gold-Standard), der Methode der ersten Generation. Dadurch wird gerade bei Vorliegen von repetitiven Sequenzen das Zusammensetzen (Assembly) der überlappenden Sequenzenabschnitte zu einem lückenlosen Gesamtgenom (Whole-Genom) erschwert.

Sequenziertechniken der dritten Generation

Die Problematik, dass nur kurze Fragmente (ca. 400 Basenpaare) mit den oben vorgestellten Techniken sequenziert werden können und die Tatsache, dass allen bisher vorgestellten Sequenziertechniken eine Amplifikation der zu analysierenden DNA-Fragmente vorgeschaltet ist, kann durch die Sequenziertechniken der dritten Generation umgangen werden (Abb. 7.10). Bei diesen werden DNA-Einzelstränge bis zu einer Länge von durchschnittlich ca. 3000–5000 Basenpaare (z. T. bis zu 30 000) zum Doppelstrang komplementär ergänzt. Dies wird u. a. durch eine Mutation in bestimmten DNA-Polymerasen möglich, was zu einer erhöhten Prozessivität des Enzyms führt. Durch die Fixierung der DNA-Polymerase am Boden einer Reaktionskammer kann der Einbau der unterschiedlich fluoreszenzmarkierten Nukleotide mit einer Kamera, die unterhalb der Reaktionskammer angebracht ist, direkt erfasst und verarbeitet werden. So liefert jedes eingebaute Nukleotid ein Fluoreszenzsignal in Echtzeit. Die Abfolge dieser Fluoreszenzsignale ergibt die Sequenz des zum DNA-Einzelstrangs (Ausgangstrang) komplementären Strangs (Single-Molecule Real-Time, SMRT). Diese Methode wird von der Firma Pacific Biosciences (PacBio) angeboten.

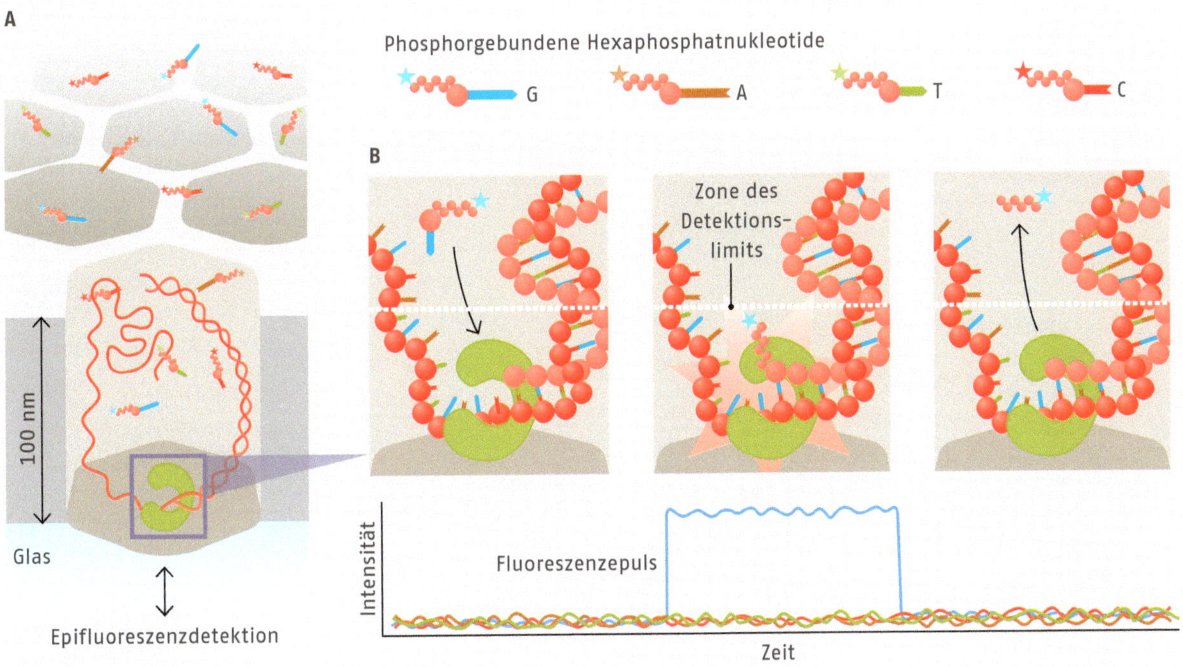

Abb. 7.10 Sequenzierung der dritten Generation (häufig auch bereits als vierte bezeichnet): Pacific Biosciences [7]. **A** Bei dieser Sequenziertechnik wird jeweils ein Molekül einer spezifisch mutierten DNA-Polymerase am Glasboden jeweils einer von vielen Millionen winziger Einzelreaktionskammern so fixiert, dass nach Bindung an ein einzelsträngiges langes DNA-Fragment (> 30 000 Nukleotide) dieses schrittweise zum Doppelstrang ergänzt wird. Die sehr geringe Detektionszone direkt um das fixierte DNA-Polymerasemolekül herum stellt sicher, dass nur die von diesem Enzym direkt eingebauten Nukleotide detektiert werden. **B** In der Detektion wird bei jedem Einbau eines markierten Nukleotids, das jeweils über ein Hexaphosphat mit einem für die jeweilige Base spezifischen Fluorophor gekoppelt ist, ein Fluoreszenzpuls zum Zeitpunkt der Nukelotidanlagerung, d. h. vor der kovalenten Anknüpfung unter Abspaltung des Hexaphosphat-Fluorophors von einer Fluoreszenzkamera in Echtzeit detektiert (real-time sequencing). Diese Kamera befindet sich direkt unterhalb der Oberfläche [7].

Prozessivität bezeichnet die Fähigkeit eines Enzyms, eine Reaktion unter sehr häufiger Wiederholung der Einzelschritte, wie bei einer Polymerisation, hintereinander ohne erneuten Start durchzuführen. Für die Erzeugung sehr langer DNA-Stränge sind diese Eigenschaften für DNA-Polymerasen in vivo unablässig, in vitro aber früher nicht immer gegeben gewesen.

Eine weitere, vom Ansatz her völlig neuartige Sequenziertechnik der dritten Generation wurde von der Firma Oxford Nanopore entwickelt. Hier wird jeweils ein DNA-Fragment durch einen veränderten bakteriellen Ionenkanal, eine Pore, geschoben. Diese Pore ist eingebettet in einer nichtleitenden Membran. Die Geschwindigkeit mit der die DNA durch die Pore geschoben wird, wird durch ein Enzym kontrolliert. Durch die unterschiedlichen physiko-chemischen Eigenschaften der vier Nukleotide ändert sich jeweils die Durchlässigkeit der Pore beim Durchtritt eines dieser Nukleotide in charakteristischer Weise, sobald eine Spannung an die Membran angelegt wird. Ionen wandern also mit unterschiedlicher Geschwindigkeit durch die Pore und je nachdem, ob gerade A, C, G oder T durch die Öffnung geschoben wird, kann der Ionenfluss experimentell gemessen werden. Detektiert wird die charakteristische Veränderung des

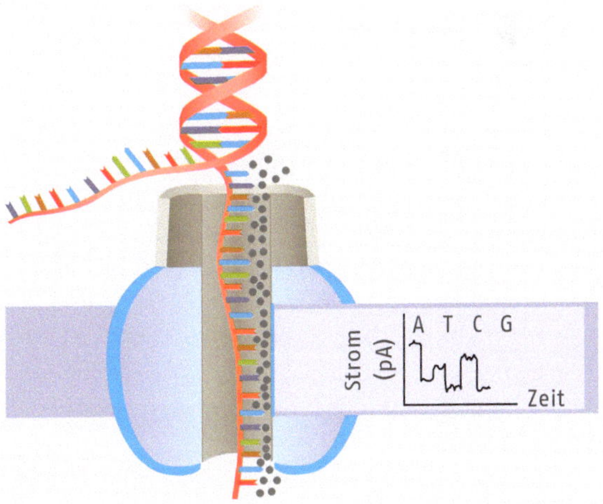

Abb. 7.11 Sequenzierung der dritten Generation (häufig auch bereits als vierte bezeichnet): MinIon der Firma Oxford Nanopore. Eine in eine elektrisch isolierende Membran eingebaute Nanopore wird als Detektor für die Bestimmung der Basenabfolge eines DNA-Fragments verwendet (Einzelheiten s. Text).

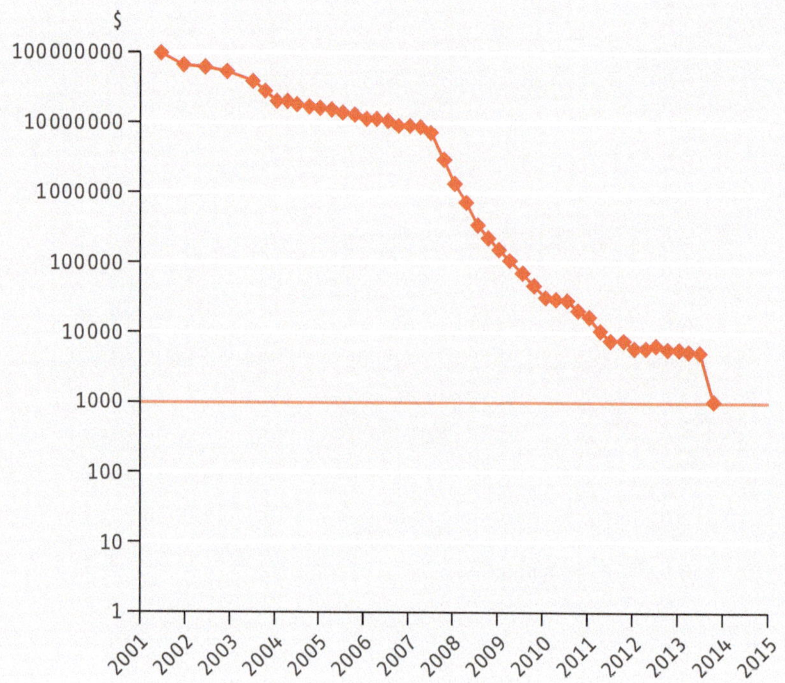

Abb. 7.12 Kostenentwicklung für die Sequenzierung des menschlichen Genoms. Seit Abschluss der Sequenzierung des ersten menschlichen Genoms 2001, für das ein finanzieller Gesamtaufwand von ca. 100 Millionen US-Dollar veranschlagt wurde, konnten durch die Einführung der Next-Generation Sequencer mit massiver paralleler Bestimmung von Milliarden von Nukleotiden die Zeiten und dadurch auch die Kosten drastisch reduziert werden. Das Ziel eines 1000-US-Dollar-Genoms war somit bereits 2014 erreicht worden. Derzeit kann man von einem Preis von unter 500 US-Dollar ausgehen [8].

Durchstroms der Ionen, hervorgerufen von jeweils drei aufeinanderfolgenden Basen. Somit ergeben sich 64 mögliche Veränderungen des Durchstroms. Mit dieser Methode können extrem lange Sequenzen (bis über 100 000 Basenpaare) in kürzester Zeit gelesen werden (MinIon).

Die Durchlässigkeit einer in eine nichtleitende Membran eingebetteten Pore und damit der messbare Ionenfluss ändern sich, sobald eine Spannung angelegt ist, in spezifischer Weise, wenn eine bestimmte Abfolge von jeweils drei Nukleotiden vorliegt.

UPDATE

Next-Generation-Sequenzierung (NGS) bezeichnet DNA-Sequenziertechniken, die in einem parallelen Ansatz Millionen einzelner, zufällig erzeugter DNA-Abschnitte mittels unterschiedlicher hochempfindlicher Verfahren analysieren. Neben direkt verwendeten DNA-Abschnitten des Genoms kann auch das Transkriptom, d. h. die Gesamtheit der mRNA-Moleküle nach Umschreibung in komplementäre DNA (cDNA) mittels reverser Transkriptase als Ausgangsmaterial für die NGS-Analyse verwendet werden. Die wichtigsten methodischen Ansätze für NGS umfassen Pyrosequencing-Verfahren, wie die von Roche 454 und Ion Torrent™ 314–318, Chip-Verfahren wie Illumina, und Einzelmolekül-Direktsequenzierungen wie Pacific Biosystems und MinIon.

Einsatz der NGS-Techniken in der Mikrobiologie

Mit der Einführung der Sequenziertechniken der zweiten und dritten Generation haben die medizinische Diagnostik und biologische Forschungsgebiete beachtliche Fortschritte gemacht. Die Durchführung der Genom-Sequenzierung wird immer einfacher, es wird nur noch DNA-Material im Nanogrammbereich benötigt, die Kosten für die Sequenzierung eines kompletten Bakteriengenoms liegen unter 500 Euro.

Die Rohdaten stehen direkt (in Echtzeit) zur Verfügung und werden mit Unterstützung von Bioinformatikern mittels Computern mit sehr hoher Rechenleistung und Speicherkapazität zeitnah analysiert. Die teilweise zu berücksichtigenden Leseungenauigkeiten (z. B. bei der Analyse von homopolymeren Sequenzabschnitten) verschiedener NGS-Verfahren im Vergleich zur Sanger-Sequenzierung können durch eine Kombination von zwei unterschiedlichen methodischen Ansätzen verschiedener NGS-Geräte kompensiert werden (Abb. 7.12).

Mit diesen neuen Sequenziertechnologien sind in den vergangenen Jahren komplette und sogenannte „draft" Genome (Sequenzen die einige Lücken bzw. Ungenauigkeiten aufweisen) tausender Organismen veröffentlich worden, und täglich kommen neue hinzu. (Abb. 7.13)

So kann die medizinische Humangenetik auf diese Daten zugreifen, ebenso wie die Pharmakogenomik. Aber auch die medizinische Mikrobiologie wurde durch die NGS-Techniken revolutioniert.

Der durchschnittliche DNA-Gehalt bakterieller Genome von Infektionserregern liegt zwischen 2 und 9 Megabasen, dabei entspricht 1 Megabase (Mb) 1 000 000 Basenpaare (bp) bzw. 1000 Kilobasen (kb). So enthält *Escherichia coli* z. B. ca. 4×10^6 Basenpaare (4 Mb). Das wiederum entspricht 1/1000 der Basenpaare des Humangenoms. Außerdem sind bakterielle Genome haploid, weshalb die Bestimmung und anschließende Analyse der Sequenz einfacher und schneller erfolgen kann. Außerdem folgt für haploide Organismen, dass sich genetische Veränderungen immer direkt ausprägen können, was ihnen eine hervorragende Anpassungsfähigkeit verleiht.

Diese genetischen Veränderungen tragen u. a. zur Entwicklung und Verbreitung von Antibiotikaresistenzen bei und führen so zu diesem hochaktuellen Problem in der Therapie von Infektionskrankheiten. Dafür bietet der Einsatz der neuen NGS-Technologien auf diesem Gebiet in Forschungseinrichtungen und auch in der medizinischen Mikrobiologie besonders gute Möglichkeiten.

Das erste Gesamtgenom eines Bakteriums, *Haemophilus influenzae,* wurde 1995 veröffentlicht [9]. Zurzeit werden hunderte Genome von pathogenen und nichtpathogenen Bakterien sequenziert und auch hier ist die Anzahl der sequenzierten Genome steigend.

Die erhaltenen Sequenzdaten werden in Datenbanken zusammengeführt und sind frei zugänglich. Diese Daten können herangezogen werden, um nachfolgend aufgeführte Aspekte in medizinischer Mikrobiologie und Grundlagenforschung zu bearbeiten.

Schnelle Identifizierung des Erregers: Durch die Genomanalyse werden DNA-Sequenzdaten verfügbar, die einen basengenauen Vergleich von stammspezifischen Variationen konservierter Gene bei den verschiedensten Stämmen bakterieller Infektionserreger ermöglichen. Damit sind erheblich größere und genauere Datenmengen verfügbar im Vergleich zu bereits bekannten, weniger stark differenzierenden Untersuchungsmethoden wie die *spa*-Typisierung oder der Rest-

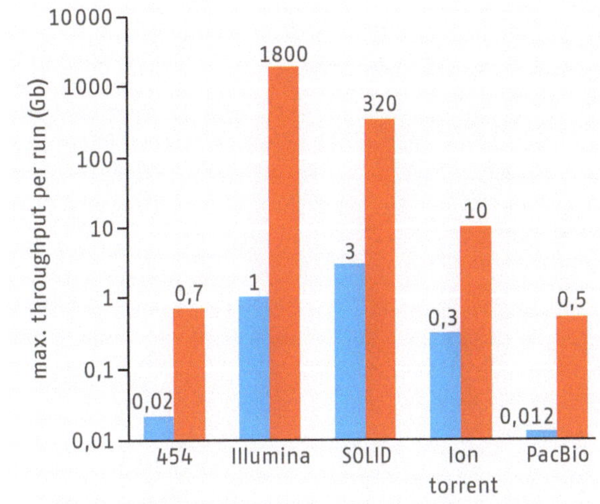

Abb. 7.13 Durchschnittlicher maximaler Datendurchsatz in 10^9 Basen (Gigabasen, Gb) der unterschiedlichen NGS-Geräte (rote Säulen) sowie die bei Einführung des Prototyps erstmalig erzielten Datendurchsätze für das jeweilige Gerät (blaue Säule): 454 (Roche), Illumina, SOLiD (Applied Biosystems), Ion Torrent™ (Life Techologies), PacBio (Pacific Biosystems). Nach [8]

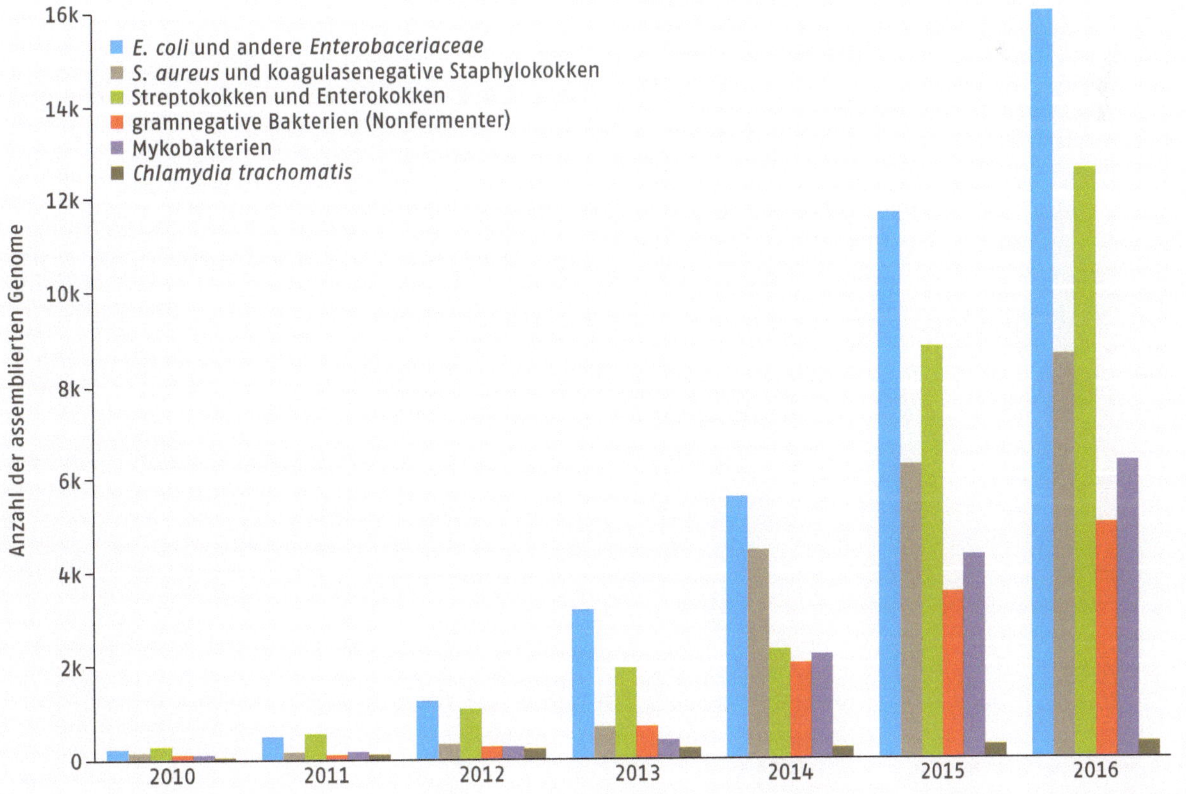

Abb. 7.14 Anzahl der assemblierten Genome, die in den Jahren 2010–2016 in der Datenbank des National Center for Biotechnology Information (NCBI) veröffentlicht wurden [10]

riktionsfragment-Längenpolymorphismus (RFLP) sowie in der genomweiten Variante als Pulsfeld-Gelelektrophorese (PFGE) mit der Möglichkeit, dadurch feinere Unterteilungen in neue Typen bzw. Subtypen vorzunehmen. Ein bekanntes Beispiel ist die Identifizierung des Erregers von durch Lebensmittel verursachten Infektionen im Jahr 2011, dem *Escherichia-coli*-Stamm O104:H4, der sich aufgrund der Genomsequenzierungsdaten als ein Hybridbakterium aus EHEC und EIEC herausstellte [11].

Identifizierung der vorhandenen Antibiotika-Resistenzgene: Obwohl gute und standardisierte Methoden existieren, um antimikrobielle Empfindlichkeit bei Bakterien phänotypisch zu testen, d.h. die Erregerempfindlichkeit zu bestimmen, werden. u. a. von der EUCAST Optionen diskutiert, standardisierte Genomanalysen als Ergänzung oder Ersatz dieser etablierten Methoden einzusetzen [12–14]. Zu beachten ist hierbei, dass mit dem Nachweis eines Resistenzgens nicht automatisch auch dessen Expression verbunden sein muss, d.h. dass ein Erreger zwar ein Resistenzgen tragen kann, dieses aber nicht ausprägt und damit kein Resistenzphänotyp vorliegt. Dagegen kann auch ein neuartiges Resistenzgen zur Resistenz beitragen, ohne dass es mittels genetischem Screening nachweisbar ist. Der Vorteil der Sequenzanalyse des gesamten Genoms, einschließlich Plasmid-codierter Sequenzen, besteht dagegen darin, dass sich damit die Option einer molekularen Antibiotika-Resistenz-Surveillance für beliebig viele Resistenzgene binnen kurzer Zeit bietet, wohingegen die phänotypische Resistenzbestimmung, z.B. mittels Bestimmung der minimalen Hemmkonzentration (MHK) eine realistische Einschätzung der Empfindlichkeit zumindest in vitro zulässt [15].

Analyse nosokomialer Ausbrüche durch multiresistente Keime: Mittels NGS-basierter Typisierung erhaltene, stammspezifische Informationen ermöglichen es, die Herkunft (Phylogenie) und Übertragungswege von Bakterien zwischen Patienten bzw. Personal und Umwelt zu verfolgen. Zusätzlich kann ein Vergleich der Genomsequenzen verschiedener Isolate neue Veränderungen bzw. Mutationen identifizieren und so die Therapie begleiten. Außerdem wird es damit möglich, Übertragungswege Plasmid-codierter Resistenzgene zu analysieren [16–17].

Von besonders großer Bedeutung ist die Genomsequenzierung in der mikrobiologischen Grundlagenforschung für die Untersuchung der Ursachen, die zur Entstehung von Resistenz führen (▸ Kap. 1).

Liefern In-vitro-Selektionsversuche mit neuen Antibiotika im ersten Schritt resistente Mutanten des Ausgangsstamms, erwerben hochresistente Stämme mit mehreren Resistenzmutationen oft auch Mutationen in bislang nicht mit Resistenz assoziierten Genen, die zur Stabilisierung des hochresistenten Phänotyps beitragen und mögliche Beeinträchtigungen aufgrund der Resistenzmutationen kompensieren können. Mit klassischer Sequenzierung lassen sich nur Veränderungen in bereits bekannten Genen mit vertretbarem Aufwand detektieren, während die Sequenzierung des gesamten Genoms hochresistenter Mutanten Informationen zu allen Veränderungen des Genoms liefert, also auch die bisher nicht im Zusammenhang mit Antibiotikaresistenz bekannten Genorte. Diese Gene können einerseits selbst Angriffspunkte (Target) für neu zu entwickelnde Antibiotika liefern. Andererseits erhält man durch diese Daten ein generelles Verständnis dafür, welche Mechanismen Bakterien alleine oder in Kombination aufweisen, um Resistenz gegen Antibiotika zu entwickeln und zu stabilisieren.

Zusammengefasst

Die in den letzten 20 Jahren weiterentwickelten DNA-Sequenzierungstechniken haben für die Forschung der Molekularbiologie, Mikrobiologie und Medizin enorme Fortschritte gebracht. Während die Kosten pro Nukleotid sinken, liefern die Geräte der zweiten und noch stärker die der dritten Generation durch eine sehr hohe Anzahl gleichzeitig parallel laufender Sequenzreaktionen mit bis zu 30 Gigabasen pro Lauf enorm hohe Datenmengen. Diese Datenmengen zu speichern und zu analysieren, ist eine große Herausforderung und nur in Kooperation mit Bioinformatikern effizient möglich. Für die Untersuchung der Ursachen, die zur Entstehung von Resistenz gegen Antibiotika führen, ebenso wie für Untersuchungen zur molekularen Ursache von Virulenz, für die Entwicklung neuer Antibiotika und zur Diagnostik von Infektionserregern ist der Einsatz von Sequenziertechniken der zweiten und dritten Generation von entscheidender Bedeutung. Damit haben sich nicht nur die verfügbaren Datenmengen erheblich erhöht, sondern auch die Zeiträume bis zum Erhalt nutzbarer DNA-Sequenzdaten deutlich verkürzt.

Literatur

[1] Watson JD, Crick FHC. Genetical implications of the structure of deoxyribonucleic acid. Nature, 171, 964–967, 1953

[2] Kornberg A. DNA Replication. WH Freeman and Company, 1980

[3] Sanger F, Nicklen S, Coulson AR. DNA sequencing with chain-terminating inhibitors. Proc Natl Acad Sci USA, 74: 54637, 1977

[4] Mullis KB, Faloona F, Scharf S et al. Specific enzymatic amplification of DNA in vitro: the polymerase chain reaction. Cold Spring Harb Symp Quant Biol, 51 Pt 1: 263–273, 1986

[5] Ronaghi M. Pyrosequencing sheds light on DNA Sequencing. Genome Res, 11: 3, 2001

[6] Goodwin S, McPherson JD, McCombie WR. Coming of age: ten years of next-generation sequencing technologies. Nat Rev Genet, 17 (6): 333–351, 2016

[7] Metzker ML. Sequencing technologies – the next generation sequencing. Nat Rev Genet, 11 (1): 31–46, 2010

[8] van Dijk E, Auger H, Jaszczyszyn Y, Thermes C. Ten years of next-generation sequencing technology. Trends in Genetics, 30 (9): 418–426, 2014

[9] Fleischmann RD, Adams MD, White O et al. Whole-genome random sequencing and assembly of *Haemophilus influenzae* Rd. Science, 269 (5223): 496–512, 1995

[10] Tagini F, Greub G. Bacterial genome sequencing in clinical microbiology: a pathogen-oriented review. Eur J Clin Microbiol Infect Dis, 36 (11): 2007–2020, 2017

[11] Rhode H, Qin J, Cui Y et al. Open-source genomic analysis of Shiga-toxin-producing *E. coli* O104:H4. New Engl J Med, 365 (8): 718–724, 2011

[12] Zankari E. Identification of acquired antimicrobial resistance genes. J Antimicrob Chemother, 67: 2640, 2012

[13] Punina NV, Makridakis NM, Remnev MA, Topunov AF. Whole-genome sequencing targets drug-resistant bacterial infections. Hum Genomics, 9: 19, 2015

[14] Ellington MJ, Ekelund O, Aarestrup FM et al. The role of whole genome sequencing in antimicrobial susceptibility testing of bacteria: report from the EUCAST. Subcommittee Clin Microbiol Infect, 23 (1): 2–22, 2017

[15] Clausen PT, Zankari E, Aarestrup FM, Lund O. Benchmarking of methods for identification of antimicrobial resistance genes in bacteria whole genome data. J Antimicrob Chemother, 71 (9): 2484–2488, 2016

[16] Deurenberg RH, Bathoorn E, Chlebowicz MA et al. Application of next generation sequencing in clinical microbiology and infection prevention. J Biotechnol, 243: 16–24, 2017

[17] Tran-Dien A, Le Hello S, Bouchier C, Weill FX. Early transmissible ampicillin resistance in zoonotic *Salmonella enterica* serotype Typhimurium in the late 1950 s: a retrospective, whole-genome sequencing study. Lancet Infect Dis, doi: 10.1016/S1473-3099(17)30705-3, 2017

8 Heterogenität der molekularen Wirkung von Antibiotika und Anwendung der NGS-Technologie für die Antibiotikaentwicklung

Zoya Ignatova

Der beliebteste Angriffspunkt der Antibiotika ist die Proteintranslation, ein zentraler Prozess der Zelle, der auch die Funktionalität und Vitalität bakterieller Krankheitserreger steuert. Entwicklungen neuartiger Technologien liefern neue Erkenntnisse über die molekularen Wirkmechanismen der Antibiotika. Diese sollen die stagnierende Entwicklung von neuen Antibiotika vorantreiben und durch ein maßgeschneidertes Design von Wirkstoffderivaten die Resistenzentwicklung umgehen. Die Heterogenität der molekularen Wirkung der Antibiotika wird in diesem Kapitel am Beispiel der Inhibitoren bakterieller Ribosomen und der Rolle von NGS-Technologien bei der Entwicklung neuer Antibiotika erklärt.

Proteinsynthese hemmende Antibiotika

„Leben verhindert Leben" – dieser berühmte Satz von Luis Pasteur aus dem Jahr 1877, als er erkannte, dass manche Bakterienarten andere am Wachstum hindern, scheint nach wie vor die weit verbreitete Assoziation zu Antibiotika zu sein. Die Angriffspunkte der Antibiotika sind zentrale Prozesse (u. a. die DNA-Replikation, Proteinsynthese und Zellwandsynthese), welche die Fortpflanzung und das Ausbreiten der Erregerzelle massiv beeinträchtigen und somit diese am schnellsten und effektivsten abtöten [1]. Die meisten Antibiotika unterdrücken den Proteinsynthesemechanismus, speziell das Ribosom, welches eine wichtige molekulare Biosynthesemaschine der Zelle darstellt [2–3]. Die Ribosomen translatieren die in der Nukleotidsequenz der DNA über die mRNA (messenger-RNA) enthaltene Information zu einem Protein. Dieser fundamentale Vorgang läuft für jede lebende Zelle nach dem gleichen Prinzip ab [4–5]. Immer drei Nukleotide bilden ein Codon, welches für eine Aminosäure codiert, die jeweils über ein spezifisches Transfer-RNA(tRNA)-Molekül zum Ribosom angeliefert wird [6]. Das Ribosom ist universell aufgebaut, sodass es alle 61 verschiedenen Aminosäure-codierenden Codons für die 20 proteinogenen Aminosäuren trotz ihrer unterschiedlichen Sequenz, Struktur oder chemischen Identität mit gleicher Effizienz translatieren kann. Dies lässt erwarten, dass ein Antibiotikum das Ribosom unabhängig von den Codons und der entsprechenden Aminosäuren inhibiert. Sind jedoch Antibiotika wirklich universelle molekulare Hemmer? Inhibieren Antibiotika alle Codons gleichmäßig?

> Der genetische Code ist für alle Lebewesen universell. Die Tripletkombinationen der vier Nukleotide A, G, T und C ergeben 64 Triplets oder Codons. Drei Codons, sog. Stopcodons, terminieren die Proteinsynthese. Die restlichen 61 Codons codieren für 20 verschiedene proteinogene Aminosäuren, sodass die Mehrheit der Aminosäuren von mehr als einem Codon codiert wird.

Das Ribosom ist eine universelle makromolekulare „Maschine", die in jeder Zelle – nicht jedoch in Viren – vorkommt, und die Codonabfolge der mRNAs in der Zelle in Proteine übersetzt (Translation). Obwohl die Ribosomen in ihrem Aufbau und ihrer Funktion gleich sind und die genetische Information jeder lebenden Zelle gleichen Prinzipien folgend translatieren, unterscheiden sich die Ribosomen der Mikroorganismen in ihrem Aufbau von denen höherer Organismen (Eukaryonten). Die Ribosomen bakterieller Erreger sind etwas kleiner als z. B. menschliche Ribosomen. Jedoch befinden sich in einigen Organellen der menschlichen Zelle (u. a. Mitochondrien) kleinere Ribosomen, die den bakteriellen Ribosomen ähnlicher sind.

Ribosome-profiling-Technologie zur Untersuchung der molekularen Wirkung von Antibiotika

Neue technologische Entwicklungen versetzen uns in die Lage, die molekularen Mechanismen der Antibiotikawirkung auf zellulärer Ebene mit ungeahnter Präzision zu verstehen. Ergebnisse aus diesen Untersuchungen stellen die universelle molekulare Wirkung der Antibiotika infrage. In den 1970er Jahren entwickelten die amerikanischen Wissenschaftlerinnen Joan Steitz und Marilyn Kozak eine Technologie, die es erlaubt, die genaue Position eines translatierenden Ribsoms auf einem mRNA-Molekül zu bestimmen. 2009 verknüpften Nicholas Ingolia and Jonathan Weissman diese Methode mit Next-Generation-Sequencing(NGS)-Technologien (▸ Kap. 7) und erfassten damit alle in einer Zelle exprimierten Gene. Mit dieser unter den Namen **Ribosome profiling** bekannt gewordenen Technologie wurde eine ungeahnte Präzision bei der Detektion der Position der translatierenden Ribosomen erreicht (○ Abb. 8.1) [7].

> UPDATE
>
> Sequenzierung steht für die Bestimmung der Nukleotidabfolge einer Nukleotidsequenz (DNA, RNA). Die Einführung der vielfältigen NGS-Technologien (auch Deep Sequencing benannt) ermöglicht die gleichzeitige Sequenzierung aller Nukleotidsequenzen (DNA oder RNA) in einer Zelle. Ribosome profiling wurde speziell für die Detektion translatierender Ribosomen entwickelt und koppelt den Prozess mit sich anschließender NGS-Technologie.

Wissenschaftler um Shura Mankin haben an der University of Illinois in Chicago (USA) die Neuentwicklungen der Ribosome-profiling-Technologie und insbesondere die Möglichkeit, die Position jedes Ribosoms mit Codonauflösung zu detektieren, ausgenutzt, um eine Codon-aufgelöste „Karte" der Wirkungsweise unterschiedlicher Antibiotika zu erstellen. Die Forscher haben die hemmende Wirkung unterschiedlicher Antibiotika der gleichen Antibiotikagruppe mittels Ribsome profiling untersucht, um die allgemein verbreitete Hypothese, dass jedes Ribosom hemmende Antibiotikum die Synthese aller Proteine hemmt, zu testen. Der Vergleich der beiden Antibiotika Erythromycin und Telithromycin aus der Gruppe der Makrolide bzw. Ketolide, deren Wirkmechanismus auf eine universelle Inhibition der Synthese aller Proteine hindeutet (○ Abb. 8.2, A), zeigte, dass einige Proteine weiterhin synthetisiert werden. Wie konnten diese Proteine die Blockade des Ausgangstunnels (○ Abb. 8.2, A), aus welchem die neu synthetisierte Kette das Ribosom verlässt, umgehen? Um diese Frage zu beantworten, haben die Wissenschaftler die kleinen Nukleotidfragmente von jedem Codon und der entsprechend codierten Aminosäure zugeordnet. Dabei stellten sie fest, dass Proteine mit bestimmter Aminosäurenabfolge inhibiert werden (○ Abb. 8.2, B), während andere unverändert weiter translatiert werden.

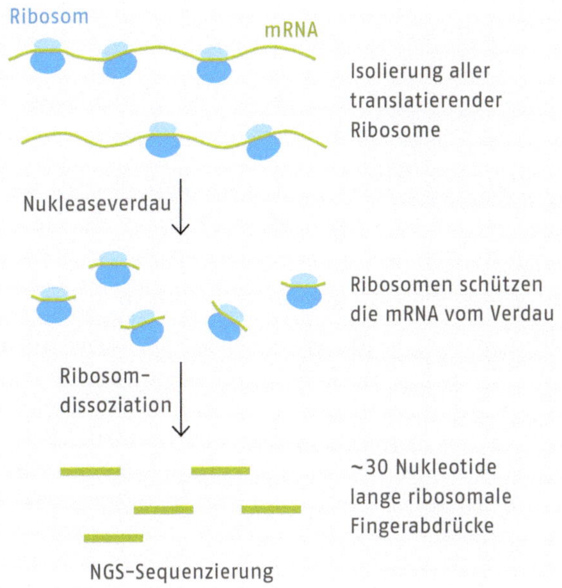

○ **Abb. 8.1** Prinzip der Ribosom-profiling-Technologie. Zunächst werden alle vollständigen Ribosomen, die sich nach Anheftung an mRNA in der Translationsreaktion befinden, isoliert. Durch Nukleasen werden die nicht von einem Ribosom gebundenen und dadurch geschützten RNA-Anteile abgebaut. Anschließend werden die gebundenen, ca. 30 Nukleotide langen, nicht abgebauten RNA-Restmoleküle von den Ribosomen abgetrennt und mittels Next-Generation-Sequenzierung (NGS) die jeweiligen Sequenzen bestimmt. Auf diese Weise erhält man einen Fingerabdruck der von den Ribosomen bevorzugt gebundenen mRNA-Abschnitte, z. B. um nach Einwirkung bestimmter Ribosomen hemmender Antibiotika deren Wirkungsweise besser zu verstehen.

An einem weiteren Beispiel mit Chloramphenicol und Linezolid, welche die Verknüpfung der Peptidbindung und damit das Wachsen der Proteinkette inhibieren, widerlegt ebenfalls die Annahme einer allgemeinen und gleichmäßigen Wirkung und Hemmung der gesamten Proteinsynthese durch Antibiotika. Mit Ribosome profiling zeigten Shura Mankin und seine Mitarbeiter, dass diese beiden Antibiotika nicht die Synthese aller Proteine in der Zelle inhibieren, sondern ähnlich wie bei den Makroliden bzw. Ketoliden nur das Wachsen einiger Proteinketten mit bestimmter Aminosäurenabfolge hemmen (○ Abb. 8.3) [8].

Ist diese „promiskuitive" Hemmung nur spezifischer Aminosäureabfolgen eine Art Ausweg für die bakteriellen Erreger, um Resistenz zu erwerben? Die ungestörte Synthese einiger Proteine sowie die spezifische Wirkung der Antibiotika auf bestimmte Aminosäuren würde die Anhäufung einzelner Mutationen induktiv selektieren, um die für die Antibiotika-Wirkung relevanten Aminosäuren als Mutationsfolge zu meiden und somit den Hemmeffekt zu umgehen.

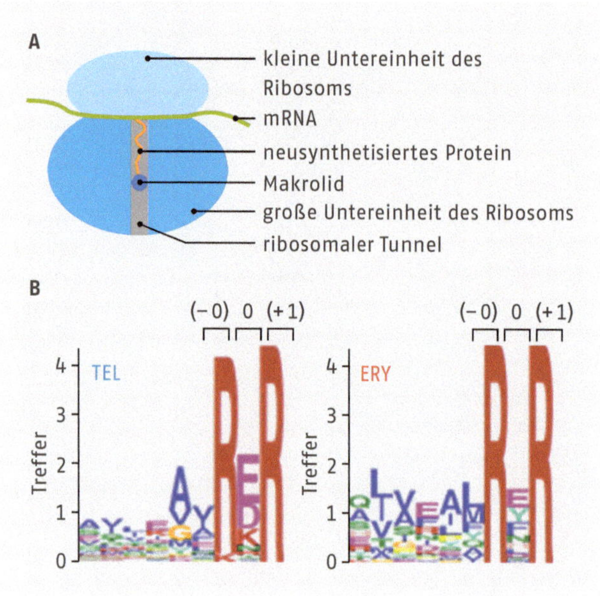

Abb. 8.2 Inhibierende Wirkung der Makrolide bzw. Ketolide. **A** Makrolide bzw. Ketolide binden sich an den oberen Teil des ribosomalen Tunnels an und versperren damit den Austritt der neu synthetisierten Proteinkette. **B** Auf Ribosome-profiling-Technologie basierende Analyse, die es ermöglicht, bei Blockierung der Ribosomenbewegung entlang der mRNA spezifisch die mRNA-Bereiche zu detektieren, an denen das Ribosom aufgrund der Aktivität von Erythromycin (ERY) oder Telithromycin (TEL) angehalten wird, und so eine aminosäurespezifische Wirkung von Telithromycin (TEL) und Erythromycin (ERY) nachzuweisen. Jeder Buchstabe symbolisiert eine Aminosäure in der Abfolge, bei welcher die Proteinsynthese durch die inhibierende Wirkung von ERY oder TEL gestoppt wird. Die Aminosäuren sind im Ein-Buchstaben-Code angegeben, z. B. R (Arginin), E (Glutamat), A (Alanin) und die Buchstabengröße entspricht der Häufigkeit, mit der die Aminosäure an der jeweiligen Position relativ zu der gerade am C-Terminus eingebauten (Pos. 0) bzw. der vorigen (Pos. −1) oder der noch nicht eingebauten (Pos. +1) Aminosäure vorkommt. Die Pos. +1 ist nur detektierbar, da nicht die Aminosäure selbst bestimmt wird. Stattdessen wird diese Aminosäure durch ein Ribosom-profiling-Experiment (Abb. 8.1) aus der Nukleotidsequenz des vom Ribosom gebundenen mRNA-Anteils abgeleitet. Nach [8]

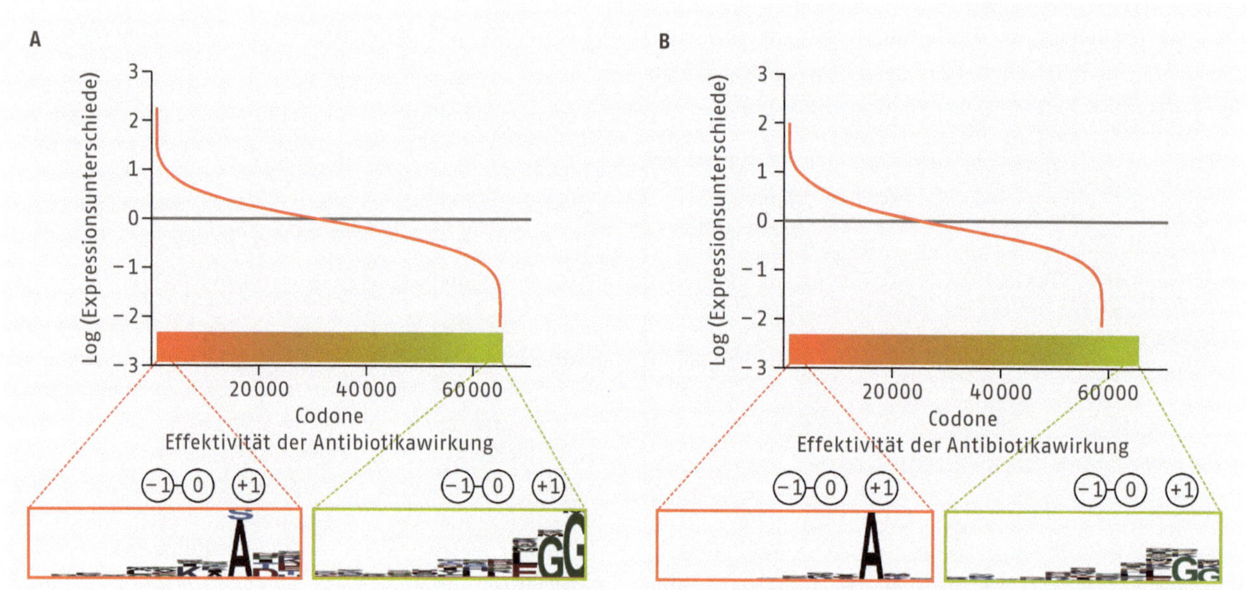

Abb. 8.3 Analyse der inhibierenden Wirkung von **A** Chloramphenicol (CHL) und **B** Linezolid (LZD). Beide Antibiotika zeigen ein aminosäurespezifisches Muster der Inhibierung wie in den Buchstabencodes dargestellt. Die Aminosäuren sind im Ein-Buchstaben-Code (Abb. 8.2) dargestellt, z. B. A (Alanin), G (Glycin), S (Serin). Nach [9]

> Makrolide oder Makrolactone binden an die große Untereinheit der bakteriellen Ribosomen und blockieren dadurch die Elongation der neu synthetisierten Proteinkette. Chloramphenicol und Linezolid inhibieren die Verknüpfungsreaktion (d. h. Peptidyltransferasereaktion) einer neuen Aminosäure mit der wachsenden Proteinkette. Linezolid (Zyvoxid®) gehört zu der Gruppe der Oxazolidinone, eine der neuesten verfügbaren Antibiotikaklassen.

Perspektiven in der Neuentwicklung von Antibiotika

Durch Anwendung der Ribosome-profiling-Technologie wird es möglich, die Wirkung von Antibiotika innerhalb der Zelle mit molekularer Präzision zu untersuchen.

Durch eine systematisch durchgeführte Untersuchung für alle existierenden Antibiotikagruppen, die spezifisch die

Proteinbiosynthese hemmen, sollen die jeweiligen Antibiotikastrukturen mittels maßgeschneidertem Design so verändert werden, dass die kontextspezifische Wirkung in eine universelle umgewandelt wird und somit das Auftreten der induzierten Resistenz verlangsamt oder sogar vollständig verhindert wird.

Literatur

[1] Lewis K. Platforms for antibiotic discovery. Nat Drug Discov, 12: 371–387, 2013

[2] Sohmen D, Harms JM, Schlunzen F, Wilson DN. Enhanced SnapShot: Antibiotic inhibition of protein synthesis II. Cell, 139 (1): 212–212.e1, 2009

[3] Sohmen D, Harms JM, Schlunzen F, Wilson DN. SnapShot: Antibiotic inhibition of protein synthesis I. Cell, 138: 1248.e1, 2009

[4] Flintoft L. Gene regulation: In charge of translation. Nat Rev Genet, 14 (5): 304, 2013

[5] Steitz TA. A structural understanding of the dynamic ribosome machine. Nat Rev Mol Cell Biol, 9: 242–253, 2008

[6] Kirchner S, Ignatova Z. Emerging roles of tRNA in adaptive translation, signalling dynamics and disease. Nat Rev Genet, 16: 98–112, 2015

[7] Ingolia NT, Ghaemmaghami S, Newman JR, Weissman JS. Genome-wide analysis in vivo of translation with nucleotide resolution using ribosome profiling. Science, 324 (5924): 218–223, 2009

[8] Kannan K, Kanabar P, Schryer D et al. The general mode of translation inhibition by macrolide antibiotics. Proc Natl Acad Sci USA, 111 (45): 15958–15963, 2014

[9] Marks J, Kannan K, Roncase EJ et al. Context-specific inhibition of translation by ribosomal antibiotics targeting the peptidyl transferase center. Proc Natl Acad Sci USA, 113: 12150–12155, 2016

9 Molekulare und strukturelle Grundlagen der Antibiotika-resistenz

Maximiliane Wieland und Daniel N. Wilson

Die Entstehung antibiotikaresistenter Bakterien ist eine ständig wachsende Bedrohung für die Gesundheit der Menschheit. Es werden bakterielle Resistenzen gegenüber den meisten, wenn nicht allen, unterschiedlichen Klassen klinisch relevanter Antibiotika festgestellt. Darüber hinaus zeigen viele Bakterienstämme, sogenannte mehrfachresistente Bakterien, eine Resistenz gegen mehrere Antibiotikaklassen. Das Problem der Mehrfachresistenz wird durch die abnehmende Zahl neu entwickelter Antibiotikaklassen verschlimmert, wobei nur einige wirklich neue Klassen mit neuen chemischen Strukturen in den letzten Jahrzehnten in die klinische Praxis eingeführt wurden, wie z. B. Oxazolidinone, Pleuromutiline und Lipopeptide. Selbst diese letztgenannte Klasse stellt keine neue Entdeckung dar, da die jüngsten Lipopeptide bereits in den späten 1980er Jahren beschrieben wurden. Vielmehr war der erfolgreichste Ansatz die sukzessive Verbesserung der natürlich vorkommenden Ausgangsverbindungen über chemische Modifikationen. Dies hat zu semisynthetischen Derivaten der zweiten, dritten und sogar vierten Generation geführt, die im Allgemeinen verbesserte pharmakokinetische Eigenschaften zeigen und in vielen Fällen auch eine verstärkte inhibitorische Aktivität gegen mehrfachresistente Bakterien oder eine Erweiterung des Wirkungsspektrums zeigen. Eine aktuelle Studie deutet darauf hin, dass diese multiresistenten „Super-Bugs" bis 2050 für den Tod von mehr Menschen verantwortlich sein werden als Krebs, sollte ihnen nicht Einhalt geboten werden (Abb. 5.2). Daher besteht ein dringender Bedarf an der Entdeckung und Entwicklung neuer Antibiotikaklassen. Einsichten in die Mechanismen, durch die Antibiotika an ihre Ziele binden und diese mechanisch in ihrer Funktion hemmen, liefern eine grundlegende Basis, auf der zukünftige Klassen von Antibiotika entwickelt werden können.

Das Ribosom und die Proteinbiosynthese

Ein Hauptziel der Antibiotika in der Bakterienzelle ist die Proteinsynthese [1–2] (Abb. 9.1). Die Synthese von Proteinen findet in großen „makromolekularen Maschinen" statt, den sogenannten Ribosomen. Ribosomen bestehen aus zwei Untereinheiten, welche beide Ribonukleoproteinpartikel sind, d. h. sie sind aus sowohl ribosomaler RNA (rRNA) als auch ribosomalen Proteinen (r-Proteinen) zusammengesetzt. Das Eubacterium *Escherichia coli* hat eine kleine 30S-Untereinheit, welche aus einer 16S-rRNA und 21 r-Proteinen besteht, und eine große 50S-Untereinheit, welche aus der 5S- und 23S-rRNA und 34 r-Proteinen besteht. Zusammen bilden eine 30S- und 50S-Untereinheit das 70S-Ribosom, die Plattform für die Proteinbiosynthese. Die in der Boten-RNA (mRNA; *messenger RNA*) genetisch codierte Information wird über die von den 70S-Ribosomen bereitgestellte Plattform in aus Aminosäurebausteinen bestehende Polypeptide umgewandelt. Aminosäuren sind in Form von Basentriplets (Codons) in der mRNA codiert und werden vom Anticodon an einem Ende der Transfer-RNAs (tRNAs) erkannt, während das andere Ende der tRNA die Aminosäure trägt, die vom Codon der mRNA codiert ist. Die tRNAs fungieren als Adapter zwischen der Protein- und der RNA-Welt. Die kleine 30S-Untereinheit stellt die Plattform für die Bindung der mRNA bereit und stellt sicher, dass das Codon der mRNA von der richtigen Aminoacyl-tRNA erkannt wird. Während der Initiation der Translation bindet die Initiator-tRNA an die P-Stelle des 70S-Ribosoms, wo sie das Startcodon der mRNA erkennt (Abb. 9.1). Anschließend folgt der Elongationszyklus, bei dem Aminoacyl-tRNAs durch den speziellen Translations-Elongationsfaktor EF-Tu an das Ribosom abgegeben werden und in der A-Stelle binden (Abb. 9.1). Die große 50S-Untereinheit beherbergt das katalytische Zentrum und erleichtert die Bildung der Peptidbindung zwischen der Peptidyl-tRNA, die sich an der P-Stelle befindet, und der Aminoacyl-tRNA an der A-Stelle. Auf diese Weise wird die Polypeptidkette an die tRNA in der A-Stelle übertragen und um eine Aminosäure verlängert. Ein zweiter Translations-Elongationsfaktor EF-G transloziert dann die mRNA und die tRNAs durch das Ribosom, sodass die A-Stelle für die Bindung der nächsten Aminoacyl-tRNA frei ist (Abb. 9.1). Dieser Zyklus setzt sich fort,

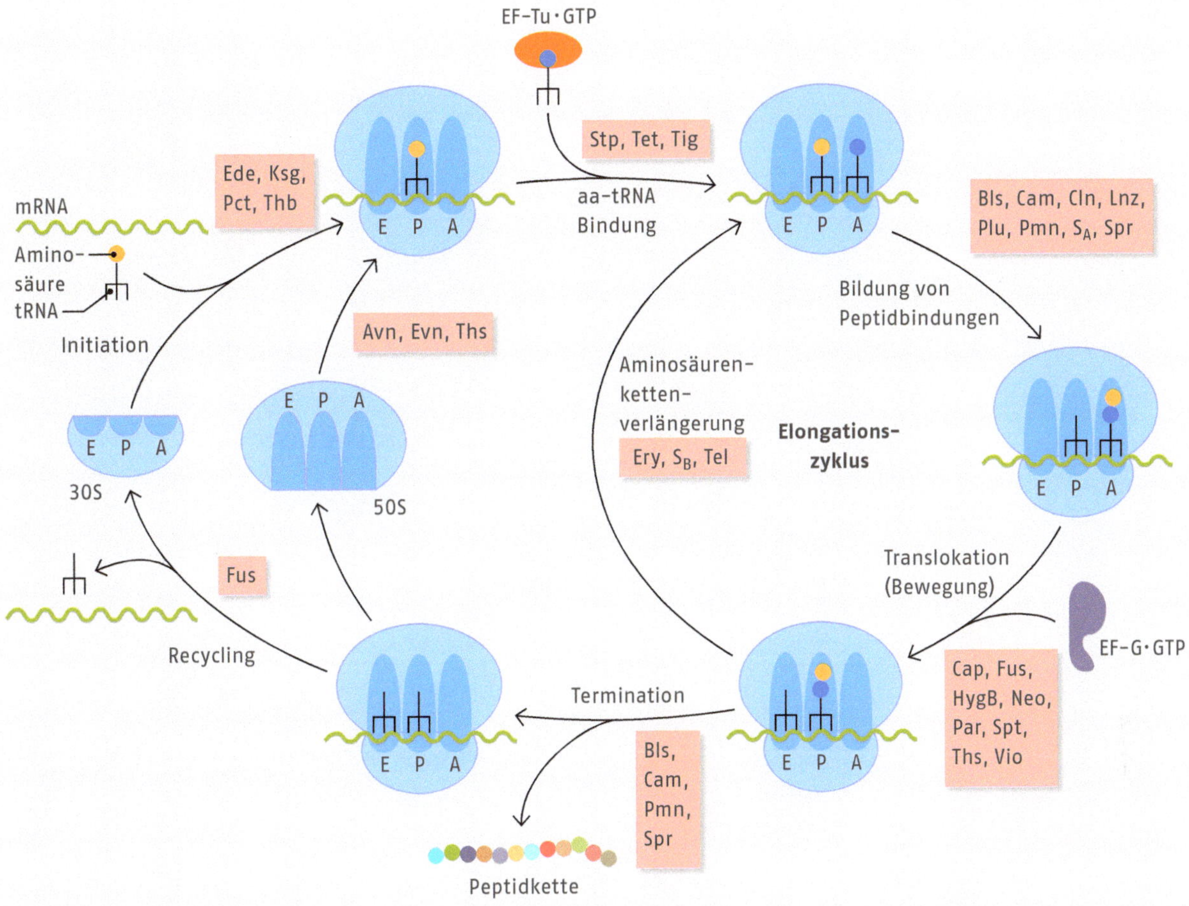

Abb. 9.1 Schematische Darstellung der Proteinsynthese und Eingriffsstellen der unterschiedlichen Antibiotikaklassen. **Avn** Avilamycin, **Bls** Blasticidin, **Cam** Chloramphenicol, **Cap** Capreomycin, **Cln** Clindamycin, **Ede** Edein, **Ery** Erythromycin, **Evn** Evernimicin, **Fus** Fusidinsäure, **HygB** Hygromycin B, **Ksg** Kasugamycin, **Lnz** Linezolid, **Neo** Neomycin, **Par** Paromycin, **Pct** Pactamycin, **Plu** Pleuromutiline, **Pmn** Puromycin, **S_A** Streptogramin A, **S_B** Streptogramin B, **Spr** Sparsomycin, **Spt** Spectinomycin, **Stp** Streptomycin, **Tel** Telithromycin, **Tet** Tetracycline, **Thb** Thermorubin, **Ths** Thiostrepton, **Tig** Tigecyclin, **Vio** Viomycin. Nach [2]

bis ein Terminations-Stopcodon in der A-Stelle erscheint und durch die Terminationsfaktoren RF1 und RF2 erkannt wird, die die Freisetzung der Polypeptidkette aus dem Ribosom katalysieren (Abb. 9.1).

Ribosomen-bindende Antibiotika

Es wurde geschätzt, dass etwa 50 % der klinisch verwendeten Antibiotika auf die Proteinsynthesemaschinerie abzielen. Dazu gehören Antibiotikaklassen wie die Makrolide/Ketolide (Erythromycin, Telithromycin), Tetracycline/Glycylcycline (Doxycyclin, Minocyclin, Tigecyclin), Aminoglykoside (Gentamicin, Kanamycin), Lincosamide (Clindamycin, Lincomycin), Pleuromutiline (Tiamulin, Ratapamulin) und viele andere [1–2] (Abb. 9.1). In den letzten Jahrzehnten haben ausgedehnte biochemische und strukturelle Untersuchungen dringend benötigte Einblicke in die Bindungsstellen dieser verschiedenen Antibiotikaklassen am Ribosom sowie in deren Wirkmechanismus geliefert. Eine Überlagerung der Antibiotika- und Ribosomenstruktur verdeutlicht, dass die Mehrzahl der Stellen, an die klinisch verwendete Antibiotika binden, in den ribosomalen Untereinheiten nahe zusammen liegen [1–3] (Abb. 9.2). Auf der kleinen Untereinheit gruppiert sich die Mehrzahl der Antibiotika um den mRNA-Tunnel und die Bindungsstellen der tRNAs (Abb. 9.2, A, B). Im Allgemeinen verhindern Antibiotika, die auf die kleine Untereinheit abzielen, entweder die Bindung von mRNA oder tRNAs oder deren Bewegung durch das Ribosom. Auf der großen Untereinheit gruppiert sich die Mehrheit der Antibiotika um die katalytische Stelle herum, an der die Bildung von Peptidbindungen stattfindet. Im Allgemeinen verhindern Antibiotika, die auf die große Untereinheit abzielen, entweder die Platzierung der tRNAs an der A- oder P-Stelle des katalytischen Peptidyltransferase-Zentrums oder stören die Bewegung der Polypeptidkette durch den ribosomalen Ausgangstunnel (Abb. 9.2, C, D).

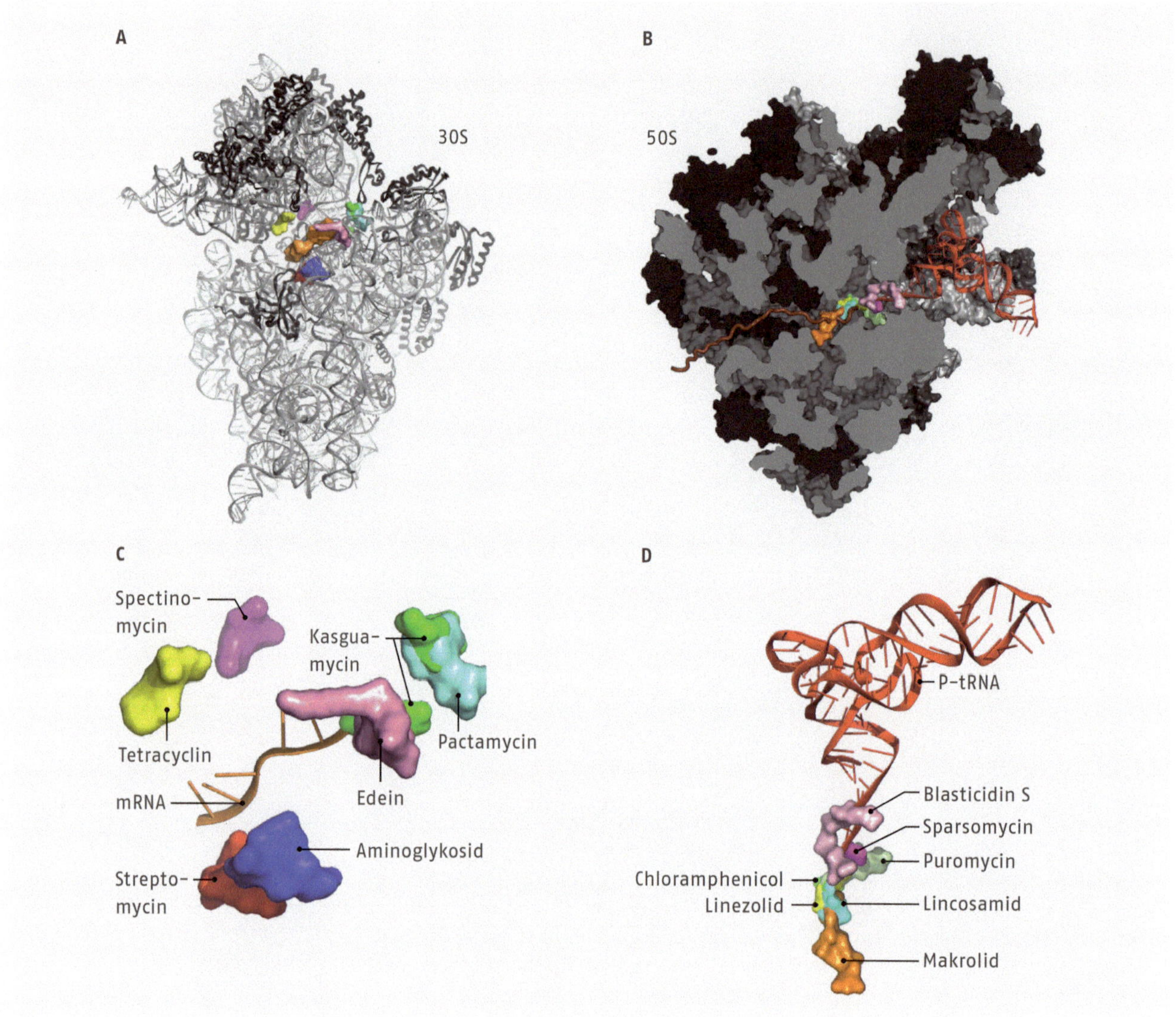

Abb. 9.2 Bindungsstelle der Antibiotika. **A** und **B** Bindung an der kleinen 30S-Untereinheit, **C** und **D** an der großen 50S-Untereinheit. Nach [3]

Makrolid-Antibiotika verhindern die Verlängerung der Polypeptidkette

Makrolid-Antibiotika sind eine große und vielfältige Familie von Antibiotika, die verwendet werden um Infektionen zu behandeln, die von sowohl grampositiven als auch einigen gramnegativen Bakterien verursacht werden. Makrolide sind durch einen Makrolactonring gekennzeichnet, an den Zuckerreste gebunden sind [1–4]. Das natürlich vorkommende Makrolid Erythromycin enthält zum Beispiel einen 14-gliedrigen Makrolactonring, an den eine Cladinose und Desosaminzucker gebunden sind (Abb. 9.3, A). Im Gegensatz dazu ist Telithromycin (Ketek®) als Makrolid der 3. Generation ein halbsynthetisches Derivat, das ein zyklisches Carbamat mit heterozyklischer Verlängerung trägt [1–4] (Abb. 9.3, B). Telithromycin gehört zur Ketolid-Unterklasse, da der Cladinose-Zucker durch eine Ketogruppe ersetzt ist. Dennoch besetzen sowohl das Makrolid Erythromycin als auch das Ketolid Telithromycin die gleiche Bindungsstelle am Ribosom, nämlich innerhalb des ribosomalen Ausgangstunnels, durch den die entstehende Polypeptidkette verläuft, während diese synthetisiert wird [1–4] (Abb. 9.3, C). Durch die Bindung innerhalb des Ausgangstunnels stören Makrolid-Antibiotika die Verlängerung der neu synthetisierten Polypeptidketten und begünstigen sogar das Abfallen kurzer Peptidyl-tRNAs. Neben dem aktiven Abtransport (Efflux) aus der Zelle erhalten Bakterien oft eine Resistenz gegen Makrolide durch Modifikation des Ribosoms [1–4]. Ein gut charakterisierter Resistenzmechanismus sind die Methyltransferasen des Erm-Typs [1–2]. Diese Enzyme mono- oder dimethylieren ein konserviertes Adenin (A2058) in der 23S-rRNA, welches einen Teil der Makrolid-Bindungsstelle innerhalb des ribosomalen Tunnels darstellt. Die Modifikation stört die Bindung und reduziert dadurch die Affinität von Erythromycin zum Ribosom drastisch. Dagegen verbessert die zusätzliche heterozykli-

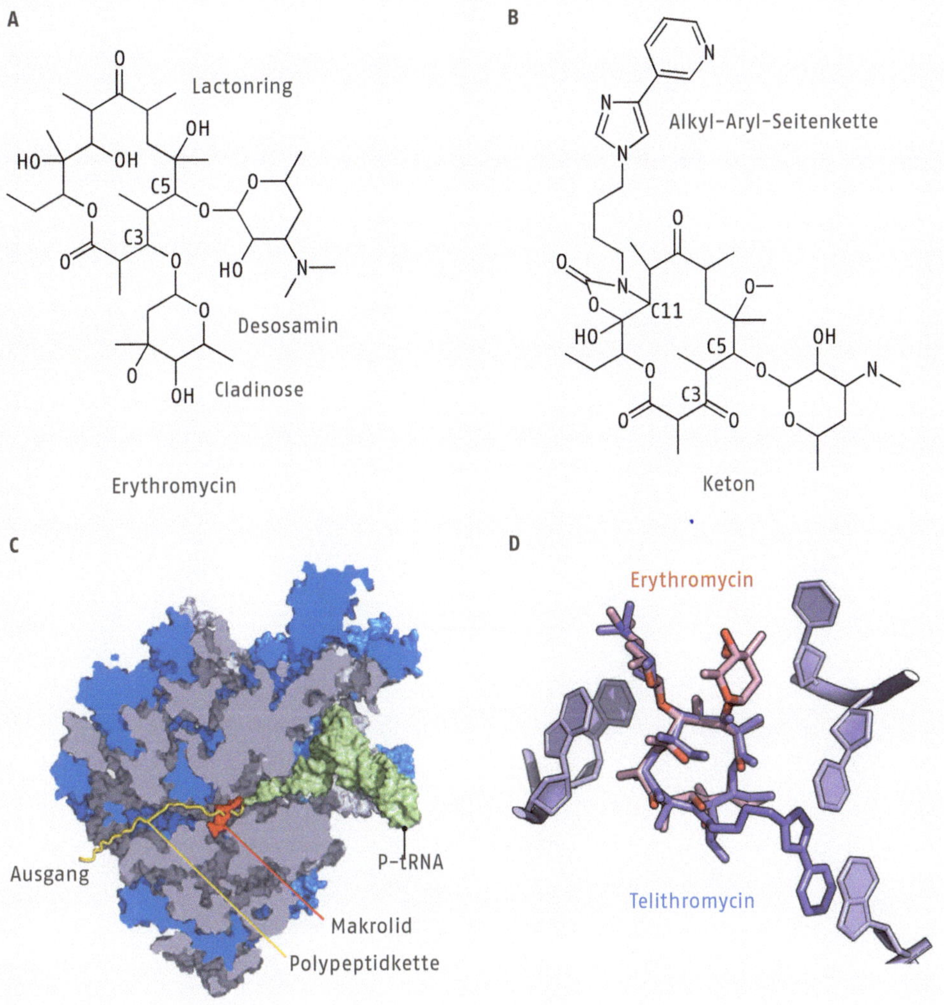

Abb. 9.3 Chemische Strukturen **A** des Makrolids Erythromycin und **B** des Ketolids Telithromycin. **C** Übersicht über die Bindungsstellen von Makroliden im ribosomalen Ausgangstunnel und Überlappen mit der entstehenden Polypeptidkette. **D** Vergleich der Bindungsstelle von Erythromycin und Telithromycin im ribosomalen Ausgangstunnel. Nach [2, 5]

sche Verlängerung von Telithromycin dessen Fähigkeit an Ribosomen zu binden (Abb. 9.3, D) und verleiht ihm eine bessere Affinität, auch gegen die modifizierten Ribosomen [1–2]. Interessanterweise ist diese relativ kleine Modifikation mit Fitnessverlust für die Bakterien verbunden, d.h. Bakterien mit modifizierten Ribosomen sind im Vergleich zu Bakterien, die nichtmodifizierte Ribosomen haben, hinsichtlich des Wachstums weniger wettbewerbsfähig. Aus diesem Grund wird die Expression von Methyltransferasen des Erm-Typs üblicherweise in induzierbaren Operonen gefunden, sodass die Expression nur in Gegenwart des Antibiotikums stattfindet. Aufgrund der offensichtlichen räumlichen Beschränkungen können die Erm-Methyltransferasen keine reifen Ribosomen methylieren, sondern müssen während des Ribosomen-Assemblierungsprozesses noch unreife Vorläuferpartikel methylieren [1–2].

Tetracyclin-Antibiotika inhibieren die Bindung von Aminoacyl-tRNAs

Die Tetracyclin-Familie besteht aus Verbindungen mit vier aromatischen Ringen, wie sie für das natürlich produzierte Tetracyclin sowie für halbsynthetische Tetracycline der zweiten und dritten Generation, z.B. Minocyclin und Doxycyclin bzw. Tigecyclin (Tygacil®) zu sehen sind [6] (Abb. 9.4, A, B). Tigecyclin, ein Tetracyclin der dritten Generation, wird aufgrund der C9-Verlängerung oft als Glycylcyclin bezeichnet (Abb. 9.4, B). Tetracycline zeigen ein breites Wirkungsspektrum gegen fast alle medizinisch relevanten grampositiven und gramnegativen Bakterien. Tetracyclin und das Glycylcyclin Tigecyclin besetzen die gleiche Bindungsstelle am Ribosom, nämlich innerhalb des Dekodierungszentrums der kleinen Untereinheit (Abb. 9.4, C). Die Bindungsstelle überlappt mit der Bindungsstelle der

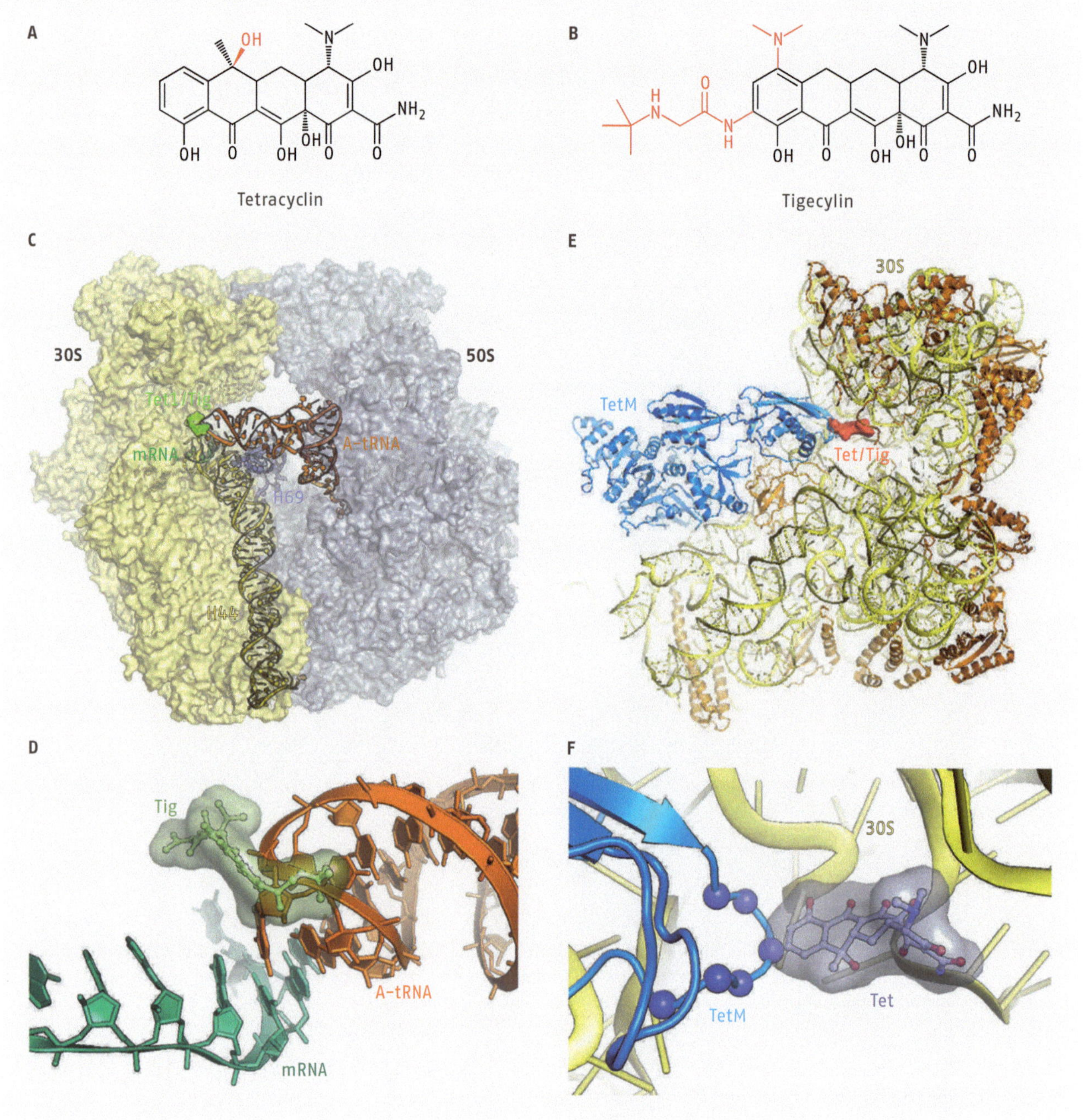

Abb. 9.4 Chemische Struktur von **A** Tetracyclin und **B** dem Glycylcyclin Tigecyclin. **C–F** Überblick über die Bindungsstellen von Tetracyclinen relativ (**C**, **D**) zur Aminoacyl-tRNA oder (**E**, **F**) dem ribosomalen Schutzfaktor TetM. Nach [6–7]

Anticodon-Region Aminoacyl-tRNA in der A-Stelle (Abb. 9.4, D). Daher hemmen Tetracycline mechanistisch die bakterielle Translation, indem sie die Bindung der Aminoacyl-tRNA an das Ribosom verhindern [6]. Efflux ist auch einer der Hauptresistenzmechanismen gegen Tetracyclin-Antibiotika, jedoch ist „Faktor-assoziierter Schutz“ ein weiterer vorherrschender Resistenzmechanismus, der in vielen pathogenen Bakterien gefunden wird [2, 6]. Im letzteren Fall existiert ein spezialisierter Proteinfaktor, wie TetM oder TetO, der an das Ribosom binden und den Arzneistoff von seiner Bindungsstelle verdrängen kann. Strukturuntersuchungen haben gezeigt, dass die Bindungsstelle des Schutzfaktors sterisch mit der von Tetracyclin überlappt, was darauf hindeutet, dass die Bindung des Schutzfaktors das Antibiotikum physikalisch vom Ribosom dissoziiert (Abb. 9.3, E, F) [6–7]. Interessanterweise unterliegen Glycylcycline wie Tigecyclin nicht dem Schutzfaktor-vermittelten System. Tigecyclin hat eine höhere Affinität für das Ribosom als Tetracyclin, was zu der Annahme führt, dass die Schutzfaktoren bei der Dissoziation des Arzneimittels weniger effizient sind und selbst wenn eine Dissoziation auftritt, kann das Antibiotikum erneut binden, bevor die Aminoacyl-tRNA gebunden werden kann [6, 8]. Während Tigecyclin nur intravenös verfügbar ist, befinden sich derzeit zwei weitere Glycylcycline (Omadacyclin und Eravacyclin) in klinischen Studien, mit der Hoffnung bald intravenöse als auch orale Verabreichung anbieten zu können.

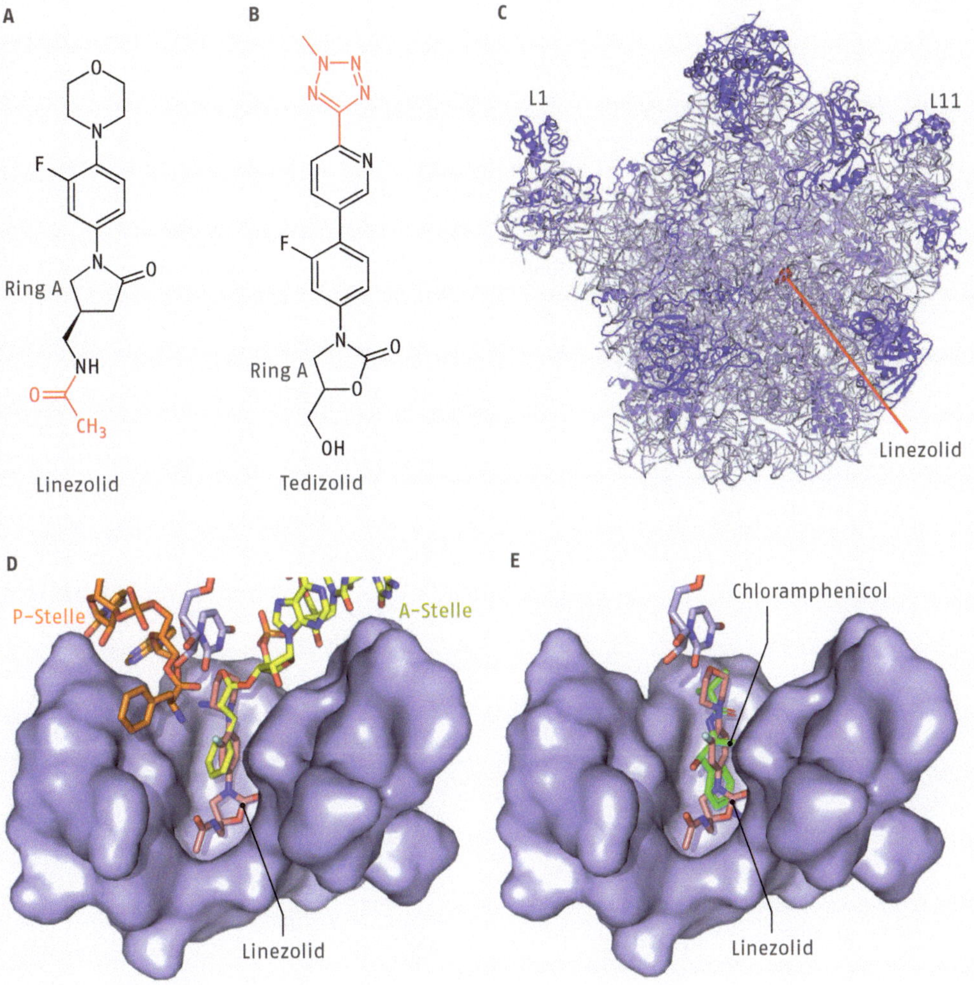

Abb. 9.5 Chemische Struktur von **A** Linezolid und **B** Tedizolid, mit dem A-Ring angezeigt. **C** Überblick über die Bindungsstellen von Oxazolidinonen an der großen ribosomalen Untereinheit. **D–E** Überschneidung der Bindungsstelle von Linezolid und **D** Aminoacyl-tRNA (A-Stelle) oder **E** Chloramphenicol. Nach [11]

Oxazolidinon-Antibiotika verhindern die Bildung der Peptidbindung

Das am besten charakterisierte Mitglied der Oxazolidinon-Antibiotikafamilie ist Linezolid (Zyvox®) [1, 9]. Oxazolidinone sind gegen eine Vielzahl von grampositiven Erregern wirksam. Da sie ein gutes Substrat wichtiger MDR-Effluxpumpen gramnegativer Erreger darstellen, ist ihre Wirksamkeit gegen diese Erregerarten eingeschränkt. Oxazolidinone werden zur Behandlung von Haut- und Atemwegsinfektionen eingesetzt, die durch Staphylokokken- und Streptokokken-Stämme verursacht werden, sowie gegen Vancomycin-resistente *Enterococcus-faecium*-Stämme [1, 9]. Linezolid umfasst vier chemische funktionelle Reste, nämlich drei aromatische Ringe und einen Acetamidomethyl-Rest (Abb. 9.5 A), wohingegen Tedizolid (früher Torezolid, Handelsname Sivextro®), ein Oxazolidinon der zweiten Generation, fünf Ringe enthält (Abb. 9.5 B). Ring A stellt den pharmakokinetischen Oxazolidinonring dar, von dem diese Klasse von antimikrobiellen Substanzen ihren Namen bezieht. Im Gegensatz zu anderen klinisch verwendeten Ribosom-bindenden Antibiotika, die natürliche Produkte oder halbsynthetische Derivate sind, sind Oxazolidinone wie Linezolid vollsynthetische Präparate [1, 9]. Im Prinzip waren Bakterien darum niemals zuvor Linezolid ausgesetzt und die Hoffnung war, dass das Auftreten von Resistenzen gegen Linezolid langsam wäre. Biochemische und strukturelle Studien zeigten, dass Linezolid im aktiven Zentrum der großen 50S-Untereinheit bindet (Abb. 9.5 C), überlappend mit der Bindungsstelle des 3'-Endes einer an der A-Stelle des Ribosoms gebundenen tRNA [1, 2, 5, 10–11]. Spezifisch überlappt das Antibiotikum mit dem terminalen A76 und dem Aminoacylrest der A-Stellen-tRNA (Abb. 9.5 D). Jedoch zeigten diese Studien auch, dass trotz der vollsynthetischen Natur von Linezolid, die Bindungsstelle mit der vieler anderer klinisch verwendeter Antibiotika überlappt, die ebenfalls an die große 50S-Untereinheit binden, wie Lincomycin und Chloramphenicol (Abb. 9.5 E) [11]. Bakterienstämme, die Resistenz gegenüber Chloramphenicolen oder Lincomycinen tragen, weisen daher oft auch eine Kreuzresistenz gegenüber Oxazolidinonen auf. Ein besonderer Fall ist die Antibiotikaresistenz, die durch das Cfr-Protein vermittelt wird [12]. Cfr ist eine Methyltransferase, die das Nukleotid A2503 der 23S-rRNA methyliert, eine Modifikation, die Resistenz gegen Chloramphenicol und Florphenicol, aber auch gegen Lincosamycine und Oxazolidinone verleiht [12]. Tedizolid ist wirksamer als Linezolid und kann die Linezolid-Resistenz überwinden. Der Grund für diese Verbesserung liegt wahrscheinlich in einem weiteren Ringsystem in Tedizolid, das zusätzliche Wechselwirkungen mit der aktiven Stelle des Ribosoms herstellen kann. Zusätzlich werden derzeit drei neue Oxazolidinone klinisch getestet, nämlich Cadazolid, MRX-1 und Sutezolid (PNU-100480).

Orthosomycin-Antibiotika verhindern die Bindung von Aminoacyl-tRNAs

Zu den Orthosomycinen gehören Avilamycin und Evernimicin, die beide aus einer linearen Heptasaccharidkette mit ungewöhnlichen Zuckerresten bestehen (Abb. 9.6 A, B) [1]. Die Orthosomycine sind natürlich vorkommende Antibiotika. Avilamycin wird von *Streptomyces virdochromogenes* Tü57 produziert, während Evernimicin in *Micromonospora carbonacea* identifiziert und daraus isoliert wurde [1, 13]. Beide zeigen eine ausgezeichnete antimikrobielle Aktivität gegen grampositive Bakterien, einschließlich Methicillin-resistente *Staphylococcus aureus* (MRSA) sowie einige gramnegative Bakterien, wie *Borrelia burgdorferi*. Wichtig ist, dass die Orthosomycine keine Kreuzresistenz gegen andere Ribosomen-bindende Antibiotika aufweisen, einschließlich Chloramphenicol, Tetracyclin oder Erythromycin [1, 13]. Konsequenterweise zeigten biochemische und strukturelle Studien, dass Orthosomycine eine einzigartige Bindungsstelle an der großen 50S-Untereinheit aufweisen, die sich von allen anderen bekannten Antibiotika-Bindungsstellen unterscheidet (Abb. 9.6 C) [13–14]: Sie überlappt mit der Bindungsstelle des Translationsinitiationsfaktors IF2 (Abb. 9.6 D) [14]. Das erklärt, wie die Orthosomycine die Translationsinitiation in Abhängigkeit von IF2 verhindern [13, 15]. Darüber hinaus überlappt die Orthosomycin-Bindungsstelle auch mit einer akkommodierten Aminoacyl-tRNA in der A-Stelle des Ribosoms (Abb. 9.6 E) [14], was mit neueren Berichten übereinstimmt, dass Orthosmycine auch den Elongationszyklus inhibieren können [16]. Wie bei den meisten Ribosom-bindenden Antibiotika bestehen die Bindungsstellen von Avilamycin und Evernimicin am Ribosom aus rRNA [14]. Für Orthosomycin-Antibiotika umfasst sie die kleine Furche der rRNA-Helices H89 und H90 (Abb. 9.6 C). Resistenz gegen Orthosomycine beruht auf Mutationen an rRNA-Nukleotiden der Helices H89 und H90 [13], wodurch vermutlich die Helices verzerrt werden und dadurch die Affinität der Wirkstoffe für ihre Bindungsstelle verringert wird. Anders als bei den meisten Ribosomen-bindenden Antibiotika ist hier auch ein ribosomales Protein (L16) eng an der Bindung der Orthosomycine an das Ribosom beteiligt (Abb. 9.6 C) [13]. Konservierte Argininreste innerhalb des ribosomalen Proteins L16 interagieren mit den terminalen Dichloroisoeverninsäure-Resten der Verbindungen [14]. Diese Interaktion scheint wichtig zu sein, da die Mutation der Argininreste in L16 Resistenz gegenüber sowohl Evernimicin als auch Avilamycin verleiht [13]. Avilamycin (Surmax/Maxus, Elanco Animal Health) wird seit Langem als Wachstumsförderer in Tierfutter verwendet, wodurch seine klinische Nützlichkeit eingeschränkt ist. Im Gegensatz dazu wurde Evernimicin (SCH27899, Ziracin) in klinischen Studien in Phase II/III getestet, bevor seine Weiterentwicklung im Jahr 2000 aufgrund von Nebenwirkungen und schlechter Löslichkeit gestoppt wurde. Trotzdem macht die fehlende Kreuzresistenz zwischen Orthosomycinen und anderen klinisch verwendeten Ribosom-bindenden Antibiotika diese Klasse von Arzneimitteln für eine weitere Untersuchung attraktiv. In dieser Hinsicht liefern die angezeigte komplette chemische Synthese von Evernimicin [17] und die Biosynthese von neuartigen Avilamycin-Derivaten mit verbesserter Löslichkeit [18] eine gute Grundlage für die zukünftige Entwicklung von Arzneimitteln.

Zusammengefasst

Ribosomen-bindende Antibiotika stellen eine große und umfangreiche Auswahl von Verbindungen dar, die während der Proteinbiosynthese auf mehrere unterschiedliche Schritte abzielen. An der kleinen Untereinheit gruppieren sich die Bindungsstellen dieser Antibiotika um das Dekodierungszentrum herum, in welchem mRNA und tRNAs binden. Zum Beispiel binden Tetracyclin-Antibiotika an die kleine Untereinheit und hindern die ankommende Aminoacyl-tRNA sterisch an der Dekodierung des Codons der mRNA. Bakterien erhalten eine Resistenz gegenüber Tetracyclinen mittels spezialisierter Schutzfaktoren wie TetM, die an das Ribosom binden und das Tetracyclin von seiner Bindungsstelle verdrängen. Auf der großen Untereinheit gruppieren sich die Bindungsstellen der Antibiotika um das katalytische Peptidyltransferase-Zentrum herum, wo die Peptidbindung gebildet wird. Die Bindungsstelle des Oxazolidinon-Antibiotikums Linezolid z. B. überlappt an der großen Untereinheit mit dem aminoacylierten CCA-Ende einer A-Stelle-tRNA. Daher inhibiert Linezolid die Translation, indem es die Akkommodation der Aminoacyl-tRNA in der großen Untereinheit inhibiert und dadurch die Bildung von Peptidbindungen verhindert. Im Gegensatz dazu binden die Makrolid- und Ketolid-Antibiotika angrenzend an das Peptidyltransferase-Zentrum innerhalb des ribosomalen Ausgangstunnels. Diese Antibiotika hemmen die Translation ganz allgemein, indem sie den Tunnel blockieren und die Verlängerung der wachsenden Polypeptidkette verhindern. Die Orthosomycin-Antibiotika Evernimicin und Avilamycin haben eine distinkte Bindungsstelle an der großen Untereinheit, weit entfernt vom Peptidyltransferase-Zentrum. Orthosomycin-Antibiotika zeigen keine Kreuzresistenz mit anderen klinisch verwendeten Antibiotika und sind daher vielversprechende Kandidaten für die zukünftige Entwicklung neuer antimikrobieller Substanzen.

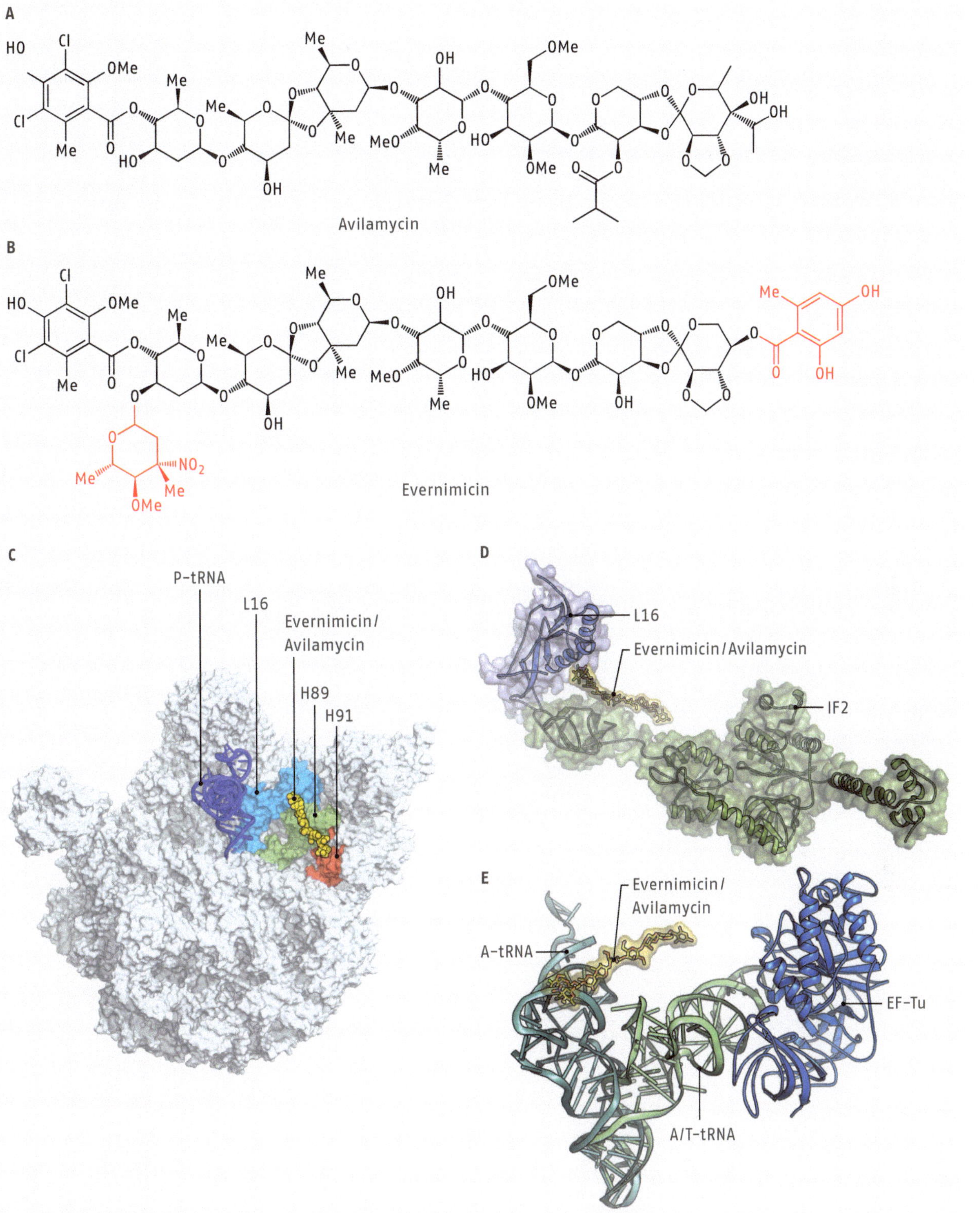

Abb. 9.6 Chemische Strukturen von **A** Evernimicin und **B** Avilamycin. **C** Übersicht über die Bindungsstellen von Orthosomycinen an der großen ribosomalen Untereinheit. **D–E** Überschneidung der Bindungsstellen von Orthosomycinen und **D** dem Initiationsfaktor 2 (IF2) und **E** der Aminoacyl-tRNA. **EF-Tu** ribosomaler Elongationsfaktor

Literatur

[1] Wilson DN, The A–Z of bacterial translation inhibitors. Crit Rev Biochem Mol Biol, 44: 393–433, 2009

[2] Wilson DN. Ribosome-targeting antibiotics and bacterial resistance mechanisms. Nat Rev Microbiol, 12: 35–48, 2014

[3] Sohmen D, Harms JM, Schlunzen F, Wilson DN. SnapShot: Antibiotic inhibition of protein synthesis I. Cell, 138: 1248.e1, 2009

[4] Kannan K, Mankin AS. Macrolide antibiotics in the ribosome exit tunnel: species-specific binding and action. Ann N Y Acad Sci, 1241: 33–47, 2012

[5] Wilson DN. On the specificity of antibiotics targeting the large ribosomal subunit. Ann NY Acad Sci, 1241: 1–16, 2011

[6] Nguyen F, Starosta AL, Arenz S et al. Tetracycline antibiotics and resistance mechanisms. Biol Chem, 395 (5): 559–575, 2014

[7] Arenz S, Nguyen F, Beckmann R, Wilson DN. Cryo-EM structure of the tetracycline resistance protein TetM in complex with a translating ribosome at 3.9-Å resolution. Proc Natl Acad Sci USA, 112: 5401–5406, 2015

[8] Grossman TH, Starosta AL, Fyfe C et al. Target- and resistance-based mechanistic studies with TP-434, a novel fluorocycline antibiotic. Antimicrob Agents Chemother 56 (5): 2559–2564, 2012

[9] Leach KL, Brickner SJ, Noe MC, Miller PF. Linezolid, the first oxazolidinone antibacterial agent. Ann NY Acad Sci, 1222: 49–54, 2011

[10] Leach KL, Swaney SM, Colca JR et al. The site of action of oxazolidinone antibiotics in living bacteria and in human mitochondria. Mol Cell, 26 (3): 393–402, 2007

[11] Wilson DN, Schluenzen F, Harms JM et al. The oxazolidinone antibiotics perturb the ribosomal peptidyl-transferase center and effect tRNA positioning. Proc Natl Acad Sci USA, 105 (36): 13339–13344, 2008

[12] Long K, Poehlsgaard J, Kehrenberg C et al. The Cfr rRNA methyltransferase confers resistance to Phenicols, Lincosamides, Oxazolidinones, Pleuromutilins, and Streptogramin A antibiotics. Antimicrob Agents Chemother, 50: 2500–2505, 2006

[13] Belova L, Tenson T, Xiong LQ et al. A novel site of antibiotic action in the ribosome: Interaction of evernimicin with the large ribosomal subunit. Proc Natl Acad Sci USA, 98: 3726–3731, 2001

[14] Arenz S, Juette MF, Graf M et al. Structures of the orthosomycin antibiotics avilamycin and evernimicin in complex with the bacterial 70S ribosome. Proc Natl Acad Sci USA, 113 (27): 7527–7532, 2016

[15] Mikolajka A, Liu H, Chen Y et al. Differential effects of thiopeptide and orthosomycin antibiotics on translational GTPases. Chem Biol, 18 (5): 589–600, 2011

[16] Orelle C, Carlson S, Kaushal B et al. Tools for characterizing bacterial protein synthesis inhibitors. Antimicrob Agents Chemother, 57 (12): 5994–6004, 2013

[17] Nicolaou KC, Mitchell HJ, Fylaktakidou KC et al. Total synthesis of everninomicin 13,384-1-Part 4: explorations of methodology; stereocontrolled synthesis of 1,1'-disaccharides, 1,2-seleno migrations in carbohydrates, and solution- and solid-phase synthesis of 2-deoxy glycosides and orthoesters. Chemistry, 6: 3166–3185, 2000

[18] Weitnauer G, Hauser G, Hofmann C et al. Novel avilamycin derivatives with improved polarity generated by targeted gene disruption. Chem Biol, 11 (10): 1403–1411, 2004

10 Resistenz hoch, höher, Tuberkulose

Viola Schleusener, Silke Feuerriegel, Stefan Niemann

Die Tuberkulose ist eine der schwerwiegendsten Infektionskrankheiten mit weltweit ca. 10 Millionen Neuerkrankungen und 1,4 Millionen Todesfällen im Jahr 2015. Die Bekämpfung wird durch das vermehrte Auftreten resistenter, multiresistenter und extrem resistenter *Mycobacterium-tuberculosis*-Komplex(Mtbk)-Stämme zunehmend erschwert. Für die erfolgreiche Kontrolle und Therapie, insbesondere der resistenten Tuberkulose, sind eine genaue Kenntnis der Epidemiologie und eine effektive Diagnostik essenziell.

Geschichte der Tuberkulose

Tuberkulose (TB) ist eine Infektionskrankheit, die von Bakterien des *Mycobacterium-tuberculosis*-Komplex (Mtbk) hervorgerufen wird und in der Regel die Lunge betrifft (pulmonare TB), aber auch andere Bereiche im Organismus befallen kann (extrapulmonare TB). Die Tröpfcheninfektion wird übertragen, wenn Tuberkuloseerreger, z. B. durch von Husten betroffenen Patienten, als Aerosole in die Luft gelangen und von Kontaktpersonen eingeatmet werden [1].

Die TB begleitet den Menschen seit Jahrtausenden. Bereits in 500 000 Jahre alten Schädelknochen des *Homo erectus* konnten TB-assoziierte Krankheitsbilder nachgewiesen werden [2]. Als ältester gesicherter Nachweis gilt der von Hershkovitz et al. beschriebene, ca. 9000 Jahre alte, Skelettfund in Israel [3], der eine Jahrzehnte lange Co-Evolution des TB-Erregers mit dem Menschen bestätigt.

In der Antike wurden erstmals detailliert Symptome und unterschiedliche Verlaufsformen der Tuberkulose von Hippokrates (460–370 v. Chr.) beschrieben [4]. Der griechische Philosoph und Arzt prägte auch den heute noch verwendeten Begriff Phthisis (Schwindsucht). Im Gegensatz zu Hippokrates, der Tuberkulose als vererbbare Erkrankung ansah, ging schon Aristoteles (384–322 v. Chr.) von einer Übertragbarkeit der Krankheit, also einer Infektionskrankheit aus [5].

Doch erst im 19. Jahrhundert, als Tuberkulose durch die Urbanisierung während der industriellen Revolution die häufigste Todesursache in Europa wurde, konnte die kontroverse Diskussion durch neue Erkenntnisse beendet werden. Im Jahre 1865 konnte Jeanne Antoine Villemin anhand von tierexperimentellen Arbeiten die Übertragbarkeit der Tuberkulose demonstrieren [6]. Den endgültigen Beweis für die Übertragbarkeit und das ätiologische Agens lieferte jedoch erst 1882 der deutsche Arzt Robert Koch, der den Tuberkuloseerreger *Mycobacterium tuberculosis* entdeckte [7].

In den darauf folgenden Jahren entwickelten Franz H. P. Ziehl und Friedrich C. A. Neelsen die nach ihnen benannte Färbemethode (Ziehl-Neelsen-Färbung) [8], die auch heute noch zum mikroskopischen Nachweis von Mykobakterien in der Diagnostik angewendet wird [9]. Mit der Entwicklung des Tuberkulin-Hauttests durch Charles Mantoux und Felix Mendel stand 1912 eine weitere diagnostische Möglichkeit zur Verfügung [10].

Schon früh wurde erkannt, dass die Infektion nur mithilfe einer vorbeugenden Impfung zu verhindern ist. Doch erst 1910 gelang es Albert Calmette und Camille Guerin, den nach ihnen benannten BCG-Impfstoff (Bacillus Calmette-Guerin) zu entwickeln [11]. Es handelt sich um einen attenuierten Stamm des humanpathogenen TB-Erregers *Mycobacterium bovis*, der ursprünglich (1901) aus einer Kuh mit tuberkulöser Mastitis isoliert wurde. Mittlerweile wurde gezeigt, dass der BCG-Impfstoff bei Erwachsenen nicht zuverlässig vor einer aktiven Tuberkulose schützt und die Wirkung nur auf bestimmte Krankheitsformen, z. B. die tuberkulöse Hirnhautentzündung bei Kleinkindern, beschränkt ist [12]. Aus diesem Grund wird diese Impfung seit 1998 von der Ständigen Impfkommission (STIKO) des Robert Koch-Instituts nicht mehr empfohlen [13].

Bis zur Mitte des 20. Jahrhunderts standen gezielt auf den Erreger wirkende Arzneimittel nicht zur Verfügung. Zur Behandlung wurden daher natürliche Methoden eingeführt, z. B. die von Hermann Brehmer 1856 begründete Freiluft-Liegekur in speziellen Sanatorien, die neben dem induzierten Pneumothorax das Hapttherapeutikum im letzten Viertel des 19. und Anfang des 20. Jahrhunderts darstellte. Brehmer forderte bei dieser Liegekur eine lang andauernde Behandlung an „immunen Orten“, die durch Bewegung an frischer Luft und einer reichhaltigen Ernährung, unter anderem mit Milch und Weinbrand, unterstützt wird [14–15].

Mit Streptomycin stand 1944 erstmalig ein wirksames Antibiotikum gegen die Tuberkulose zur Verfügung [16]. In den Folgejahren wurden weitere Antibiotika entdeckt (▫ Tab. 10.1). Insbesondere die Markteinführung von Isoniazid und Rifampicin verbesserte die Therapie erheblich [17–18].

Tab. 10.1 Die wichtigsten Antituberkulotika und ihre Wirkmechanismen

Antibiotikum	Abkürzung	Markteinführung	Wirkungsweise	Wirkungsort	Resistenzgen	Beteiligte Proteine
Erstrang-Antituberkulotikum						
Isoniazid	INH	1952	Bakterizid	Fettsäurebiosynthese (Zellwand)	*katG*	Katalase-Peroxidase
					inhA	Enoyl-ACP-Reduktase
					ahpC	Alkyl-Hydroperoxidase-Reduktase
Rifampicin	RMP	1966	Bakterizid, sterilisierend	RNS-Polymerase (Transkription)	*rpoB*	β-Untereinheit der RNS-Polymerase
Pyrazinamid	PZA	1952	Bakterizid, sterilisierend	Translation	*pncA*	Pyrazinamidase
Ethambutol	EMB	1961	Bakteriostatisch	Stoffwechsel	*embB*	Arabinosyltransferasen
Zweitrang-Antituberkulotikum						
Streptomycin	SM	1944	Bakterizid	Proteinbiosynthese	*rrs*	16S rRNS, ribosomales Protein S12
					rpsL	
Fluorchinolone[1]	FQ	1963	Bakterizid	Topologie der DNS-Moleküle	*gyrA*	Gyrase-Untereinheit A
					gyrB	Gyrase-Untereinheit B
Ethionamid	ETH	1956	Bakterizid	Fettsäurebiosynthese (Zellwand)	*inhA*	Enoyl-ACP-Reduktase
Amikacin	AMK	1957	Bakterizid	Proteinbiosynthese	*rrs*	rRNS Synthese
Kanamycin	KAN	1957	Bakterizid	Proteinbiosynthese	*rrs*	rRNS Synthese
Capreomycin	CPM	1960	Bakterizid	Proteinbiosynthese	*rrs*	rRNS Synthese
D-Cycloserin	DCS	1975	Bakteriostatisch	Zellwandsynthese	*cycA*	D-Serin/Alanin/Glycin-Transporter
Linezolid	LZD	2001	Bakteriostatisch	Proteinsynthese	*rrl*	Ribosomale 50S-Untereinheit
					rplC	Ribosomales Protein S50

[1] Ciprofloxacin, Moxifloxacin, Ofloxacin u. a.

Nach einer Phase stetiger Zunahme an Tuberkuloseinfektionen wurde im 20. Jahrhundert ein Rückgang der Infektionskrankheit in den Industrienationen beobachtet. Die Einführung gesundheitspolitischer Maßnahmen und die Entwicklung neuer diagnostischer Methoden sowie chirurgischer und chemotherapeutischer Behandlungsformen unterstützten diese rückläufige Entwicklung. Anfangs nahm die Zahl der Tuberkulosefälle etwa um die Hälfte pro Jahrzehnt ab [19].

Doch dieser abnehmende Trend verlangsamte sich zunehmend, bis in den 1980er Jahren in den USA erstmals wieder ein Anstieg der Tuberkuloseerkrankungen festgestellt wurde [20–24]. Diese Entwicklung war so dramatisch, dass die WHO 1993 den globalen TB-Notstand ausgerufen hat [24].

Experten machten den Anstieg der Weltbevölkerung, Armut, Migration, Reduktion von Kontrollprogrammen, aber auch vor allem die Co-Infektion mit HIV und die Ausbreitung von resistenten Tuberkulosestämmen dafür verantwortlich [25].

1998 wurde von der WHO, zusammen mit einer Vielzahl von internationalen öffentlichen und privaten Organisationen die Partnerschaftsgemeinschaft „Stop TB Partnership“ gegründet. Hauptziele des globalen Plans zur Eindämmung der TB (Global Plan to Stop TB) waren die Halbierung der TB-Prävalenz und TB-Sterblichkeit bis 2015 im Vergleich zum Jahr 1990 [26].

Basierend auf den Ergebnissen solcher Prävalenzstudien, wurde im Mai 2014 ein weiterführendes Programm mit der „End-TB-Strategie“ (Global Plan to End TB) für die Jahre 2015–2035 von der WHO verabschiedet [27]. Zu den Meilensteinen gehören die Reduzierung der TB-Todesfälle um 95 % sowie die Reduzierung der Anzahl neuer Tuberkulosefälle um 90 % zwischen den Jahren 2015 und 2035 [27]. Der Kern des Programms zur globalen Bekämpfung der Tuberkulose ist die Einhaltung und Verfügbarkeit der „DOTS-Strategie“ (Directly Observed Treatment Short Course), eine von der WHO in den 1990er Jahren eingeführte Kontrollstrategie. Diese soll die Heilungschancen verbessern und der Resistenzentwicklung entgegenwirken. Die kontrollierte Arzneimitteleinnahme ist ein Bestandteil dieser Strategie. Darüber hinaus sollen Regierungen und Gesundheitsminis-

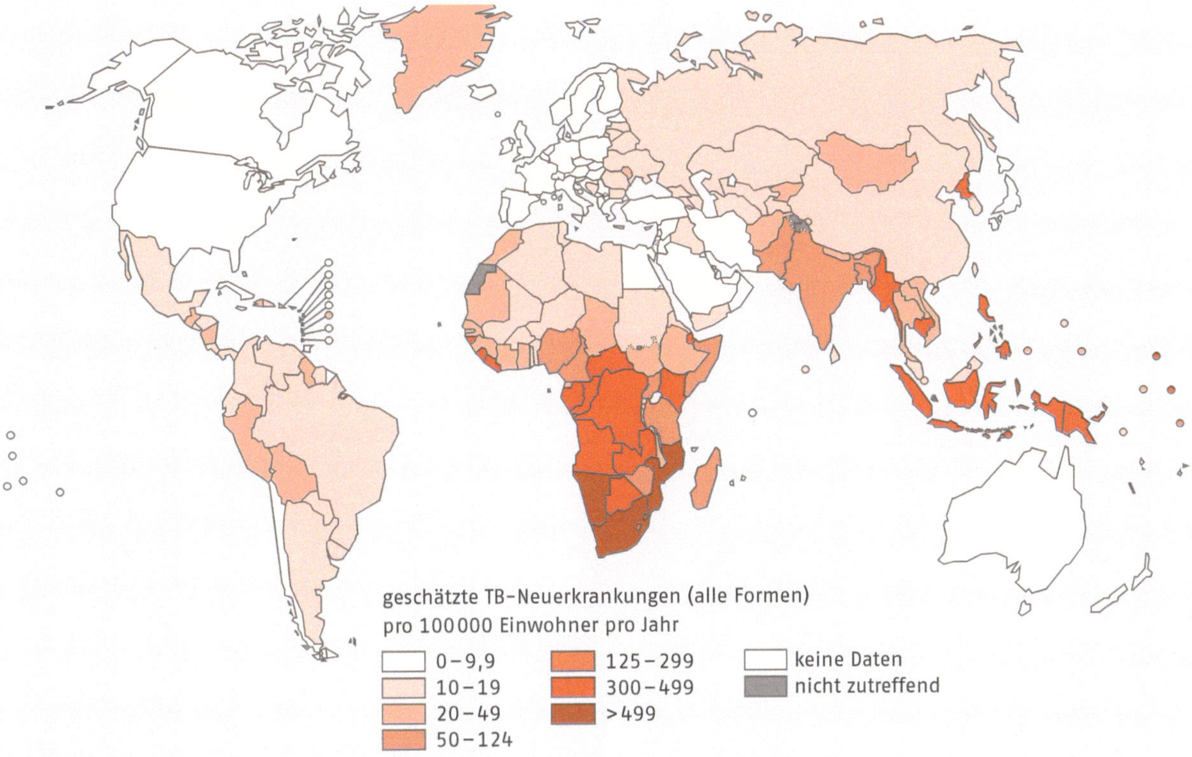

Abb. 10.1 Anzahl der geschätzten Neuerkrankungen (alle Formen der Tuberkulose) pro 100 000 Einwohner für die Regionen der Welt im Jahr 2015. Besonders hohe Raten werden in Indien, Indonesien, China, Nigeria, Pakistan und Südafrika beobachtet. Nach dem globalem TB-Report der WHO 2016 [29]

terien die TB-Bekämpfung mit oberster Priorität behandeln und entsprechende Ressourcen zur Verfügung stellen. Dazu gehört, eine qualitätskontrollierte Fallfindung und Diagnose für ein standardisiertes Berichtwesen durchzuführen, und die Versorgung mit Arzneimitteln für jeden Patienten zu jeder Zeit sicherzustellen [28].

Aktuelle Epidemiologie der Tuberkulose

Trotz intensiver Bemühungen konnten die Ziele der globalen Strategie zur Bekämpfung der Tuberkulose bis jetzt nicht erreicht werden [1]. Nach Schätzungen der WHO ist etwa ein Drittel der Weltbevölkerung mit dem Tuberkuloseerreger latent infiziert. Nach Schätzungen entwickeln 5–15 % der Infizierten im Lauf ihres Lebens eine aktive bzw. offene Tuberkulose [15, 29].

UPDATE

Die Tuberkulose ist auch heute noch eine der schwerwiegendsten Infektionskrankheiten. Weltweit treten pro Jahr ca. 10 Millionen Neuerkrankungen und 1,4 Millionen Todesfälle auf. Auch in Deutschland sind die Tuberkulose-Neuerkrankungen in den letzten zwei Jahren auf nahezu 6000 Fälle im Jahr 2016 angestiegen.

Insgesamt gab es im Jahr 2015 laut WHO 10,4 Millionen Neuerkrankungen und 1,4 Millionen Todesfälle [29]. Damit ist Tuberkulose auch heute noch unter den behandelbaren Infektionskrankheiten, diejenige, die weltweit die meisten Todesopfer fordert [30].

Abb. 10.1 zeigt die TB-Inzidenz (Neuerkrankungen pro 100 000 Einwohner in einem bestimmten Zeitraum) für die verschiedenen Regionen der Welt im Jahr 2015. Sechzig Prozent der weltweiten Neuerkrankungen entfallen dabei allein auf die Länder Indien, Indonesien, China, Nigeria, Pakistan und Südafrika [29].

Die Tuberkulosekontrolle wird z. B. durch die Co-Infektion mit HIV erschwert. Patienten mit HIV haben durch die Schwächung des Immunsystems ein 20–30-fach erhöhtes Risiko, nach einer TB-Infektion eine aktive TB zu entwickeln als TB-Infizierte ohne eine Co-Infektion mit HIV, wodurch HIV-Patienten häufiger infektiös werden und die Tuberkoloseerreger effizienter übertragen können [31]. Im Jahr 2015 entwickelten 1,2 Millionen HIV-Infizierte zusätzlich eine TB, von denen 400 000 an dieser verstarben [29].

In Deutschland war in den vergangenen Jahrzehnten ein deutlicher Rückgang der TB-Inzidenz zu beobachten. So lag die TB-Inzidenz 1974 bei 59/100 000 Einwohner, im Jahr 2000 waren dagegen nur noch 11 Neuerkrankungen pro 100 000 Einwohner zu verzeichnen. In den letzten vier Jahren kam es auch in Deutschland zu einer Umkehr des rückläufigen Trends bei den TB-Neuerkrankungen [51]. Im Jahr 2016 wurden insgesamt 5915 Tuberkulosefälle registriert, was einer Inzidenz von 7,2 Neuerkrankungen pro 100 000 Einwohner entspricht. Damit blieb die Zahl gegenüber dem

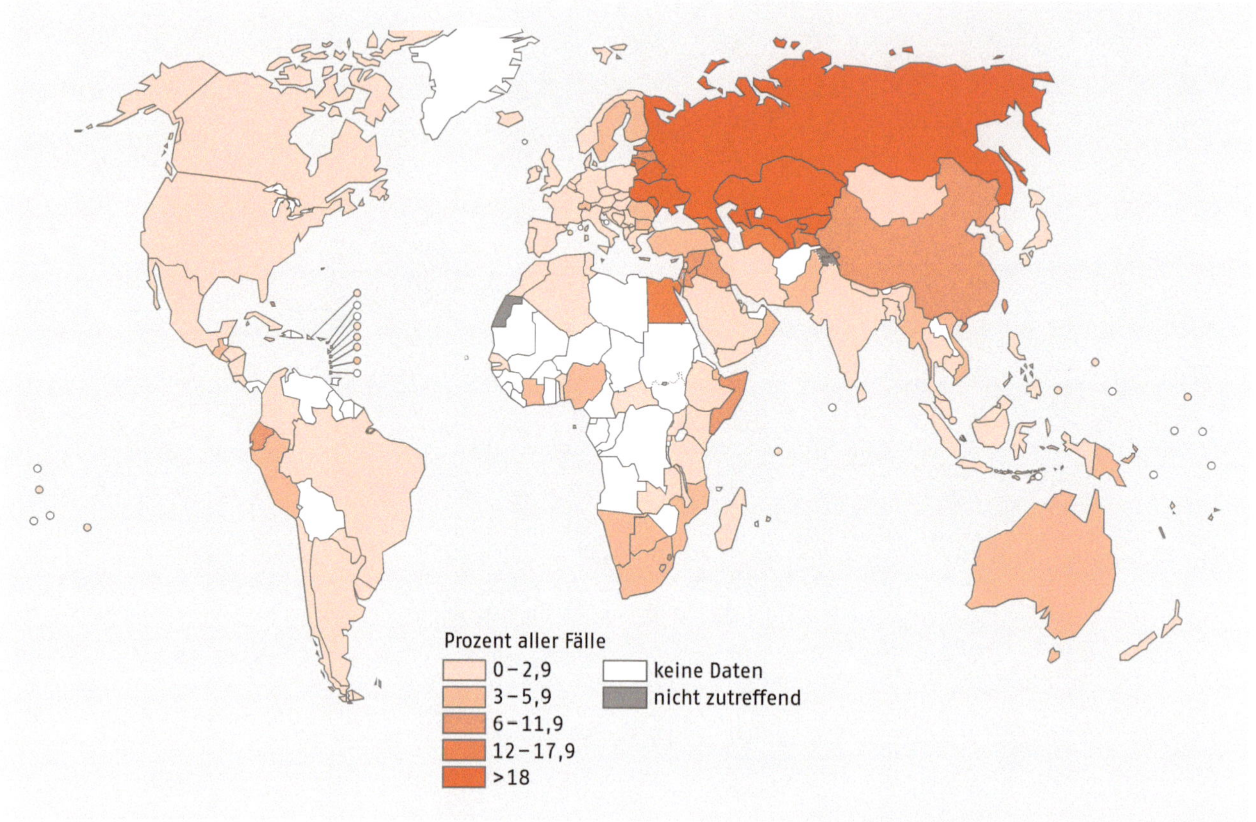

Abb. 10.2 Anteil (in %) neuer MDR/RR-TB-Fälle an allen Tuberkulosefällen pro Region im Jahr 2015. Nach dem globalen TB-Report der WHO 2016 [29]

Jahr 2015 (5828 Fälle; Inzidenz 7,1) annähernd unverändert, die Fallzahlen der Jahre 2015/2016 liegen aber um ca. 29 % höher als im Jahr 2014 mit 4533 Erkrankungen und einer Inzidenz von 5,6 pro 100 000 und sind somit deutlich angestiegen.

Dieser Anstieg ist weitgehend auf die Migration zurückzuführen. Im RKI-Bericht zur Epidemiologie der Tuberkulose in Deutschland zeigt die Analyse nach Geburtsland, dass der Anteil der im Ausland geborenen Patienten in den vergangenen Jahren kontinuierlich gestiegen ist und im Jahr 2016 rund drei Viertel (74,3 %) aller registrierten Fälle ausmachte. 2016 zählten Somalia, Eritrea, Afghanistan, Syrien und Rumänien zu den am häufigsten angegebenen Geburtsländern [32]. Die Inzidenz war bei ausländischen Staatsbürgern mit 42,6 pro 100 000 Einwohner 19-mal so hoch wie in der deutschen Bevölkerung (Inzidenz 2,2).

Diese Daten zeigen, dass die Migration einen weiteren wichtigen Faktor für die aktuelle Epidemiologie der Tuberkulose darstellt.

Resistente Tuberkulose

Die TB-Bekämpfung wird in den letzten Jahren durch das vermehrte Auftreten resistenter, multiresistenter (MDR) und extrem resistenter (XDR) Mtbk-Stämme zunehmend erschwert. Insgesamt erkrankten im Jahr 2015 480 000 Patienten an einer MDR-TB (multi-drug resistant, MDR). Dabei handelt es sich um eine Erkrankung mit einem Mtbk-Stamm, der definitionsgemäß Resistenzen gegenüber den zwei effektivsten Erstrang-Antituberkulotika Isoniazid (INH) und Rifampicin (RMP) aufweist. Weitere 100 000 Patienten entwickelten im Jahr 2015 eine RMP-resistente TB (RR-TB), die eine zur MDR-TB vergleichbare Behandlung indiziert [29].

Abb. 10.2 stellt den Anteil von MDR/RR-TB-Fällen an allen detektierten Fällen von Tuberkulose im Jahr 2015 für die Regionen der Welt dar. Die Länder mit der größten MDR/RR-TB-Last, basierend auf den absoluten Zahlen aus dem Jahr 2015, sind Indien mit 130 000 Fällen, China mit 70 000 Fällen und die Russische Föderation mit 60 000 Fällen (gemeinsam insgesamt 45 % der globalen MDR/RR-TB-Fälle) [29]. Für Russland bedeutet das beispielsweise, dass mehr als 18 % der Neuerkrankungen MDR/RR-TB-Fälle sind.

Eine noch größere Herausforderung für die Tuberkulosekontrolle stellt das Vorkommen der, erstmals 2006 beschriebenen, extrem resistenten Form der TB (extensively drug resistant, XDR-TB) dar. Bei dieser Form handelt es sich um die Infektion mit einem Erreger, der neben INH und RMP zusätzlich gegen mindestens eines der Zweitrang-Antituberkulotika aus der Klasse der Fluorchinolone und eines der drei injizierbaren Zweitrang-Antibiotika Amikacin, Kanamycin oder Capreomycin resistent ist [33].

Nach Schätzungen der WHO sind zudem knapp 10 % der MDR-Patienten von einer XDR-TB betroffen. Mittlerweile wurden XDR-TB-Fälle in 117 der 194 Mitgliedstaaten der WHO beschrieben. Insgesamt wurden im Jahr 2015 7579 Patienten aus 74 verschiedenen Ländern mit einer XDR-TB registriert. Der Großteil der Fälle wurde in Indien (2130), der Ukraine (1206), der Russischen Föderation (1205) und Südafrika (719) dokumentiert [29].

Die Resistenzentwicklung ging in den letzten Jahren unvermittelt weiter, mittlerweile wurden schon „Totally Drug Resistant (TDR)"-Tuberkulosefälle mit Resistenzen gegenüber fast allen verfügbaren Arzneimitteln beschrieben [34–35]. Die schnelle Anpassungsfähigkeit und Resistenzentwicklung der Tuberkuloseerreger zeigt sich insbesondere durch die ersten Patienten, die eine XDR-TB mit zusätzlichen Resistenzen gegenüber den komplett neuen Antibiotika Delamanid und Bedaquilin entwickelt hatten [36–37].

UPDATE

Die Bekämpfung der Tuberkulose wird durch das vermehrte Auftreten resistenter, multiresistenter (MDR) und extrem resistenter (XDR) *M.-tuberculosis*-Komplex-Stämme (Mtbk) zunehmend erschwert. Für eine erfolgreiche Kontrolle und Therapie, insbesondere der resistenten Tuberkulose, sind eine genaue Kenntnis der Epidemiologie und eine effektive Diagnostik essenziell.

In Deutschland lag die MDR-TB-Rate im Jahr 2016 bei 2,7 % (104 Fälle) und ist damit etwas niedriger als im Vorjahr (2015: 3,1 %, 123 Fälle). Die MDR-TB-Rate war hierbei bei Patienten, die in den Nachfolgestaaten der ehemaligen Sowjetunion (NUS) geborenen waren, mit 15,3 % am höchsten (15,3 % vs. 1,0 % bei in Deutschland geborenen Patienten). Fast die Hälfte der MDR-TB Stämme hatten weitere Resistenzen gegenüber Zweitrang-Antituberkulotika, fünf waren XDR. Der Anteil an Erregern, die gegen mindestens eines von fünf Standardarzneimitteln resistent sind („jegliche Resistenz"), ist mit 12,8 % gegenüber dem Vorjahr (13,0 %) geringfügig niedriger. Auch bei „jeglicher Resistenz " war unter den in den NUS geborenen Patienten der Anteil deutlich höher als bei in Deutschland geborenen Patienten (31,5 % vs. 8,4 %) [32].

Mtbk-Stämme weisen gegenüber einer Reihe von Antibiotika eine intrinsische Resistenz auf, die zum Teil auf der schwer durchdringlichen, lipidreichen Zellwand beruht [38]. Der Erwerb von Antibiotikaresistenzen erfolgt bei Mtbk-Stämmen nur durch den Erwerb spezifischer chromosomaler Veränderungen, wie Einzelbasenpaaraustauschen (single nucleotide polymorphisms, SNP), Insertionen oder Deletionen. Plasmide spielen im Gegensatz zur Resistenzentwicklung bei anderen Pathogenen keine Rolle. Resistenzvermittelnde Mutationen treten in Genen auf, die für Zielstrukturen des Antibiotikums codieren (z. B. in *rpoB* bei Resistenz gegenüber RMP), in regulatorischen Regionen dieser Gene (z. B. in *whiB7* bei Resistenz gegenüber Aminoglykosiden (wie Streptomycin oder Kanamycin) oder in Genen, die für Produkte codieren, welche an der Aktivierung des Prodrugs beteiligt sind (z. B. in *katG* bei Resistenz gegenüber INH) [31, 39–40].

Resistenzvermittelnde genetische Varianten werden bei klinischen Isolaten z. B. durch eine fehlende Kombinationstherapie, eine ineffektive Therapie oder durch unzureichende Therapietreue des Patienten selektiert [41–42]. Die Veränderungen im Erbgut treten hierbei spontan und zufällig in einer Bakterienzelle auf, wobei die Mutationsrate in Abhängigkeit des betrachteten Locus zwischen 10^{-6} und 10^{-8} Mutationen pro Bakterium und Generation liegt (Vergleich *E. coli*: 10^{-3} bis 10^{-4}) [43–45]. Das bedeutet, in einer Population mit 1×10^{8} Bakterien und einer Mutationsrate von 1×10^{-8} trägt im Durchschnitt eine Zelle eine Mutation in einem resistenzvermittelnden Gen. Unter antibiotischem Selektionsdruck werden diese Mutanten selektiert und es kommt zur Bildung einer resistenten Subpopulation, die sich während der Behandlung in der Gesamtpopulation durchsetzt [41]. Mehrfachresistenzen entstehen durch mehrere Phasen ineffektiver Therapie, wodurch ein Stamm schrittweise weitere Resistenzen erwerben kann – bis hin zur XDR und darüber hinaus [37].

Lange herrschte das Dogma vor, dass antibiotikaresistente Mtbk-Stämme gegenüber sensiblen Stämmen eine verminderte Fitness aufweisen, sich daher vermutlich weniger erfolgreich übertragen und sich in der humanen Wirtspopulation weniger effektiv ausbreiten [40]. Dieser Hypothese widersprechen allerdings aktuelle Studien zu Ausbrüchen von MDR-Stämmen sowie die Beobachtung, dass MDR-TB häufiger durch die Übertragung resistenter Stämme zwischen Patienten verursacht wird als durch den De-novo-Erwerb von resistenzvermittelnden Mutationen während der Therapie [40, 46–48].

Mittlerweile wurden in klinischen Mtbk-Stämmen sogenannte „low/no-cost"-Resistenzmutationen beschrieben, die zu keinem nennenswerten Fitnessverlust führen und eine effektive Übertragung, z. B. von MDR-Stämmen mit Mutationen wie beispielsweise katG315, ermöglichen. Zudem können sogenannte kompensatorische Mutationen auftreten, die einen möglichen nachteiligen Effekt durch resistenzvermittelnde Mutationen ausgleichen. In Hochinzidenz-Regionen tragen beispielsweise mehr als 30 % der MDR-Stämme kompensatorische Mutationen in den für die α- und β'-Untereinheiten der RNA-Polymerase codierenden Genen *rpoA* und *rpoC*, die Fitnessverluste durch RMP-Resistenz-vermittelnde Mutationen in dem Zielgen *rpoB* für die β-Untereinheit ausgleichen [49]. Durch das Auftreten von kompensatorischen sowie „low/no-cost"-Mutationen breiten sich resistente Stämme auch ohne den konstanten Selektionsdruck durch das entsprechende Antibiotikum effektiv aus und es ist wahrscheinlich, dass MDR- und XDR-Stämme Schritt für Schritt eine höhere Fähigkeit zur Übertragung erwerben [40, 48–49].

Neuere Studien zeigen zudem, dass M/XDR-Stämme effektiv übertragen werden können und dass diese Ausbreitung resistenter Stämme in verschiedenen Regionen der Welt substanziell zur aktuellen M/XDR-Tuberkulose-Epidemiologie beiträgt [46–48].

Zusammengefasst

Die Studien verdeutlichen, dass für eine effektive Tuberkulosekontrolle neue Ansätze und präzise Daten von entscheidender Bedeutung sind. Einer schnellen und präzisen Diagnostik, einer adäquaten angepassten Therapie und einer genauen Kenntnis der aktuellen Epidemiologie kommt hierfür eine entscheidende Bedeutung zu [31, 50].

Literatur

[1] World Health Organization. Global tuberculosis report, 2015

[2] Kappelman J, Alçiçek MC, Kazanci N et al. First Homo erectus from Turkey and implications for migrations into temperate Eurasia. Am J Phys Anthropol, 135 (1): 110–116, 2008

[3] Pagel W. Die Allgemeinen Pathomorphologischen Grundlagen der Tuberkulose. Springer, 1927

[4] Hershkovitz I, Donoghue HD, Minnikin DE et al. Detection and Molecular Characterization of 9000-Year-Old *Mycobacterium tuberculosis* from a neolithic settlement in the eastern Mediterranean. PLOS ONE 3 (10), e3426, 2008

[5] Grundmann K, Friedrich C. Zur Geschichte der Tuberkulosebehandlung. Pharm Unserer Zeit, 41: 10–18, 2012

[6] Villemin JA, Jean A. Études sur la tuberculose: preuves rationnelles et expérimentales de sa spécificité et de son inoculabilité. JB Baillière et fils, Paris 1868

[7] Koch R. Über die Ätiologie der Tuberkulose, 1982

[8] Neelsen F. Ein casuistischer Beitrag zur Lehre von der Tuberkulose, 1883

[9] Kaufmann SHE, Hahn U. Mycobacteria and TB. Karger Publishers, 2003

[10] Nayak S, Acharjya B. Mantoux test and its interpretation. Indian Dermatol Onlinc J, 3: 2–6, 2012

[11] Konietzko N, Loddenkemper R. Tuberkulose. Thieme, Stuttgart 1999

[12] Colditz GA, Brewer TF, Berkey CS et al. Efficacy of bcg vaccine in the prevention of tuberculosis: Meta-analysis of the published literature. JAMA, 271: 698–702, 1994

[13] Köhler W et al. Medizinische Mikrobiologie. Urban & Fischer, 2001

[14] Brehmer H. Die chronische Lungenschwindsucht und Tuberkulose der Lunge, ihre Ursache und ihre Heilung, 1857

[15] Nienhaus A, Brandenburg S, Teschler H. Tuberkulose als Berufskrankheit: ein Leitfaden zur Begutachtung und Vorsorge. Ecomed Medizin, 2012

[16] Schatz A, Bugie E, Waksman SA. Streptomycin, a substance exhibiting antibiotic activity against gram-positive and gram-negative bacteria 1944. Clin Orthop Relat Res, 437: 3–6, 2005

[17] Coury C, Constans P, Parrot R, Baron A. Results of treatment with rifampicin-isoniazid in 100 tubercular patients with sensitive bacilli a 6 to 24 month controlled experiment. Rev Tuberc Pneumol (Paris), 34: 688–697, 1970

[18] Koch-Weser D. Rifampin, new hope in the fight against Tuberculosis. N Engl J Med, 283: 655–656, 1970

[19] Hauer B, Castell S, Loddenkemper R. Resistente Tuberkulose: Zunehmende Probleme und Lösungsansätze. Pneumol, 8: 25–31, 2010

[20] McKeown T. The role of medicine: dream, mirage, or nemesis? Princeton University Press, 1979

[21] Talbot EA, Moore M, McCray E, Binkin NJ. Tuberculosis among foreign-born persons in the United States, 1993–1998. JAMA, 284: 2894–2900, 2000

[22] Raviglione MC, Rieder HL, Styblo K et al. Tuberculosis trends in eastern Europe and the former USSR. Tuber Lung Dis Off J Int Union Tuberc Lung Dis, 75 (6): 400–416, 1994

[23] Raviglione MC, Snider DE, Kochi A. Global epidemiology of tuberculosis. Morbidity and mortality of a worldwide epidemic. JAMA, 273: 220–226, 1995

[24] Grange JM, Zumla A. The global emergency of tuberculosis: what is the cause? J R Soc Promot Health, 122 (2): 78–81, 2002

[25] Davies PD. Tuberculosis: the global epidemic. J Indian Med Assoc, 98: 100–102, 2000

[26] Stop TB Partnership. The global plan to stop TB, 2006–2015, 2006

[27] World Health Organization. The END TB Strategy, 2014

[28] World Health Organization. The five elements of DOTS. www.who.int/tb/dots/whatisdots/en/ (Zugriff 02.03.2018)

[29] World Health Organization. Global tuberculosis report 2016

[30] Robert Koch-Institut. Bericht zur Epidemiologie der Tuberkulose in Deutschland für 2014. doi: 10.17886/rkipubl-2015-005, 2015

[31] Niemann S, Merker M, Kohl T, Supply P. Impact of genetic diversity on the biology of *Mycobacterium tuberculosis* complex strains. Microbiol Spectr, 4 (6), 2016

[32] Robert Koch-Institut. Bericht zur Epidemiologie der Tuberkulose in Deutschland für 2016. doi: 10.17886/rkipubl-2017-004, 2017

[33] Almeida Da Silva PE, Palomino JC. Molecular basis and mechanisms of drug resistance in *Mycobacterium tuberculosis*: classical and new drugs. J Antimicrob Chemother, 66 (7): 1417–1430, 2011

[34] Velayati AA Farnia P, Masjedi MR et al. Totally drug-resistant tuberculosis strains: evidence of adaptation at the cellular level. Eur Respir J, 34 (5): 1202–1203, 2009

[35] Klopper M, Warren RM, Hayes C et al. Emergence and spread of extensively and totally drug-resistant tuberculosis. South Africa Emerg Infect Dis, 19 (3): 449–455, 2013

[36] Bloemberg GV, Keller PM, Stucki D et al. Acquired resistance to Bedaquiline and Delamanid in therapy for tuberculosis. N Engl J Med, 373: 1986–1988, 2015

[37] Hoffmann H, Hofmann-Thiel S, Merker M et al. Reply: Call for regular susceptibility testing of Bedaquiline and Delamanid. Am J Respir Crit Care Med, 194: 1171–1172, 2016

[38] Nguyen L, Pieters J. Mycobacterial subversion of chemotherapeutic reagents and host defense tactics: challenges in tuberculosis drug development. Annu Rev Pharmacol Toxicol, 49: 427–453, 2009

[39] Ramaswamy S, Musser JM. Molecular genetic basis of antimicrobial agent resistance in *Mycobacterium tuberculosis*: 1998 update. Tuber Lung Dis Off J Int Union Tuberc Lung Dis, 79: 3–29, 1998

[40] Dheda K, Gumbo T, Maartens G et al. The epidemiology, pathogenesis, transmission, diagnosis, and management of multidrug-resistant, extensively drug-resistant, and incurable tuberculosis. Lancet Respir Med, 5: 291–360, 2017

[41] Kempker RR, Kipiani M, Mirtskhulava V et al. Acquired drug resistance in *Mycobacterium tuberculosis* and poor outcomes among patients with multidrug-resistant tuberculosis. Emerg Infect Dis, 21 (1): 992–1001, 2015

[42] van Rie A, Warren R, Richardson M et al. Exogenous reinfection as a cause of recurrent tuberculosis after curative treatment. N Engl J Med, 341 (16): 1174–1179, 1999

[43] Barrick JE, Lenski RE. Genome-wide mutational diversity in an evolving population of *Escherichia coli*. Cold Spring Harb Symp Quant Biol, 74: 119–129, 2009

[44] McGrath M, Gey van Pittius NC, van Helden PD et al. Mutation rate and the emergence of drug resistance in

Mycobacterium tuberculosis. J Antimicrob Chemother, 69 (2): 292–302, 2014

[45] Nachega JB, Chaisson RE. Tuberculosis drug resistance: A global threat. Clin Infect Dis, 36: S24–30, 2003

[46] Pardini M, Niemann S, Varaine F et al. Characteristics of drug-resistant tuberculosis in Abkhazia (Georgia), a high-prevalence area in Eastern Europe. Tuberc Edinb Scotl, 89: 317–324, 2009

[47] Niemann S, Diel R, Khechinashvili G et al. *Mycobacterium tuberculosis* Beijing lineage favors the spread of multidrug-resistant tuberculosis in the Republic of Georgia. J Clin Microbiol, 48: 3544–3550, 2010

[48] Merker M, Blin C, Mona S et al. Evolutionary history and global spread of the *Mycobacterium tuberculosis* Beijing lineage. Nat Genet, 47: 242–249, 2015

[49] Comas I, Borrell S, Roetzer A et al. Whole-genome sequencing of rifampicin-resistant *Mycobacterium tuberculosis* strains identifies compensatory mutations in RNA polymerase genes. Nat Genet, 44: 106–110, 2011

[50] Niemann S, Supply P. Diversity and evolution of *Mycobacterium tuberculosis*: moving to whole-genome-based approaches. Cold Spring Harb Perspect Med, 4: a021188, 2014

[51] Robert Koch-Institut. www.rki.de/DE/Content/InfAZ/T/Tuberkulose/Archiv_Berichte_TB_in_Dtl_tab.html (Zugriff 02.03.2018)

11 Strukturbasiertes Prodrug-Design

Christian Betzel, Carsten Wrenger

Bakterielle Multiresistenz ist eines der herausragenden medizinischen Probleme unserer Zeit. Weltweit sind Millionen von Menschen durch Infektionen bedroht oder auch betroffen, welche mit herkömmlichen Antibiotika oft nicht mehr behandelt werden können. Angesichts dieser zunehmenden Resistenzproblematik bei der Bekämpfung von Infektionskrankheiten und einem zunehmenden Mangel an neuen und effektiven Entwicklungspräparaten auf diesem Gebiet sind verstärkte Anstrengungen zur Identifizierung und Optimierung neuer Wirkstoffe dringend erforderlich. Einen wichtigen Weg zur Erlangung neuer wirksamerer Antibiotika stellt das strukturbasierte Design von Wirkstoffen als Prodrugs dar, die erst im Bakterium bzw. im Infektionserreger durch dort vorhandene eigene Enzyme in die eigentlich aktive Form überführt werden. Hierbei stellen die detaillierte molekulare Kenntnis der Zielstruktur und deren Hemmung sowie die Kenntnis der molekularen Grundlagen möglicher Resistenzmechanismen eine wichtige Voraussetzung zur Verhinderung oder zumindest der Reduktion von Resistenzentwicklung dar.

Strukturbasiertes Wirkstoffdesign

Das strukturbasierte Wirkstoffdesign liefert seit ca. Mitte der 1980er Jahre wichtige Beiträge zur Identifizierung und Charakterisierung von Wirkstoffzielstrukturen und bei der gezielten Synthese von effizienten Wirkstoffen. Durch die Aufklärung der dreidimensionalen (räumlichen) Strukturen von medizinischen bzw. im Bereich Infektionsbiologie von infektionsrelevanten Biomolekülen bis hin zur atomaren Auflösung werden die Voraussetzungen für die strukturbasierte Entwicklung neuer Antiinfektiva geschaffen. Mit den heute weltweit etablierten modernen Methoden der hochauflösenden Röntgenkristallstrukturanalyse können Wissenschaftler die gezielte und passgenaue Entwicklung von Wirkstoffen effizient durchführen und so auch ungewünschte Nebenwirkungen reduzieren. Bei dieser Vorgehensweise wird in der Regel ein niedermolekularer Hemmstoff, der das aktive Zentrum eines medizinisch relevanten Proteins passgenau blockieren soll, über chemische Arbeitsschritte entworfen, designed und anschließend optimiert. Der auf diese Weise hergestellte Stoff unterbindet eine ungewünschte Funktion oder Aktivität.

Abb. 11.1 zeigt schematisch die Vorgehensweisen des strukturbasierten Wirkstoffdesigns. Hierbei stehen auch Proteine im Fokus, die für das infektionsverursachende Bakterium, einen Virus, oder auch Pilz essenziell sind. Durch eine Blockade der Funktion dieser essenziellen Proteine, in der Regel sind es Enzyme oder für den Transport verantwortliche Membranproteine, können infektionsverursachende Bakterien ausgeschaltet oder zumindest in ihrer Funktion so gestört werden, dass das Immunsystem des Menschen ausreicht, um die Krankheit oder Infektion zu überwinden.

Die stetig zunehmende Zahl von Strukturuntersuchungen an bzw. von medizinisch relevanten Biomolekülen, die an der exponentiell steigenden Anzahl von Einträgen in der Protein-Data-Bank erkennbar ist, bestätigt die Bedeutung dieser Vorgehensweise. Neben der Röntgenstrukturanalyse werden auch die Methoden der NMR-Spektroskopie und der Elektronenmikroskopie eingesetzt oder diese auch kombiniert angewendet, um möglichst umfassende räumliche Strukturinformation bis hin zur atomaren Auflösung zu erhalten. Die Vorgehensweisen und Arbeitsschritte der Röntgenstrukturanalyse sind in Abb. 11.2 zusammengefasst.

Diese Vorgehensweise wurde bereits 1894 als Schlüssel-Schloss-Prinzip hypothetisch von dem Chemiker Emil Fischer postuliert. Die Herstellung eines passgenauen molekularen Schlüssels ist aber erst möglich, wenn man das Schloss, im oben beschriebenen Fall das aktive Zentrum eines Enzyms, räumlich in drei Dimensionen aufgelöst betrachten kann.

Die bei der Röntgenstrukturanalyse genutzten Strahlungsquellen sollen eine möglichst intensive Strahlung liefern. Dazu können moderne konventionelle Röntgenquellen im Labor genutzt werden, oder wie heute überwiegend im Bereich des strukturbasierten Wirkstoffdesigns, die Röntgenstrahlung, die von Speicherringen, sogenannten Synchrotron-Strahlungsquellen erzeugt wird, als auch zukünftig die Strahlung, die von einem Freie-Elektronen-Laser produziert wird. Dabei erzeugen die beiden Letztgenannten wesentlich höhere Intensitäten und erlauben auch Analysen von sehr kleinen Kristallen mit Mikrometerabmessungen, die auch eine deutlich höhere Auflösung liefern.

Im Deutschen Elektronen-Synchrotron (Forschungszentrum der Helmholtz-Gemeinschaft) in Hamburg (DESY) stehen in einer weltweit einzigartigen Kombination die besten Strahlenquellen für strukturbasiertes Wirkstoffdesign über

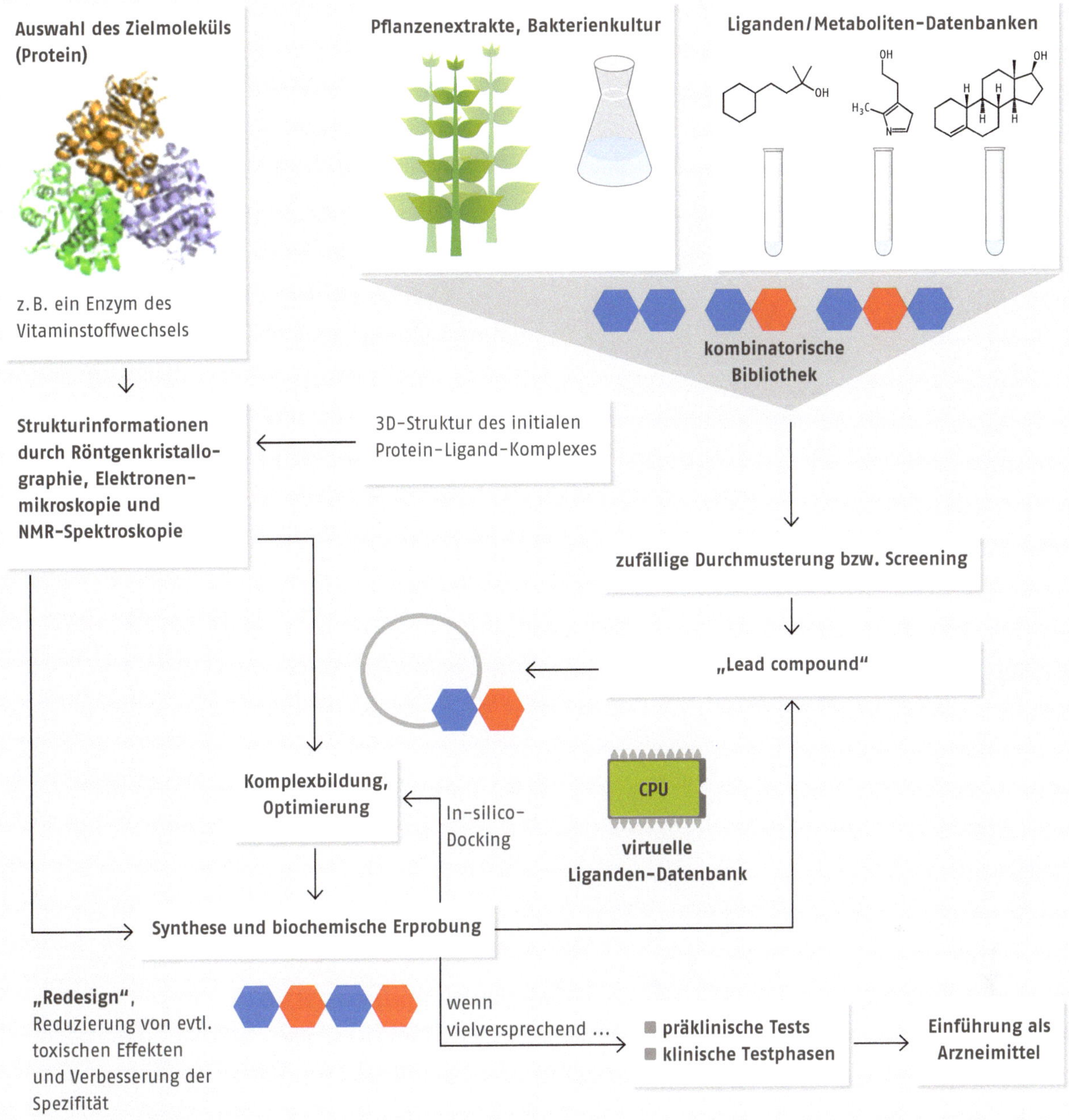

Abb. 11.1 Vorgehensweisen der strukturbasierten Wirkstoffentwicklung. Das Zielmolekül, in der Regel ein für das Pathogen essenzielles Enzym, wird zuerst über die Methoden der Röntgenstrukturanalyse in hoher Auflösung analysiert. Danach werden passgenaue Hemmstoffe oder im Fall des Prodrug-Designs substratähnliche Verbindungen über In-silico-Methoden und kombinatorische Bibliotheken gesucht und charakterisiert. Diese Verbindungen werden sukzessive über Röntgenstrukturanalysen der Komplexe optimiert und anschließend über verschiedene Testphasen weiter geprüft.

den Speicherring PETRA III, die Freie-Elektronen-Laser FLASH und EU XFEL zur Verfügung. Mit der Inbetriebnahme des Röntgenlasers European XFEL im Jahr 2017, der eine hochintensive und gepulste Strahlung produziert, wird es zukünftig möglich sein, auch die Dynamik enzymatischer Prozesse zeitaufgelöst darzustellen. Dadurch werden sich neue und innovative Möglichkeiten im Bereich der Wirkstoffentwicklung ergeben.

Beispiel eines Forschungsprojekts

Die Vorgehensweisen der innovativen, strukturbasierten Wirkstoffentwicklung werden im Folgenden am Beispiel eines Forschungsprojekts beschrieben, das sich mit der Entwicklung von antibiotischen Wirkstoffen beschäftigt, die zur Bekämpfung des als Krankenhauskeim bekannten Methicillin-resistenten *Staphylococcus aureus* (MRSA) eingesetzt werden sollen.

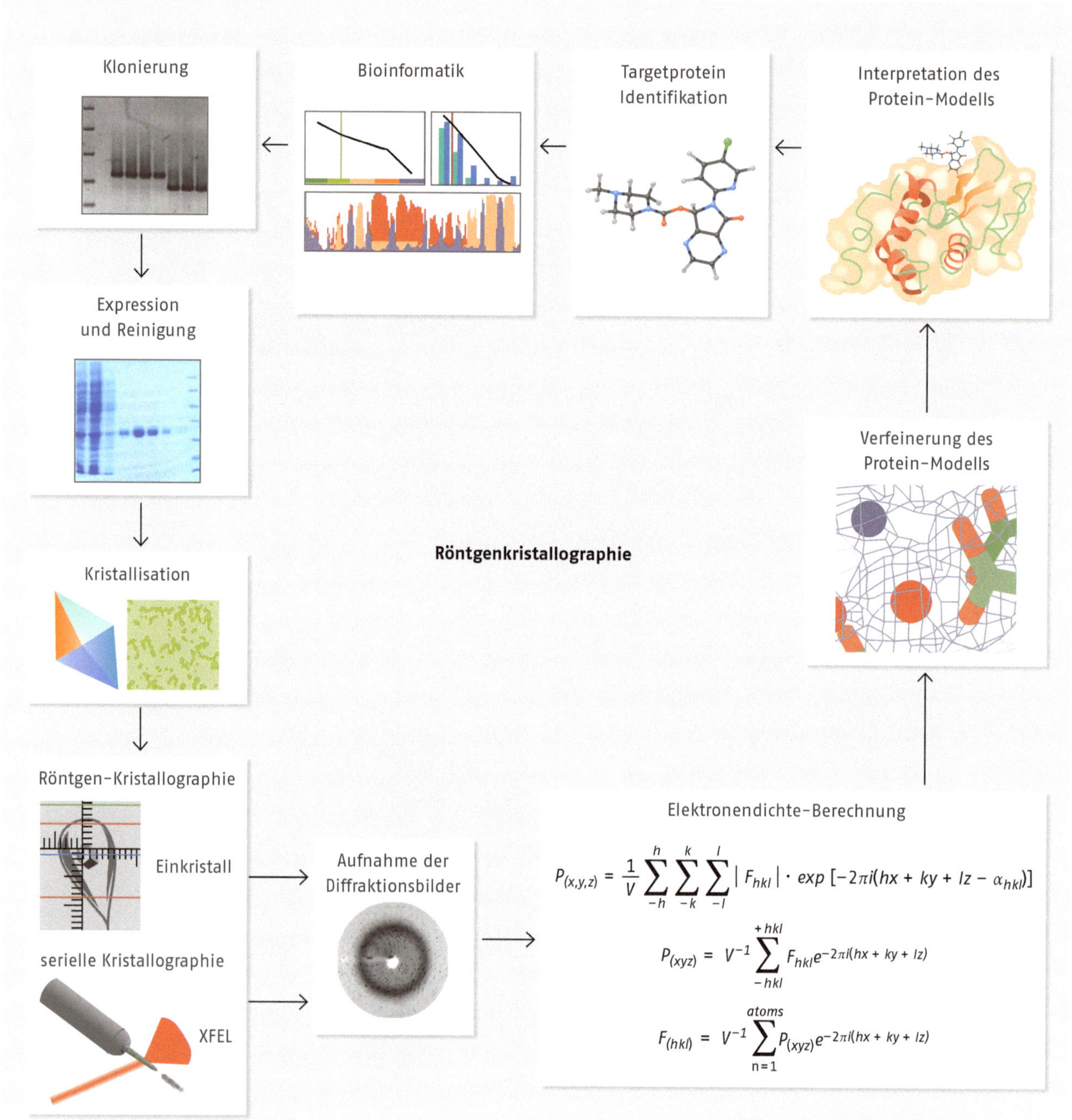

Abb. 11.2 Vorgehensweise und Arbeitsschritte der Röntgenstrukturanalyse. Nach Expression und Aufreinigung wird zuerst das Targetprotein kristallisiert. Die erhaltenen Kristalle werden mit Röntgenstrahlung über Einkristalle oder Kristallsuspensionen beleuchtet. Aus den erhaltenen Diffraktionsintensitäten lassen sich die Elektronendichteverteilungen berechnen, die mit Computergrafik interpretiert werden. Im Fall des strukturbasierten Wirkstoffdesigns werden mit Kenntnis der Raumstruktur und der aktiven Zentren passgenaue Hemmstoffe gesucht. Die Strukturen der Komplexe werden anschließend unter gleicher Vorgehensweise räumlich untersucht.

Im Krankenhaus erworbene Infektionen mit MRSA

Das seit einigen Jahren bekannte Bakterium *Staphylococcus aureus* mit Methicillinresistenz (MRSA), von dem auch multiresistente Varianten verbreitet sind, verursacht Infektionen, die ein signifikantes Problem während der stationären Behandlung von Patienten darstellen. Therapeutische Optionen sind oft sehr eingeschränkt und die Anzahl der effektiven neuen Wirkstoffe ist begrenzt [1]. Erschwerend kommt hinzu, dass aus verschiedenen Reservoirs stammende Stämme unterschiedliche Resistenzmuster zeigen [2]. Die Statistiken und Erhebungen unterscheiden Infektionen durch community-acquired CA-MRSA und livestock-associated LA-MRSA von healthcare-associated (früher auch hospital-acquired) HA-MRSA-Infektionen, was die Auswahl von effizienten Antibiotika und die zielgerichtete Behandlung einschränkt (▸ Kap. 2, ▸ Kap. 4). Die über MRSA verursachte Sterblichkeitsrate für Europa lag vor einigen Jahren bei ca. 25 000 Todesfällen pro Jahr [3]. Andere Quellen berichteten von bis zu 40 000 Todesfällen allein in Deutschland [4]. Klassische Angriffsorte der Antibiotika, z. B. die Proteinbiosynthese (▸ Kap. 9) oder Enzyme, die am Zellwandaufbau von *Staphylococcus aureus* beteiligt sind, scheinen immer noch die erste Wahl zu sein. Wegen der sich schnell entwickelnden bzw. verbreitenden Antibiotikaresistenz, z. B. bei MRSA, sind jedoch neue Ansätze und Strategien zur Behandlung von solchen Staphylokokken-Infektionen dringend erforderlich. Dabei wird vor allem das strukturbasierte Wirkstoffdesign eingesetzt. Dennoch wurden längerfristig wirksame Antibiotika bisher nicht gefunden bzw. entwickelt. Eine bislang selten untersuchte Klasse von Antibiotika sind Prodrug-Wirkstoffe, die vom Bakterium aktiviert werden müssen und danach ihre Wirkung entfalten. Durch bioinformatische Analysen konnte bestätigt werden, dass an Vitaminbiosynthesen beteiligte Enzyme heute der höchsten Kategorie der Wirkstoffangriffsorte zugeordnet werden [5]. Sie stehen deshalb derzeit im Fokus entsprechender Forschungsaktivitäten.

Allgemeine Informationen über Staphylococcus aureus

Staphylococcus aureus ist ein grampositives Bakterium, das die Haut und u. a. auch die Nasenschleimhaut des Menschen besiedelt. 20 % der Bevölkerung tragen das Bakterium dauerhaft, während bis zu 60 % das Bakterium vorübergehend beherbergen [6]. Bei Haut bzw. Schleimhautverletzungen kann *S. aureus* invadieren, was zu schweren Infektionen führen kann [7–8]. Solange das Immunsystem nicht beeinträchtigt ist, bleiben Infektionen mit dem Erreger *S. aureus* im Körper meist ohne klinische Symptome [9]. Für Personen mit eingeschränkter Immunabwehr kann eine Infektion mit *S. aureus* allerdings lebensbedrohlich werden [10]. So kann sich eine Infektion mit MRSA von einfachen Hautverletzungen bis hin zu Endokarditis, Lungenentzündung und Meningitis entwickeln [11]. Das Hauptproblem bei der *S.-aureus*-Infektionskontrolle ist dabei das Auftreten von multiresistenten Stämmen. Zehn Jahre nach der Einführung von Penicillin in den 1940er Jahren wurden bereits 50 % der Isolate von *S. aureus* als resistent eingestuft, die eine Betalactamase produzieren. Wichtige begünstigende Faktoren sind früher wie auch heute noch der übermäßige und z. T. nicht angemessene Gebrauch von Antibiotika, z. B. durch Behandlung nichtbakterieller Infektionen mit Antibiotika oder durch Nichteinhaltung von Vorschriften für die Arzneimitteleinnahme [3]. In den 1950er Jahren trat ein Penicillin-resistenter Stamm von *S. aureus* auf, der durch Bildung einer Penicillinase für die meisten Krankenhausausbrüche in Mutterschaftseinrichtungen in den USA und Großbritannien verantwortlich war. Um dieses Problem zu behandeln, wurde 1960 als semisynthetischer Ansatz Methicillin als Penicillinase-festes Penicillinderivat entwickelt und in die Therapie eingeführt (▸ Kap. 1) [12]. Seine Wirksamkeit war begrenzt, da bereits binnen eines Jahres erste Methicillin-resistente *S.-aureus*(MRSA)-Stämme isoliert wurden und nur sieben Jahre später vermehrt auch Stämme mit Multidrug-Resistenz (MDR) in der Schweiz, Frankreich, Dänemark, England, Australien und Indien gemeldet wurden.

Therapie von MRSA-Infektionen

Obwohl neue Antibiotika entwickelt und zugelassen wurden, bleiben ihre molekularen Ziele im Vergleich zu bereits genutzten Antibiotika unveränderlich. Die klassischen Zielstrukturen, z. B. die Zellwandsynthese durch Hemmung der Penicillin-Bindeproteine (PBP; ▸ Kap. 2), die Proteinbiosynthese durch Inhibition verschiedener Reaktionsschritte der Ribosomen (▸ Kap. 9) und die DNA-Replikation durch Inhibition der Typ-II-Topoisomerasen wie Topoisomerase IV und die DNA-Gyrase (▸ Kap. 1) stehen kontinuierlich im Fokus der Wirkstoffentwicklungsprozesse. Trotz der Existenz einiger neuer Antibiotika zur Behandlung von MRSA, wie Daptomycin, Linezolid und Tigecyclin, die neben den klassischen Antibiotika (Trimethoprim/Sulfamethoxazol, Clindamycin) eingesetzt werden, bleibt das Glykopeptid-Antibiotikum Vancomycin die erste Wahl für die MRSA-Behandlung. Glykopeptid-Antibiotika hemmen die Vernetzung der Bakterienzellwand [13], indem sie die endständige D-Alanyl-D-Alanin-Gruppe neu einzubauender Disaccharid-Pentapeptidbausteine abschirmen und so die Quervernetzung von *N*-Acetylmuraminsäure des neuen Bausteins mit *N*-Acetylglucosamin der wachsenden Kette blockieren. Inzwischen findet sich aber eine Resistenz gegen Vancomycin bereits unter MRSA-Stämmen aufgrund des Transfers eines Resistenzfaktors von Vancomycin-resistenten Enterokokken (VRE) auf MRSA [14].

Gegen diesen Mechanismus wurde das halbsynthetische Glykopeptidderivat Dalbavancin durch einen zusätzliche Zuckerrest und eine C-terminale Dimethylaminopropylgruppe so modifiziert, dass dessen Aktivität auch gegen Vancomycin-resistente Staphylokokken und VRE erhöht wird (▸ Kap. 2) [15–18]. Dalbavancin wurde in den USA im Jahr 2007 von der FDA zugelassen, aber die Herstellungsfirma Pfizer zog die globale Marktanwendung für zusätzliche Phase-III-Studien im Jahr 2008 zurück [45].

Auch das Glykopeptid Oritavancin, welches eine zusätzliche Seitenkette trägt, beeinträchtigt die bakterielle Zellwandsynthese sowie dazu das Zellmembranpotenzial [19]. Im Jahr 2008 wurde die globale Marktanwendung von der FDA zurückgezogen [46]. Im Jahr 2014 erfolgte dann die Zulassung in den USA. Seit März 2015 ist es in der EU für die Behandlung von Haut- und Weichteilinfektionen durch grampositive Erreger (*S. aureus*, Streptokokken) zugelassen.

Als weitere Neuentwicklung der Glykopeptide besitzt Telavancin eine zweifache Wirkungsweise wie sie für Oritavancin beschrieben wurde [20]. Der Wirkstoff ist seit 2009 von der FDA in den USA [47] und seit 2011 von der EMA auch in Europa zugelassen [21].

Das Lipopeptid-Antibiotikum Daptomycin stört durch Einlagerung in die Zytoplasmamembran das Membranpotenzial und wird zur Behandlung von Infektionen, wie Bakteriämie, Endokarditis [22] und komplizierten Gewebeinfektionen [23], nicht aber Pneumonie [24] eingesetzt, die durch grampositive Erreger (MRSA, VRE) ausgelöst werden.

Clindamycin und die Gruppe der Tetracyclin-Derivate sowie das Glycylcyclin Tigecyclin wirken bakteriostatisch, indem sie die Proteinbiosynthese an den entsprechenden ribosomalen Untereinheiten 30S bzw. 50S hemmen (▸Kap. 9). Trimethoprim/Sulfamethoxazol, Clindamycin und die Tetracycline werden derzeit zur Behandlung von CA-MRSA-Haut- und Weichteilinfektion eingesetzt [25]. Rifampicin ist ein weiteres wirksames Antibiotikum, das nicht nur als Reserveantibiotikum für bestimmte MRSA-Infektionen, sondern vor allem auch als Teil der Kombinationstherapie bei Tuberkulose (▸Kap. 10) eingesetzt. Es weist jedoch durch seine Teratogenität eine gravierende Nebenwirkung auf [26]. Lysostaphin ist ein Bakteriocin mit lytischer Aktivität gegen Staphylokokken [27]. Es wurde nachgewiesen, dass Lysostaphin in der Lage ist, Biofilme von *Staphylococcus aureus* und *S. epidermidis* zu reduzieren [28]. In einem Tiermodell konnte es eine Wirksamkeit gegen Keratitis zeigen [29].

Um die Ausbildung von Resistenzen zu vermeiden, ist die Behandlung mit einem Schmalspektrum-Antibiotikum wünschenswert, aber leider nicht immer möglich. Antibiotika sollten auf der Grundlage der lokalen Epidemiologie ausgewählt werden. Wenn der Erreger unbekannt ist, muss ein Breitbandansatz angewendet werden [30]. Penicilline können auch mit Betalactamase-Inhibitoren wie Tazobactam kombiniert werden [31–32]. Das Gesamtbild der vorhandenen Antibiotika und derzeitigen Entwicklungen zeigt, dass neue innovative Ansätze dringend erforderlich sind.

Die Vitamin-B_1-Biosynthese von S. aureus als potenzieller Angriffspunkt von Antibiotika

Die Analyse und Identifizierung von potenziellen Zielstrukturen (Targets) in der Vitaminsynthese von Bakterien kann neue Wege zur Entwicklung auch nachhaltig wirksamer Antibiotika eröffnen.

Vitamine wurden vor vielen Jahrhunderten entdeckt und sind wie Mineralien und Spurenelemente lebensnotwendige Substanzen, die der Mensch nicht selbständig bilden kann und die ihm deshalb ständig zugeführt werden müssen. Anfang des 20. Jahrhunderts entdeckte der niederländische Arzt Christiaan Eijkman in einem Militärhospital in Indonesien, dass die Hühner im Hof des Hospitals Symptome der Krankheit Beriberi aufwiesen, die sich in Form von Lähmungen und Kräfteverlust äußerten. Eijkman konnte diese Krankheit auf das Verfüttern von geschältem Reis zurückführen und folgerte, dass es sich bei Beriberi um eine Mangelkrankheit handelt. Der polnische Chemiker Casimir Funk konnte später aus Reiskleie eine Substanz isolieren, mit der die Mangelkrankheit geheilt werden konnte. Die Analyse des Stoffs zeigte, dass es sich um eine stickstoffhaltige Verbindung handelt, für die der Name Vitamin geprägt wurde und bei der es sich um das Vitamin B_1 (Thiamin) handelte [33]. In kristalliner Form wurde Thiamin 1926 von den holländischen Chemikern B. C. P. Jansen und W. Donath aus der Reiskleie isoliert. Alle derzeit bekannten Vitamine wurden zwischen 1920 und 1980 isoliert. Elmer V. McCollum führte später die Bezeichnung der jeweiligen Vitamine mit Großbuchstaben ein.

Struktur und Synthese von Thiamin wurden 1936 von Robert R. Williams und Adolf Windaus [34] veröffentlicht. Zuvor war Beriberi in Ostasien endemisch, der Reisverbrauch erhöhte das Beriberi-Risiko. Der Höhepunkt wurde 1923 mit fast 28 000 Todesfällen in Japan erreicht [33].

Vitamin B_1 als prosthetische Gruppe in enzymatischen Reaktionen

Thiamin besteht aus einem Thiazol- und einem Pyrimidinring, die durch eine Methylenbrücke verbunden sind. Innerhalb der lebenden Zelle muss Thiamin in seine biologisch aktive Form Thiaminpyrophosphat (TPP) umgewandelt werden, um als prosthetische Gruppe von Enzymen zu wirken. Bei TPP-katalysierten Reaktionen wird der Thiazoliumring an der C2-Position deprotoniert und es entsteht ein reaktives Carbanion, das durch 3d-Orbitale von benachbartem Schwefel (ylid-Gruppe) stabilisiert wird. Es wurde gezeigt, dass Thiaminderivate mit einem Oxazolium- oder Imidazoliumring weniger reaktiv sind als die Thiazoliumverbindung, da in Abwesenheit von 3d-Orbitalen der Übergangszustand nicht stabilisiert werden kann. Auch die Geschwindigkeit der Abspaltungsreaktion der Carboxylgruppe ist für α-Mercaptocarbonsäuren mehr als 1000-mal höher als für ihre sauerstoffhaltigen Gegenstücke. Zusätzlich unterliegen Oxazoliumverbindungen einer stärkeren Ringöffnung, was den Mangel an Aktivität erklärt. Eine höhere Elektronegativität von Sauerstoff im Vergleich zu Schwefel begünstigt die Hydrolyse, auch wenn 3d-Orbitale vorhanden sind. Die ylid-Gruppe reagiert mit dem Carbonylkohlenstoff von α-Ketosäuren (2-Oxosäuren) unter Bildung des an Thiamin gebundenen Acetaldehyd-Zwischenprodukts zusätzlich zur CO_2-Eliminierung, was sich bei der Katalyse der Decarboxylierung von Pyruvat durch den Pyruvat-Dehydrogenase-Komplex (PDH) zeigt. Der Thiaminantagonist Oxythiamin bindet in seiner pyrophosphorylierten Form an die aktive Stelle der Pyruvatdehydrogenase. Es ist in der Lage, das C2-Addukt zu bilden, wobei der Aldehyd jedoch nicht freigesetzt wird.

Rolle von Vitamin B_1 bei Menschen und Bakterien

Im tierischen Gewebe tritt Vitamin B_1 überwiegend in der enzymgebundenen Form auf. Die aktive Form von Vitamin B_1 ist Thiaminpyrophosphat (TPP), wobei TPP ein Cofaktor der Enzyme Pyruvat-Dehydrogenase, 2-Oxoglutarat-Dehydrogenase und Transketolase ist. Die Transketolase überträgt Kohlenstoffeinheiten auf Zucker. Sie ist Bestandteil des Pentosephosphatwegs. Aus Pyruvat generiert die Pyruvat-Dehydrogenase (PDH) Acetyl-CoA (Pyruvat + CoA + $NAD^+ \rightarrow$ Acetyl-CoA + CO_2 + NADH + H^+), das in den Citratzyklus fließt. Die 2-Oxoglutarat Dehydrogenase (2-ODH;

2-Oxoglutarat + CoA + NAD^+ → Succinyl-CoA + CO_2 + NADH + H^+) ist Bestandteil des Citratzyklus. Die PDH sowie die 2-ODH sind Enzymkomplexe die aus drei verschiedenen Untereinheiten (E1, E2, E3) bestehen. Zunächst wird Pyruvat an TPP, welches sich in der E1-Untereinheit befindet, gebunden und anschließend decarboxyliert. Bei der Decarboxylierung greift das Carbanion des TPP das Pyruvat nukleophil an, und es entsteht nach Abspaltung von CO_2 Hydroxyethyl-TPP [33]. Aufgrund der zentralen Rolle der Thiamin-abhängigen Enzyme im Metabolismus der Aminosäuren und Kohlenhydrate führen Thiamin-Mangelerkrankungen oder Mutationen in Genen, die für TPP-abhängige Enzyme codieren, zu einer schweren neurologischen Beeinträchtigung beim Menschen.

Vitamin-B_1-Biosynthese, Transport und Regulierung in S. aureus

Thiamin kann von den meisten Bakterien, Pilzen und Pflanzen de novo synthetisiert werden [38–39]. Einige Bakterien bilden ausschließlich die Pyrimidin-Komponente oder nur den Thiazolring. In *S. aureus* werden die Thiazol- und die Pyrimidin-Einheiten des Thiamins unabhängig voneinander synthetisiert und dann in einem weiteren Schritt verknüpft. ○ Abb. 11.3 zeigt die Schritte der Biosynthese von Vitamin B_1 für *S. aureus* und die hierbei notwendigen Enzyme. Gene für die Enzyme, die in die Biosynthese involviert sind, sind in zwei Operons organisiert. Das erste Operon codiert für eine Thiaminase Typ II (TenA), 4-Amino-5-hydroxymethylpyrimidin-Kinase (ThiD), 5-(2-Hydroxyethyl)-4-methylthiazol-Kinase (ThiM) und Thiaminphosphatsynthase (ThiE). Eine Phosphatase, eine Epimerase und die Thiaminpyrophosphokinase (TPK) werden in einem weiteren Operon separat codiert. Während der Biosynthese wird 5-(2-Hydroxyethyl)-4-methylthiazol (THZ) durch ThiM phosphoryliert, wie 4-Amino-5-hydroxymethylpyrimidin (HMP) in einem zweistufigen Mechanismus von ThiD pyrophosphoryliert. THZ- und HMP-Derivate werden durch ThiE zu Thiaminmonophosphat (TMP) verknüpft, das anschließend durch eine GTPase dephosphoryliert wird [40]. Die direkte Phosphorylierung von TMP in *S. aureus* ist aufgrund des Fehlens der wie in der Hefe (*S. cerevisiae*) und einigen Bakterien vorhandenen TMP-Kinase ThiL nicht möglich [38, 41]. In *S. aureus* kann Thiamin durch die Thiaminpyrophosphokinase pyrophosphoryliert werden, wodurch Thiamin in seine aktive Form TPP umgewandelt wird. Wenn jedoch TPP nicht benötigt wird, wird Thiamin durch Spaltung recycelt. Letztere wird von TenA durchgeführt, das entweder Thiamin (aber nicht seine Phosphatester) in seine Thiazol- und Pyrimidin-Komponenten spaltet oder Aminopyrimidin zu Hydroxypyrimidin umwandelt. Die Deaminierungsreaktion ist 100-fach schneller als die Hydrolyse von Thiamin [36]. Die Thiamin-Biosynthese wird durch Riboswitches reguliert. Sie bestehen aus einem TPP-bindenden nichtcodierenden mRNA-Element, das nach der Bindung an TPP eine Konformationsänderung erfährt. Aus diesem Grund verhindern hohe TPP-Konzentrationen die Proteinbiosynthese [42–43]. Diese Regulation wurde für das *tenA-thiM-thiD-thiE*-Operon nachgewiesen [40].

Prodrug-Arzneimittel zur Behandlung von Staphylokokken-Infektionen

Wie zuvor beschrieben, sind Möglichkeiten zur Behandlung von MRSA begrenzt und es ist dringend erforderlich neue Antibiotika zu entwickeln. Aktuelle Arzneimittel verwenden immer noch klassische Ziele und neuartige Ansätze werden nur selten identifiziert und erforscht. Trotz zunehmender Antibiotikaresistenz verringerten sich FDA-Zulassungen für neue Arzneimittel von 1983–2007 um ca. 75 % [1], und bislang wurden nur wenige Versuche unternommen Prodrugs zu generieren welche durch das Bakterium aktiviert werden.

Im Kontext der Wirkstoffforschung ist ein wichtiges Ziel, elementare Unterschiede zwischen dem Pathogen (z. B. Bakterien) und dem jeweiligen Wirtsorganismus auf molekularer Ebene zu identifizieren. Daher sind ideale Angriffsziele für Antibiotika signifikant unterschiedlich oder im Vergleich zum humanen Organismus dort gar nicht vorhanden, wie z. B. die bakterielle Zellwandsynthese. Im Lauf der Zeit haben sich die angewandten Methoden aufgrund der zunehmenden Resistenz und der Begrenzung der Verfügbarkeit natürlich vorkommender Antibiotika verändert. Strukturbasierte Ansätze wurden entwickelt, um neue potenzielle Wirkstoffziele zu identifizieren. Anschließend wurden daraus abgeleitete potenzielle Inhibitoren untersucht [35]. Die Kombination von Strukturbiologie an Zielenzymen in Kombination mit bioinformatischen Techniken, wie In-silico-Screening, führte zur Identifizierung von neuartigen Verbindungen [37]. Grundsätzlich werden diese Vorgehensweisen auch für Prodrug-Design-Untersuchungen angewendet. Daneben können Prodrugs auch modifiziert werden und z. B. von einer in vitro aktiven Verbindung zu einem klinisch anwendbaren Wirkstoff weiterentwickelt werden, indem die chemische Komposition verändert oder das ADME-Profil (Absorption, Verteilung, Metabolismus und Ausscheidung) optimiert wird.

Die Idee von Antibiotika, die auf den Cofaktor-Stoffwechsel in Bakterien (○ Abb. 11.4) zielen, sind vielversprechend. Aufgrund der kurzen Reproduktionszeit und der Fähigkeit des horizontalen Gentransfers können sich Bakterien wie *Staphylococcus aureus* mit in einem haploiden Genom in hohem Maß an jede Art von Umweltveränderungen anpassen, was auch zum Auftreten von Antibiotikaresistenz führen kann, insbesondere wenn nur ein Zielenzym im Fokus liegt. Um dieses Problem zu umgehen, wäre eine Option, eine Vielzahl von verschiedenen Enzymen und/oder metabolischen Wegen während einer einzigen Antibiotikaanwendung zu erreichen. Durch diese Strategie wird die Verwendung von „Suizid-Wirkstoffen" sehr bevorzugt, da diese speziellen Verbindungen das natürliche Substrat nachahmen sollen. Infolgedessen wird dieses spezielle Prodrug durch die Enzyme des pathogenen Bakteriums metabolisiert und damit in den jeweiligen Produktpool geleitet. Bei der Anwendung dieser

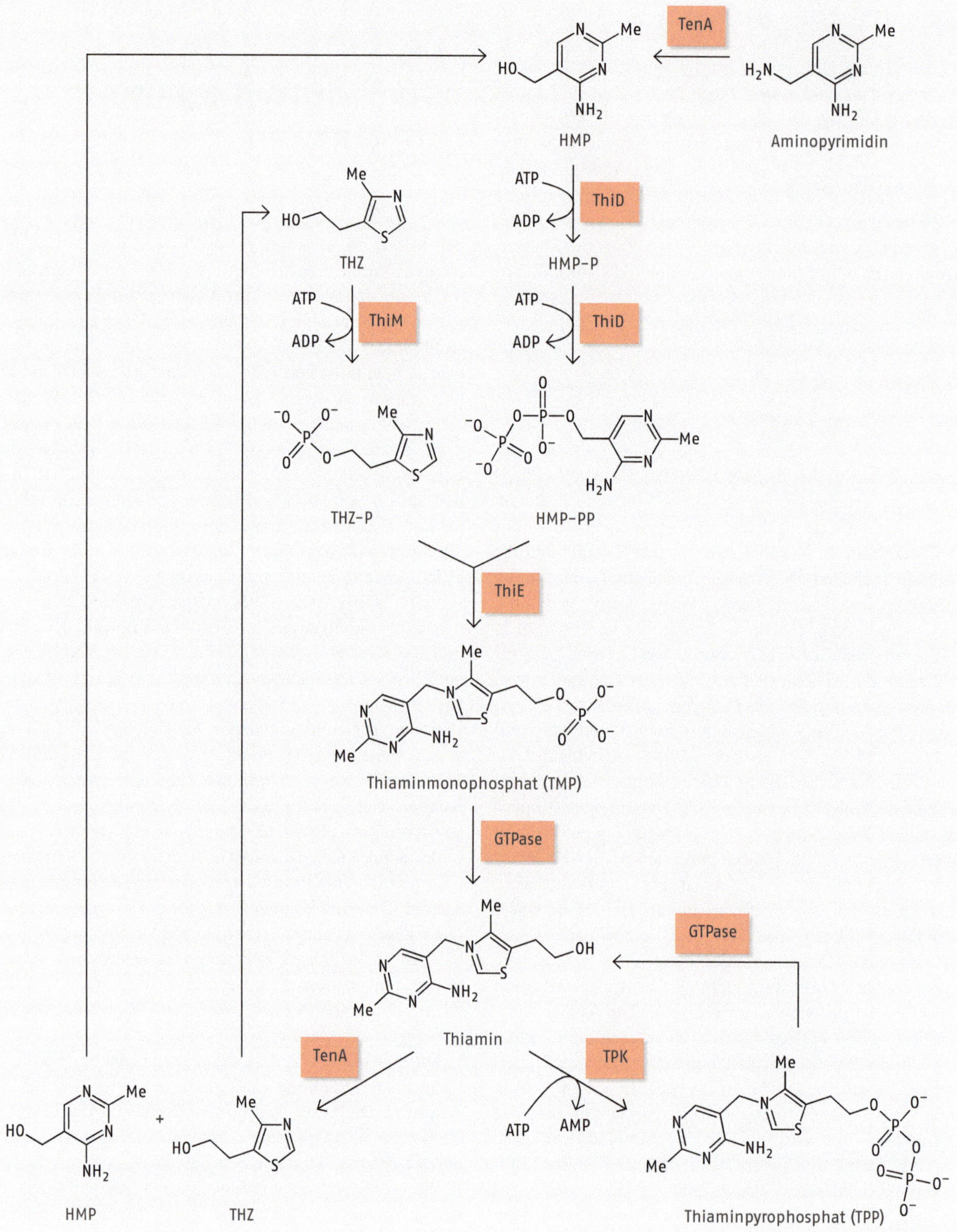

Abb. 11.3 Schemazeichnung der komplexen Synthese von Vitamin B_1. Die beteiligten Enzyme sind mit den jeweiligen Reaktionsprodukten aufgeführt. **ADP** Adenosindiphosphat, **AMP** Adenosinmonophosphat, **ATP** Adenosintriphosphat, **HMP** 4-Amino-5-hydroxymethylpyrimidin, **TenA** Thiaminase Typ II, **ThiD** 4-Amino-5-hydroxymethylpyrimidin-Kinase, **ThiE** Thiaminphosphatsynthase **ThiM** 5-(2-Hydroxyethyl)-4-methylthiazol-Kinase, **THZ** 5-(2-Hydroxyethyl)-4-methylthiazol, **TMP** Thiaminmonophosphat, **TPK** Thiaminpyrophosphokinase, **TPP** Thiaminpyrophosphat

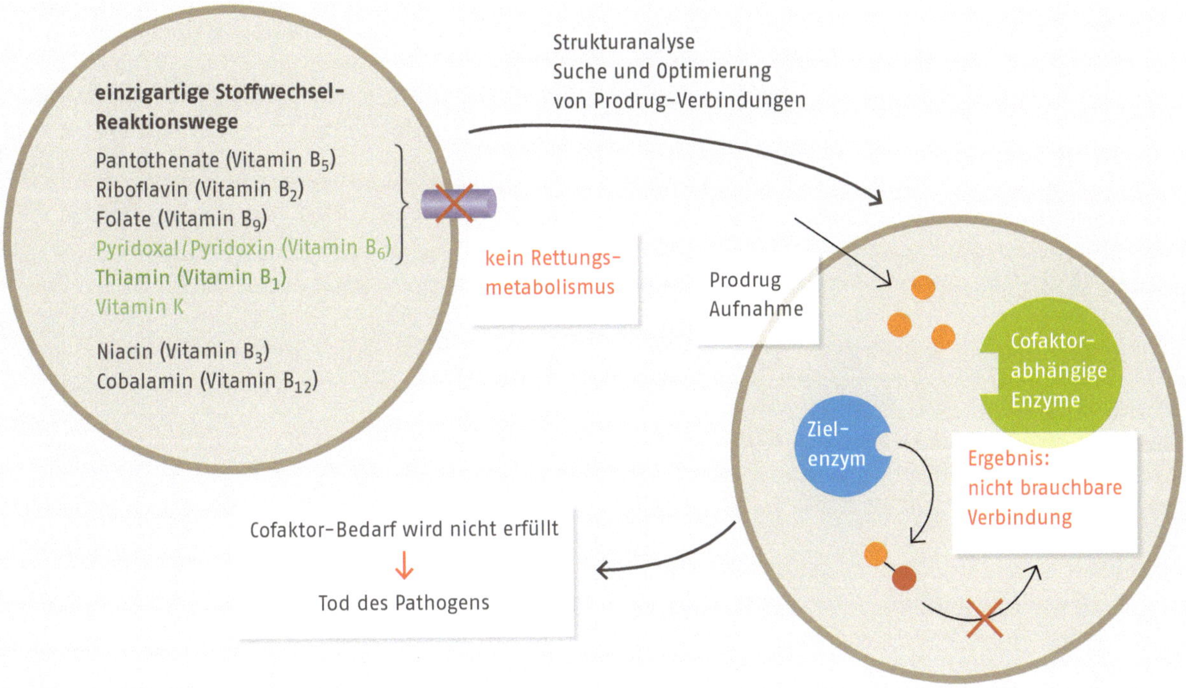

Abb. 11.4 Potenzielle Angriffspunkte für Prodrug-Entwicklungen am Beispiel der Vitamin-Stoffwechselwege, Vorgehensweise und Ergebnis

Methode auf Vitamin-B_1-Biosynthesewege wird ein endogener Cofaktor in einen nicht funktionalen Suizid-Cofaktor umgewandelt, der anschließend für Vitamin-B_1-abhängige Enzyme nicht mehr genutzt werden kann und so Bakterien inhibiert. Als ein Ziel in der Prodrug-Design-Analyse wurde die Struktur-Wirkungs-Analyse des *S.-aureus*-Enzyms ThiM (*Sa*ThiM) durchgeführt, das 5-(2-Hydroxyethyl)-4-methylthiazol (THZ) in einem der ersten Schritte im Vitamin-B_1-Biosyntheseweg phosphoryliert. Die native Struktur von *Sa*ThiM beinhaltet drei aktive Zentren, die jeweils innerhalb der Grenzflächen von zwei Monomeren liegen. Strukturelle Daten von THZ, die in den aktiven Zentren von *Sa*ThiM gebunden wurden, erlaubten das In-silico-Screening und die Identifizierung von zwei Molekülen, die biochemisch als Substrat von ThiM umgesetzt werden [44]. Diese Ergebnisse bestätigen eindeutig den Ansatz, komplementäre biochemische und biophysikalische Methoden zur Prodrug-Entdeckung zu kombinieren, um Vorläufermoleküle zu identifizieren und zu verbessern. Diese Vorläufermoleküle (Prodrugs) werden als antibiotische Wirkstoffe verabreicht und können danach durch das bakterielle Pathogen umgewandelt werden bzw. sollen verschiedene essenzielle Vitamin-B_1-abhängige Enzyme des MRSA hemmen und so das Bakterium hemmen oder abtöten. Allerdings muss in diesem Zusammenhang auch eine effiziente Cofaktor-Aufnahme in die Zelle berücksichtigt werden. Diese Cofaktor-Aufnahme soll und muss in den zukünftigen Arzneimittelforschungsansätzen besonders berücksichtigt und optimiert werden. Bisher wurde die Erforschung von Cofaktor-Biosynthesen für eine Reihe von verschiedenen Pathogenen durchgeführt. Die Optimierung von Prodrugs zur Bekämpfung dieser Pathogene wird derzeit über die Methoden der Strukturbiologie in Kombination mit zellbiologischen Forschungsarbeiten vorangetrieben und soll in absehbarer Zeit neue Wirkstoffe und Ansätze für neue Antibiotika liefern.

Literatur

[1] Boucher HW, Talbot GH, Bradley JS et al. Bad bugs, no drugs: no ESKAPE! An update from the Infectious Diseases Society of America. Clin Infect Dis, 48 (1): 1–12, 2009

[2] Robert Koch-Institut. Auftreten und Verbreitung von MRSA in Deutschland 2008. Epidemiol Bull, 17, 2009

[3] World Health Organization/Europe. Strategischer Aktionsplan zur Bekämpfung von Antibiotikaresistenzen. in der Europäischen Region 2011–2016. www.euro.who.int/__data/assets/pdf_file/0011/148988/RC61_Pres_Rodier_antibiotic_resistance.pdf?ua=1 (Zugriff 02.03.2018)

[4] Deutsche Gesellschaft für Krankenhaushygiene (DGKH). Krank im Krankenhaus. www.dgkh.de/pdfdata/krank_im_krankenhaus2007.pdf, 2007 (Zugriff 02.03.2018)

[5] Hajduk PJ, Huth JR, Tse C. Predicting protein druggability. Drug Discov Today, 10 (23–24): 1675–1682, 2005

[6] Kluytmans J, van Belkum A, Verbrugh H. Nasal carriage of *Staphylococcus aureus*: epidemiology, underlying mechanisms, and associated risks. Clin Microbiol Rev, 10 (3): 505–520, 1997

[7] Kuehnert MJ, Hill HA, Kupronis BA et al. Methicillin-resistant-*Staphylococcus aureus* hospitalizations, United States. Emerg Infect Dis, 11 (6): 868–872, 2005

[8] Klevens RM, Morrison MA, Nadle J et al. Invasive methicillin-resistant *Staphylococcus aureus* infections in the United States. JAMA, 298 (15): 1763–1771, 2007

[9] Diefenbeck M, Mückley T, Hofmann G. Multiresistente Erreger im Krankenhaus. Trauma und Berufskrankheit, 10: 133–137, 2008

[10] Jarvis WR. The epidemiology of colonization. Inf Control Hosp Epidemiol, 17 (1): 47–52, 1996

[11] Lowy FD. *Staphylococcus aureus* infections. N Engl J Med, 339 (8): 520–532, 1998

[12] Hancock REW, Knowles D. Are we approaching the end of the antibiotic era? Curr Opin Microbiol, 1 (5): 493–494, 1998

[13] Reynolds P. Structure, biochemistry and mechanism of action of glycopeptides antibiotics. Eur J Clin Microbiol Infect Dis, 8 (11): 943–950, 1989

[14] Klein E, Smith DL, Laxminarayan R. Hospitalizations and deaths caused by methicillin resistant *Staphylococcus aureus*, United States, 1999–2005. Emerg Infect Dis, 13 (12): 1840–1846, 2007

[15] Lopez S, Hackbarth C, Romano G et al. In vitro antistaphylococcal activity of dalbavancin, a novel glycopeptide. J Antimicrob Chemother, 55 (suppl 2): ii21–24, 2005

[16] Candiani G, Abbondi M, Borgonovi M et al. In vitro and in vivo antibacterial activity of BI 397, a new semi-synthetic glycopeptide antibiotic. J Antimicrob Chemother, 44 (2): 179–192, 1999

[17] Malabarba A, Nicas T, Ciabatti R. Glycopeptide resistance in multiple antibiotic-resistant Gram-positive bacteria: a current challenge for novel semisynthetic glycopeptide derivatives. Eur J Med Chem, 32 (6): 459–478, 1997

[18] Malabarba A, Ciabatti R, Scotti R et al. New semisynthetic glycopeptides MDL 63,246 and MDL 63,042, and other amide derivatives of antibiotic A-40,926 active against highly glycopeptide-resistant *vanA* enterococci. J Antibiot, 48 (8): 869–883, 1995

[19] Zhanel GG, Schweizer F, Karlowsky JA. Oritavancin: Mechanism of Action. Clin Infect Dis, 54 (Suppl 3): S214–219, 2012

[20] Pace JL, Krause K, Johnston D et al. In vitro activity of TD-6424 against *Staphylococcus aureus*. Antimicrob Agents Chemother, 47 (11): 3602–3604, 2003

[21] European Medicines Agency Epar summary for the public, Vibativ, telavancin, 2011. www.ema.europa.eu/docs/en_GB/document_library/EPAR_-_Summary_for_the_public/human/001240/WC500115429.pdf (Zugriff 02.03.2018)

[22] Fowler VG Jr, Boucher HW, Corey GR et al. Daptomycin versus standard therapy for bacteremia and endocarditis caused by *Staphylococcus aureus*. N Engl J Med, 355 (7): 653–665, 2006

[23] Arbeit RD, Maki D, Tally FP et al. The safety and efficacy of daptomycin for the treatment of complicated skin and skin-structure infections. Clin Infect Dis, 38 (12): 1673–1681, 2004

[24] Enoch DA, Bygott JM, Daly ML, Karas JA. Daptomycin. J Infect, 55 (3): 205–213, 2007

[25] Moellering RC Jr. Current treatment options for community-acquired methicillin-resistant *Staphylococcus aureus* infection. Clin Infect Dis, 46 (7): 1032–1037, 2008

[26] Riedel DJ, Weekes E, Forrest GN. Addition of rifampin to standard therapy for treatment of native valve infective endocarditis caused by *Staphylococcus aureus*. Antimicrob Agents Chemother, 52 (7): 2463–2467, 2008

[27] Bastos MCF, Coutinho BG, Coelho MLV. Lysostaphin: a staphylococcal bacteriolysin with potential clinical applications. Pharmaceuticals, 3 (4): 1139–1161, 2010

[28] Wu JA, Kusuma C, Mond JJ, Kokai-Kun JF. Lysostaphin disrupts *Staphylococcus aureus* and *Staphylococcus epidermidis* biofilms on artificial surfaces. Antimicrob Agents Chemother, 47 (11): 3407–3414, 2003

[29] Dajcs JJ, Hume EBH, Moreau JM et al. Lysostaphin treatment of methicillin-resistant *Staphylococcus aureus* keratitis in the rabbit. Invest Ophthalmol Vis Sci, 41 (6): 1432–1437, 2000

[30] Álvarez-Lerma F, Alvarez B, Luque P et al. Empiric broad-spectrum antibiotic therapy of nosocomial pneumonia in the intensive care unit: a prospective observational study. Crit Care, 10 (3): R78, 2006

[31] Fritsche TR, Sader HS, Jones RN. Comparative activity and spectrum of broad spectrum β-lactams (cefepime, ceftazidime, ceftriaxone, piperacillin/tazobactam) tested against 12,295 staphylococci and streptococci: report from the SENTRY antimicrobial surveillance program (North America: 2001–2002). Diag Microbiol Infect Dis, 47 (2): 435–440, 2003

[32] Bryson HM, Brogden R. Piperacillin/tazobactam. A review of its antibacterial activity, pharmacokinetic properties and therapeutic potential. Drugs, 47 (3): 506–535, 1994

[33] Friedrich W. Vitamins. Walter de Gruyter, Berlin 1988

[34] Williams R, Cline J. Synthesis of vitamin B_1. J Amer Chem Soc, 58 (8): 1504–1505, 1936

[35] Iwata H. Possible role of thiamine in the nervous system. Trends Pharmacol Sci, 3: 171–173, 1982

[36] Bettendorf L, Wins P. Thiamin diphosphate in biological chemistry: new aspects of thiamin metabolism, especially triphosphate derivatives acting other than as cofactors. FEBS J, 276 (11): 2917–2925, 2009

[37] Navarro D, Zwingmann C, Butterworth RF. Region-selective alterations of glucose oxidation and amino acid synthesis in the thiamine-deficient rat brain: a reevaluation using 1H/13C nuclear magnetic resonance spectroscopy. J Neurochem, 106 (2): 603–612, 2008

[38] Begley TP, Downs DM, Ealick SE et al. Thiamin biosynthesis in prokaryotes. Archives of microbiology, 171 (5): 293–300, 1999

[39] Downs DM. Understanding microbial metabolism. Annu Rev Microbiol, 60: 533–559, 2006

[40] Müller IB, Bergmann B, Groves MR et al. The vitamin B_1 metabolism of *Staphylococcus aureus* is controlled at enzymatic and transcriptional levels. PLoS One, 4 (11): e7656, 2009

[41] Webb E, Downs D. Characterization of thiL, encoding thiamin-monophosphate kinase, in *Salmonella* Typhimurium. J Biol Chem, 272 (25): 15702–15707, 1997

[42] Mironov AS, Gusarov I, Rafikov R et al. Sensing small molecules by nascent RNA: a mechanism to control transcription in bacteria. Cell, 111 (5): 747–756, 2002

[43] Winkler W, Nahvi A, Breaker RR. Thiamine derivatives bind messenger RNAs directly to regulate bacterial gene expression. Nature, 419 (6910): 952–956, 2002

[44] Drebes J, Künz M, Windshügel B et al. Structure of ThiM from Vitamin B1 biosynthetic pathway of *Staphylococcus aureus* – Insights into a novel pro-drug approach addressing MRSA infections. Sci Rep, 6: 22871, 2016

[45] Drugs.com. www.drugs.com/history/dalbavancin.html, Zugriff 22.08.2012

[46] Drugs.com. www.drugs.com/history/oritavancin.html, Zugriff 02.03.2018

[47] Drugs.com. www.drugs.com/history/vibativ.html, Zugriff 02.03.2018

12 Strategien zur Entwicklung neuer Antibiotika

Annika Honold, Markus Fischer

Erste medizinische Handlungen des Menschen können von Anbeginn in der Menschheitsgeschichte nachgewiesen werden. Während sich diese Anfänge auf instinktive Handlungen beschränkten, wird mit der Weiterentwicklung des Menschen auch die Medizin komplexer. Sie entwickelte sich von den Druiden der Kelten, über frühmittelalterliche Enzyklopädien verschiedener Klöster zu Tabak als Abführmittel im 18. Jahrhundert. Die ersten Antibiotika wurden erst in der Mitte des 20. Jahrhundert entdeckt und umfassen damit ein neues Kapitel der Pharmazie. Als am Anfang der 1930er Jahre Gerhard Domagk die antibakterielle Wirkung von Prontosil® an Kaninchen und Mäusen beweisen konnte, war das erste breit einsetzbare Antibiotikum, ein Sulfonamid, erfunden [1]. Das große Zeitalter der Antibiotika lag schließlich zwischen Ende der 1930er und Mitte der 1960er Jahre. Denn in diesem Zeitraum wurden die meisten Leitstrukturen der heute gebräuchlichen Antibiotika entwickelt. Dabei würden heute aufgrund der steigenden Zahl an resistenten Keimen wieder neue und potente Wirkstoffe benötigt, doch ging die Anzahl an antibakteriellen Stoffen in der klinischen Forschung zwischenzeitlich zurück. Heute sind mit dem deutlich größeren Wissen bezüglich Stoffwechselwegen, DNA-Sequenzen und strukturellen Daten von relevanten Enzymen die besten Voraussetzungen geschaffen, um neue Antibiotika entdecken zu können. Doch sind auch die Kosten für eine Neuentwicklung im Vergleich auf mittlerweile mehrere 100 Millionen US-Dollar je Substanz gestiegen. Zusätzlich liegt der Gewinn für die Industrie bei Kurzzeittherapien, welche Antibiotikagaben mehrheitlich darstellen, deutlich niedriger als bei der Behandlung chronischer Erkrankungen. Darüber hinaus reduziert die bislang immer relativ schnell auftretende bakterielle Resistenz auch gegen neueste Antibiotika den Zeitraum eines profitablen Einsatzes auf wenige Jahre.

Zu Beginn der Wirkstoffentwicklung ...

Anfangs wurde Wirkstoffentwicklung rein empirisch betrieben. Dabei konnten zwar die einzelnen pharmakologisch wirksamen Verbindungen isoliert und identifiziert werden, doch war der tatsächliche Wirkmechanismus der jeweiligen Substanz meist völlig unbekannt. Beispielsweise wurde im Jahr 1945 das natürlich vorkommende Chlortetracyclin (Aureomycin®, o Abb. 12.1) von Benjamin Minge Duggar entdeckt, doch konnte der Wirkmechanismus der Tetracycline auf die Bindung der Aminoacyl-tRNA an das Ribosom erst ca. 20 Jahre später erstmals nachgewiesen werden.

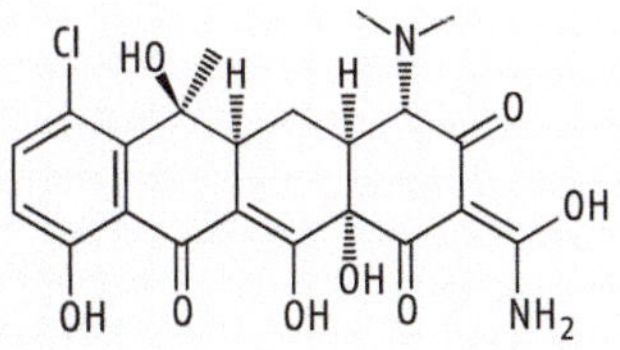

o **Abb. 12.1** Struktur des ersten Tetracyclin-Antibiotikums Chlortetracyclin (Aureomycin®)

Was sind Wirkstoffe?

Laut §4 des Gesetzes über den Verkehr mit Arzneimitteln (Arzneimittelgesetz, AMG) handelt es sich bei Wirkstoffen um „Stoffe, die dazu bestimmt sind, bei der Herstellung von Arzneimitteln als arzneilich wirksame Bestandteile verwendet zu werden oder bei ihrer Verwendung in der Arzneimittelherstellung zu arzneilich wirksamen Bestandteilen der Arzneimittel zu werden".

Doch was definiert einen „arzneilich wirksamen Bestandteil"? Es handelt sich dabei um eine einzelne chemische Verbindung oder auch ein Gemisch davon (z. B. Aminoglykoside), die sowohl aus Naturstoffen extrahiert oder synthetisch hergestellt werden können.

Antibiotika als arzneilich wirksame Bestandteile interagieren gezielt mit für die Bakterienzelle wichtigen Zielstrukturen, z. B. essenziellen Enzymen, die gehemmt werden. Dadurch entfalten sie die gewünschte Wirkung, im Fall von pathogenen Keimen, oft den Zelltod (bakterizider Wirkungstyp) oder zumindest eine hemmende Aktivität (bakteriostatischer Wirkungstyp). Dabei werden bei therapeutischen Konzentrationen idealerweise keine unerwünschten Effekte hervorgerufen und der Wirkstoff ist möglichst unbedenklich für den Menschen.

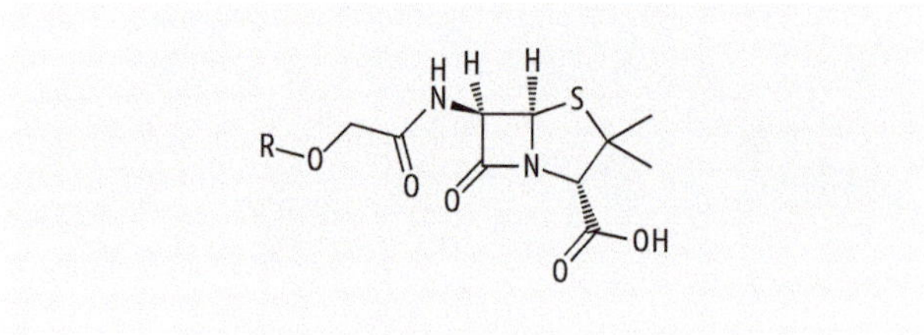

Abb. 12.2 Kernstruktur der Penicilline

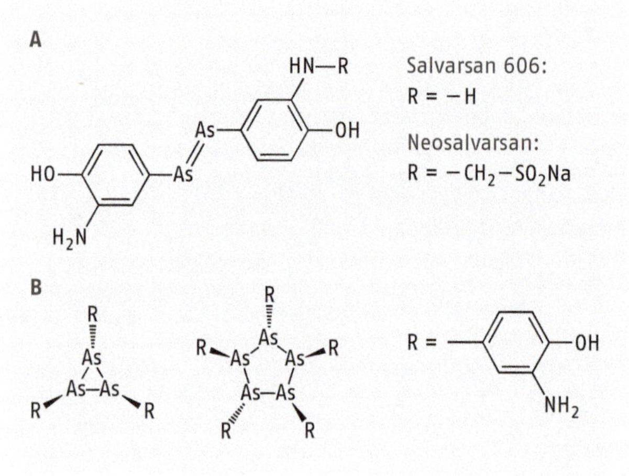

Abb. 12.3 A Strukturen von Salvarsan und dem Derivat Neosalvarsan. B Später wurden auch zyklische Polymerstrukturen postuliert.

Die Wirkungsweise ist dabei je nach Stoffklasse unterschiedlich, beruht allerdings grundsätzlich auf einer Wechselwirkung des Wirkstoffs mit einem bestimmten Zielmolekül (Target). Einige Wirkstoffe hemmen beispielsweise Enzyme nach dem Schlüssel-Schloss-Prinzip, wobei der Wirkstoff genau auf das Zielmolekül passt. Penicillin – zur Klasse der Betalactam-Antibiotika zählend – inhibiert das bakterielle Enzym Transpeptidase bzw. Transpeptidase/Transglykosidase, welches die Zellwandsynthese katalysiert. Andere Wirkstoffe, wie die Polymyxin-Antibiotika, binden an Lipopolysaccharidbestandteile der äußeren Membran der Zellwand und führen so zu einer Störung der Barrierefunktion. Die unterschiedlichen Zielmoleküle in einem bestimmten Zielorganismus müssen zunächst isoliert und als essenziell validiert werden, um anschließend einen Wirkstoff speziell gegen dieses Target finden zu können.

Dabei müssen die Komponenten bestimmte Voraussetzungen erfüllen, um auch als Wirkstoffe Anwendung finden zu dürfen. Es muss eine hohe Qualität (Reinheit und Uniformität) der Substanzen in der Herstellung gewährleistet werden können, um vor allem eine hohe und gleichförmige Wirksamkeit zu gewährleisten. Rechtlich fest gemacht wird dies in den geltenden Richtlinien Good Laboratory Practice (GLP), Good Clinical Practice (GCP) und Good Manufacturing Practice (GMP).

Naturstoffe

Wie die meisten pharmakologisch wirksamen Stoffe, wurden die ersten Antibiotika aus Pflanzen, Mikroorganismen oder Pilzen gewonnen. Vor allem aus Actinomyceten wurden anfänglich aufgrund der einfachen Handhabung viele Wirkstoffe isoliert, wie beispielweise 1956 Vancomycin aus *Streptomyces orientalis*. Insgesamt gehen heute mehr als zwei Drittel der verwendeten Antibiotika auf Naturstoffe und ihre semisynthetischen Derivate zurück.

Eines der bekanntesten Antibiotika aus einem Naturstoff ist unbestritten das zufällig entdeckte Penicillin G (Benzylpenicillin) aus *Penicillium notatum*. 1928 entdeckte der Arzt und Forscher Alexander Fleming bei einer mit Schimmelpilz kontaminierten Agarplatte von *Staphylococcus aureus* eine Lyse der Bakterienkolonien in der Nachbarschaft von Schimmelpilzkolonien (▸Kap. 5). Durch anfängliche Schwierigkeiten bei der Isolierung des Penicillins in reiner und konzentrierter Form und aufgrund der zeitgleichen Erfindung des ersten Sulfonamid-Antibiotikums (Abb. 12.4) rückte die Penicillinforschung zunächst in den Hintergrund. Doch als 1938 Walter Florey und Ernst Boris Chain die Penicillinforschung erneut aufnahmen, führte dies schließlich 1941 zu der Behandlung des ersten Patienten, die grundsätzlich erfolgreich verlief. Es lag jedoch zu wenig Penicillin vor, sodass der Patient schließlich doch verstarb. Deshalb wurde neben der Forschung an einer effizienteren Herstellung, auch an der Strukturaufklärung gearbeitet, um eine synthetische Herstellung ermöglichen zu können. 1945 konnte die Struktur schließlich durch die Röntgenstrukturanalyse von Dorothy Crowfoot Hodgkins aufgeklärt werden (Abb. 12.2) [2]. Heute noch spielt die Wirkstoffklasse der Penicilline eine wichtige Rolle, da sie mit 473 Tonnen im Jahr 2013 die größte Menge an antimikrobiell wirksamen Grundsubstanzen stellte.

Aktuell wird auch immer noch versucht, neue Organismen in der Natur zu finden, die eine antibakterielle Wirkung durch völlig neue Leitstrukturen aufweisen. Ein wesentliches Ziel hierbei ist es, Alternativen zu aktuell eingesetzten Antibiotika, die durch steigende Resistenzentwicklungen unwirksam geworden sind, zur Hand zu haben. Dabei hat sich beispielsweise der marine Actinomycet *Verrusoispora* aus Tiefsee-Bodenproben als vielversprechend erwiesen. Es konnte daraus Abyssomicin C isoliert werden, welches die Folsäurebiosynthese (Target: 4-Amino-4-deoxychorismatsynthase) inhibiert und so in den Stoffwechsel z. B. von *Staphylococcus aureus* eingreift.

Synthese von Wirkstoffen

Das erste Antibiotikum, das durch rationales Überdenken der Wirkungsweise und mittels Synthese entstand, ist das 1910 erstmals der Öffentlichkeit präsentierte Salvarsan, zunächst als Substanz 606 bezeichnet, das gegen *Treponema pallidum*, den Erreger der Syphilis wirkt. Zusammen mit seinem Assistenten Sahachiro Hata und dem Chemiker Alfred Bertheim synthetisierte Paul Ehrlich, ausgehend von der Arsanilsäure, über 900 Substanzen und testete sie an Kaninchen. Ziel war die Verstärkung der Wirkung bei gleichzeitiger Reduktion der Toxizität. Die 606te Verbindung wies schließlich die gewünschten Eigenschaften auf und wurde bereits ein Jahr nach den ersten klinischen Tests Patienten verabreicht. Bald darauf wurde das nachfolgende Derivat Neosalvarsan eingeführt, das deutlich bessere Löslichkeitseigenschaften aufwies (Abb. 12.3) [3].

Damit wurde bei der Herstellung des ersten synthetischen Antibiotikums bereits eine sehr moderne Herangehensweise an die Wirkstoffentwicklung unternommen. Auf Basis der Wirkung von Arsenverbindungen gegen die Schlafkrankheit erfolgten die Synthese der über 900 Arsenverbindungen und das anschließende Screening. Anhand der identifizierten Leitstruktur wurden weitere Derivate hervorgebracht, die verbesserte Eigenschaften aufwiesen.

Noch mehr Aufmerksamkeit als die Arsenverbindungen erfuhren die Sulfonamide. Das erste breit gegen Streptokokken einsetzbare Antibiotikum war Prontosil® (○ Abb. 12.4). Gerhard Domagk hatte viele verschiedene Stoffgruppen wie Gold- oder Arsen-Antimon-Verbindungen sowohl in vitro als auch in vivo an Mäusen getestet, bevor er sich auf die organischen Azofarbstoffe fokussierte. Hier waren bereits von mehreren Arbeitsgruppen gute In-vitro-Ergebnisse erzielt worden. Gemeinsam mit Kollegen wurden viele hundert Substanzen synthetisiert und getestet. Aber erst nach Versuchen mit einigen in vitro wenig aktiven Verbindungen, die allerdings gute In-vivo-Ergebnisse bei der Streptokokkensepsis der Maus zeigten, wurde das Sulfonamid Prontosil® der breiten Masse vorgestellt. Diese Substanz wurde schließlich zu dem besser löslichen Prontosil® S (○ Abb. 12.4) modifiziert. Damit wandte auch Domagk systematische Methoden der Wirkstoffentwicklung an. Zunächst suchte er nach einer geeigneten Wirkstoffklasse, um einen bestimmten Zielorganismus schädigen zu können und entwickelte seine Forschung dabei auf aussagekräftigen In-vitro-Versuchen und Tiermodellen weiter. Schlussendlich erfolgten klinische Versuche, um die Wirksamkeit und Toxizität ausreichend untersuchen zu können [1].

Rationale Wirkstoffentwicklung

Die Annahme, die antibakterielle Wirkung von Prontosil® beruhe auf der Struktur als Azofarbstoff und seiner Farbigkeit, wurde durch die französische Forschergruppe um Thérèse Tréfouel Ende 1935 widerlegt. Sie bewiesen, dass die wirksame Struktur nicht die Azoverbindung, sondern das reduktive Spaltstück, das Sulfanilsäureamid darstellt. Wäre dies früher bekannt gewesen, wären deutlich früher auch farblose Derivate genauer untersucht worden. Damit wird deutlich, welchen entscheidenden Vorteil die heutige Wirkstoffforschung hat: Hintergrundwissen. Heute wird vorwiegend ein targetbasierter Ansatz in der Wirkstoffentwicklung angewandt.

Denn heute liegen zu den unterschiedlichsten Krankheitserregern detaillierte Informationen vor, wie Kenntnis

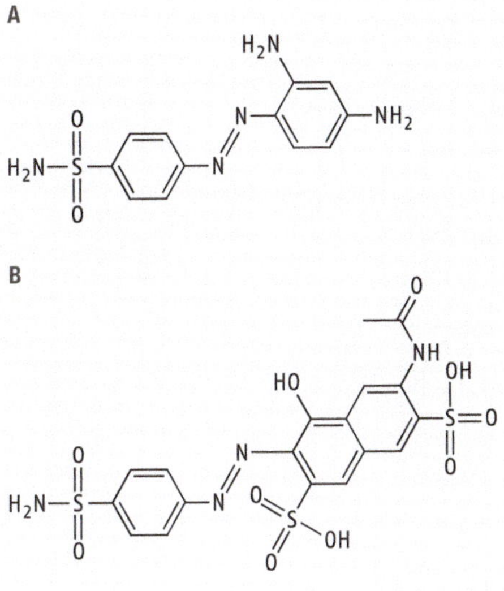

○ **Abb. 12.4** A Struktur von Prontosil®, B Struktur des Derivats Prontosil® S

der vollständigen Genomsequenzen (▸ Kap. 7), Verständnis von Stoffwechselwegen oder die dreidimensionalen Strukturen der einzelnen Enzyme und Metabolite. Außerdem können modernste molekularbiologische Werkzeuge und eine fortschrittliche instrumentelle Analytik herangezogen werden. Dadurch wird ein gezieltes, rationales Herangehen an die Wirkstoffentwicklung möglich. Es können bestimmte Targets in einem Organismus identifiziert und validiert werden sowie deren Hemmmechanismen deutlich einfacher verstanden werden (▸ Kap. 9, ▸ Kap. 11).

In ○ Abb. 12.5 sind schematisch die einzelnen Phasen der Wirkstoffentwicklung dargestellt. An erster Stelle steht die Identifizierung eines potenziellen Targets in einem Zielorganismus. Dieses wird validiert und anschließend erfolgt der Aufbau eines geeigneten molekularen Testsystems, wobei neue Arbeitstechniken die Forschung erleichtern. Seit in den 1970er Jahren der erste rekombinante Organismus hergestellt wurde und dieses Vorgehen für die großtechnische Herstellung von rekombinanten Proteinen genutzt werden konnte, bieten In-vitro-Systeme eine deutliche Verringerung des Arbeitsaufwands. Zusätzlich reduzieren sie die Anzahl an Tierversuchen. Es können unterschiedliche Methoden wie die kombinatorische Chemie oder verschiedene Screening-Verfahren angewandt werden, bei denen im besten Fall eine Leitstruktur identifiziert werden kann. Diese bildet anschließend die Grundlage für weitere Strukturoptimierungen und In-vivo-Versuche. Schlussendlich kann möglicherweise eine potente Substanz entdeckt werden, die nach ausreichender Charakterisierung zu klinischen Studien zugelassen wird.

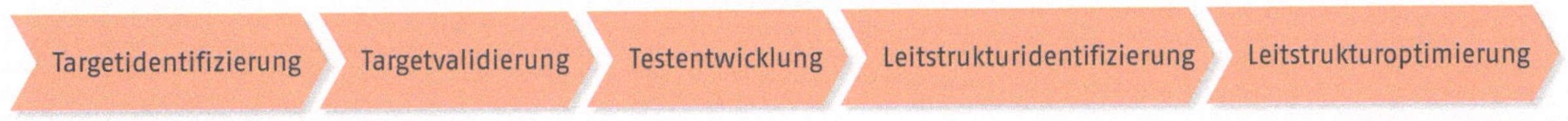

○ **Abb. 12.5** Übersicht über die einzelnen Stufen der Wirkstoffentwicklung

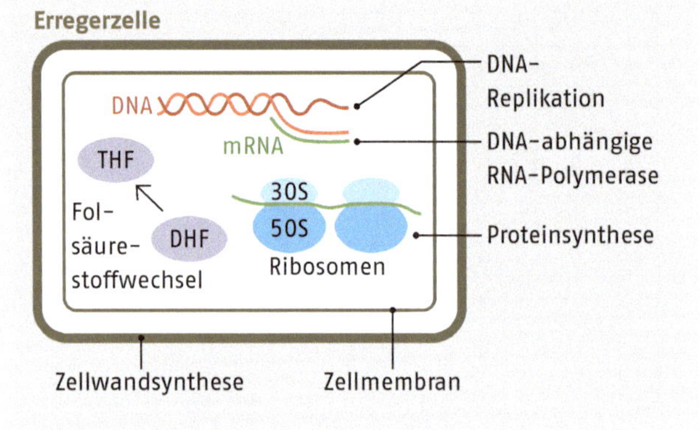

Abb. 12.6 Die unterschiedlichen Angriffspunkte für Antibiotika in der Bakterienzelle.

Zielmoleküle

Klassische Antibiotika wirken auf die verschiedensten Angriffsorte in der Bakterienzelle, (Abb. 12.6). Beispielsweise inhibieren Betalactame verschiedene Enzyme der Zellwandsynthese, die sognannten Penicillin Bindeproteine (▸ Kap. 1, ▸ Kap. 2, ▸ Kap. 4) und Sulfonamide greifen in die Folsäurebiosynthese ein. Diese Targets waren oft das Resultat zufällig entdeckter Wirkstoffe, heute wird jedoch meist gezielt nach einem neuen Target gesucht. Hierfür wird auf mehrere wichtige Eigenschaften eines Wirkstoffs geachtet. Gegen pathogene Organismen ist die vollständige Inhibition eines Targets und der dadurch im optimalen Fall ausgelöste Zelltod das endgültige Ziel. Um dies zu erreichen, muss das Target essenziell für den Organismus sein und so einzigartig vorliegen, dass die Funktion bei einer Hemmung nicht durch eine andere Struktur übernommen werden kann, oder wie im Fall der Fluorchinolone, auch ein alternatives Target effizient von dem Wirkstoff gehemmt werden kann (Dual-Target Strategie, ▸ Kap. 1). Deshalb wird nach konservierten Gensequenzen im Genom von pathogenen Organismen gesucht, die zusätzlich kein ähnliches Gegenstück in Säugetierzellen haben. Außerdem wird auf bereits bekannte Angriffsorte zurückgegriffen und versucht, diese mit neuen Molekülklassen zu hemmen, beispielsweise nicht auf der Chinolonstruktur basierende Inhibitoren von Typ-IIA-Topoisomerasen.

Viele der auf der Basis dieser rationalen Vorgehensweise identifizierten Inhibitoren schaffen es dennoch nicht auf den Markt. Ein Grund hierfür könnte neben einer nicht optimalen Screening-Bibliothek auch eine lückenhafte Validierung der Targets sein (siehe Kasten). Für die Validierung der durch Genomics identifizierten Targets können neben einer klassischen Charakterisierung der genauen Wirkmechanismen anhand von 3D-Strukturen, vor allem auch Knock-out-Technologien verwendet werden. So kann sichergestellt werden, dass durch Inhibition eines bestimmten Enzyms auch ein Zelltod induziert wird und nicht die Funktion des Proteins anderweitig übernommen wird. Zusätzlich muss die Sequenzhomologie innerhalb eines Bakterienstamms gewährleistet sein, damit das Target auch in allen Stämmen einer Bakterienspezies vorliegt [4].

Die bakterielle Fettsäurebiosynthese (Beispiel)

Fettsäuren sind essenziell für das Wachstum von Bakterien. Sie können nicht von außen aufgenommen werden, sondern müssen in der Zelle de novo hergestellt werden. Die Biosynthese in Bakterien verläuft im Allgemeinen über den Typ-II-Biosyntheseweg, während in menschlichen Zellen der Typ-I-Biosyntheseweg vorliegt. Zusätzlich ist bewiesen, dass einige Komponenten des Typ-II-Biosyntheseweges für viele pathogene Mikroorganismen hoch konserviert sind. Mit diesem Ausgangspunkt wurde schließlich in verschiedenen Ansätzen nach Inhibitoren gesucht. Zunächst beruhten diese Screenings auf dem Modelorganismus *E. coli* und dem Enzym FabI aus dessen Fettsäurebiosynthese. Doch eignet sich dieses Target wider Erwarten nicht für ein Breitband-Antibiotikum, denn die Bakterien weisen eine hohe Diversität auf, sodass die Typ-II-Biosynthese in den unterschiedlichen pathogenen Spezies nicht immer gleich abläuft. So nutzt beispielsweise *Streptococcus pneumoniae* das Flavoprotein FabK und nicht das FabI wie *E. coli*, sodass gefundene Hemmstoffe keine Auswirkungen auf *S. pneumoniae* haben würden. Dies birgt aber gleichzeitig auch die Chance besonders spezifische Wirkstoffe zu entwickeln [4].

Methoden des Wirkstoffdesigns

Um einen Wirkstoff gegen ein bestimmtes Target zu entwickeln, gibt es verschiedene Möglichkeiten, sei es das Screening einer durch kombinatorische Chemie geschaffenen Substanzbibliothek oder ein computergestütztes De-novo-Design mithilfe einer bekannten Target-Struktur. Grundsätzlich muss aber immer eine Messmethodik, beispielsweise ein enzymatisches Testsystem (Assay), etabliert werden. Zudem muss die Möglichkeit der Synthese aller beteiligten Substrate und Enzyme gegeben sein. Dies ist erst mit dem Fortschritt in der Gentechnik möglich geworden, seitdem im Batch-Verfahren hohe Mengen des gewünschten rekombinanten Proteins erzeugt werden können. Diese hohen Mengen an Enzymen werden benötigt, um Screenings mit mehreren 100 000 Substanzen oder Kristallisationsversuche durchzuführen und damit die 3D-Struktur erforschen zu können.

Kombinatorische Chemie

Nach dem Vorbild der Natur, in der aus gerade einmal 20 Aminosäuren eine unbegrenzte Anzahl an Peptiden gebildet werden kann, wurden auch in der Kombinatorik die ersten Substanzbibliotheken unter anderem aus Peptiden und Polynukleinsäuren aufgebaut. Der Fokus der kombinatorischen Chemie liegt darauf, möglichst viele Derivate auf möglichst einfache Weise zu erzeugen. Dabei wird oft eine Festphasen-Synthese verwendet, um die Handhabung der Produkte zu vereinfachen. Grundsätzlich werden mehrere kleinere Moleküle in einer Reaktion mit anderen kleinen Molekülen verknüpft, sodass aus bereits einer Reaktion viele verschiedene Substanzen entstehen.

Eine Methode dazu ist die **Mix-and-split-Synthese.** Dabei werden immobilisierte Reaktanden zu gleichen Teilen gemischt und nach abgeschlossener Reaktion erneut geteilt. Dieser Vorgang kann wiederholt werden, sodass weitere Variationen entstehen können. Wird eine biologisch aktive Fraktion gefunden, erfolgt eine Re-Synthese, um die eigentlich aktive Substanz identifizieren zu können. Eine andere Möglichkeit ist die **Parallelsynthese** von Substanzen. Dabei finden roboterunterstützt viele Reaktionen in einzelnen Reaktionsgefäßen parallel statt, sodass nach der Synthese die Komponenten einzeln und nicht in einer Mixtur vorliegen. Dies hat den Vorteil, dass direkt die aktive Substanz identifiziert werden kann, aber auch deutlich mehr Analysen durchgeführt werden müssen [5].

Screening-Methoden

Die großen Mengen an Substanzen, die durch die kombinatorische Chemie geschaffen wurden, sollen nun gegen ein bestimmtes Target getestet werden. Um dies leisten zu können, wurden in den 1990er Jahren Highspeed-Screening-Methoden entwickelt [5], die schließlich zu den heutigen High-troughput-Screenings (HTS) optimiert wurden. Dabei können mehrere 10000–100000 Substanzen von Robotern unterstützt, innerhalb eines Tages gegen das gewünschte Target getestet werden. Dafür muss zunächst ein In-vitro-System aufgebaut werden, das schnell und einfach möglichst viele Substanzen gleichzeitig untersuchen kann. Unterstützung findet man dabei in der Automatisierung von Arbeitsschritten durch den Einsatz von Pipettierrobotern und der gleichzeitigen Miniaturisierung der Testverfahren, sodass je Substanz nur noch wenige Mikroliter in 96-, 384- oder sogar 1536-Well-Platten parallel getestet werden. Einfache und effiziente Messmethoden bieten dabei biochemische Aktivitätsassays mit Fluoreszenz- oder photometrischer Detektion. Um valide Screening-Ergebnisse garantieren zu können, wurde der Z-Faktor als Qualitätsparameter eingeführt. Dieser ist ein einfacher statistischer Parameter, der allgemein anerkannt ist und mit dessen Hilfe die Qualität eines HTS-Assays bewertet werden kann. Anhand der Standardabweichungen und Mittelwerte der Proben- und der Referenzmessungen kann der Z-Faktor bestimmt werden und spiegelt dabei die Güte des HTS-Assays wieder. Außerdem werden für jedes Screening empirische Richtlinien festgelegt, nach denen Substanzen im Vergleich zu einer Positiv- und einer Negativkontrolle bewertet werden.

Heute wird teilweise auch wieder versucht, an den Erfolg der **Naturstoffe** aus den Anfängen der Antibiotikaforschung anzuknüpfen. Dabei werden Substanzdatenbanken aus Naturstoffen bzw. ihren Derivaten aufgebaut und mittels HTS überprüft. Hierfür werden entweder Naturextrakte isoliert oder Biosynthesewege verändert, um neue Naturprodukte zu bilden sowie Analoga zu bekannten Naturstoffen synthetisiert.

Eine weitere Methode ist ein **zellbasiertes Screening.** Dabei werden potenzielle Wirkstoffe direkt gegen den lebenden Zielorganismus getestet, um so Fehler durch die Übertragung vom In-vitro-Modell zum zellbasierten Modell vermeiden zu können. Dieses kann auch zusätzlich als zweiter Schritt nach einem HTS eingesetzt werden, um die erhaltenen aktiven Substanzen (sog. Hits) auch in einer natürlicheren Umgebung testen zu können [6]. Hierdurch erhält man auch erste Informationen über die Permeabilität der Zellmembranen für die Testsubstanzen, z.B. darüber, ob die Substanzen gute Substrate von MDR-Effluxpumpen sind und daher trotz guter Wirkung auf das Target in vitro, nicht in ausreichender Menge an das Target in vivo gelangen (▸ Kap. 1).

Computergestütztes Wirkstoffdesign bzw. Molecular Modelling

Aufgrund der fortgeschrittenen Rechnerleistung bietet sich ein virtuelles Wirkstoffdesign an, um schnell mögliche Hits in silico zu generieren und diese anschließend in biochemischen Assays in vitro zu testen und die reale Hemmwirkung zu überprüfen. Dies bietet den Vorteil, dass im Gegensatz zu HTS-Ansätzen ein deutlich geringerer, weniger materieller Aufwand nötig ist. Dabei gibt es unterschiedliche Methoden des computergestützten Wirkstoffdesigns, für die jeweils unterschiedliche Softwares entwickelt wurden, sodass ein breites Spektrum an anwendbaren Möglichkeiten vorhanden ist.

Ist die Struktur des Targets bekannt, erfolgt ein **strukturbasiertes Wirkstoffdesign.** Es gibt drei gängige Methoden, um die 3D-Strukturen von Proteinen aufzuklären. Derzeit am erfolgversprechendsten ist die Anwendung der Röntgenstrukturanalyse. Eine wesentliche Hürde hierbei stellt die notwendige Kristallisation als Voraussetzung dar. Eine Alternative ist die NMR-Spektroskopie. Die ungenaueste Möglichkeit, eine Struktur zur Wirkstoffentwicklung zu ermitteln, stellen Homologie-Studien sowohl auf genetischer Ebene als auch auf Proteinebene mit verwandten Target-Molekülen dar. Ist beispielsweise die Strukturaufklärung des eigentlichen Target-Enzyms nicht möglich, die Struktur eines homologen Enzyms aber aus einem anderen Organismus bereits bekannt, kann diese Information als „Notlösung" Verwendung finden. Bei ausreichender Homologie kann daraus eine Modellstruktur für das Target-Enzym erstellt werden.

In der bekannten Struktur des Targets wird nach möglichen Ligand-Bindungstaschen gesucht und diese genau hinsichtlich vorliegender Wasserstoffbrücken-Donatoren oder Akzeptoren, oder hydrophober Wechselwirkungsoptionen usw. charakterisiert. Dadurch kann die Wechselwirkung möglicher Liganden effektiv berechnet und auf dieser Grundlage die Wirksamkeit einer Substanz bewertet werden.

Mittels Docking-Experimenten können in die ermittelten Bindungstaschen verschiedene Moleküle eingepasst werden (○ Abb. 12.7). Dafür können beispielsweise bekannte Datenbanken mittels **virtuellem Screening** untersucht werden. Es können aber auch De-novo-Entwicklungen durchgeführt werden. Hierfür werden Fragmente in die Bindungstasche modelliert und diese anschließend verlinkt, sodass völlig neue Verbindungen entstehen. Dies bringt den Vorteil, dass neue Strukturen gebildet werden, jedoch müssen diese auch zunächst neu synthetisiert werden können, um sie in biochemischen Assays tatsächlich überprüfen zu können [7]. Mittels dieses fragmentbasierten Ansatzes sind bereits viele

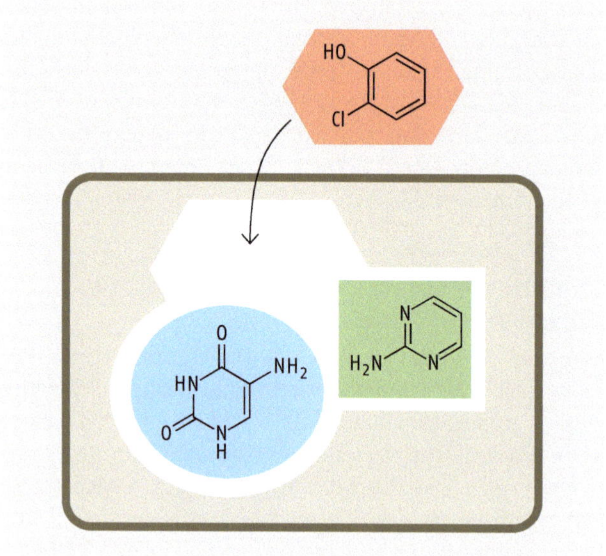

○ **Abb. 12.7** Docking-Experimente mit verschiedenen Beispiel-Fragmenten

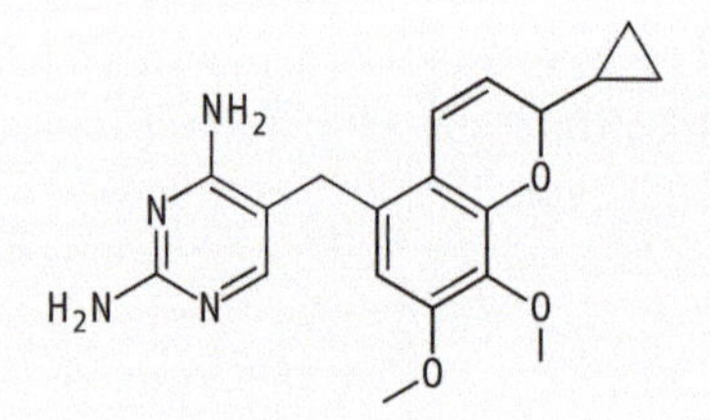

○ **Abb. 12.8** Struktur von Iclaprim

potente Hemmstoffe gefunden worden, z. B. Iclaprim (○ Abb. 12.8). Dieser Wirkstoff befindet sich derzeit in Phase III der klinischen Entwicklung und ist ein Inhibitor der bakteriellen Dihydrofolat-Reduktase.

Außerdem kann **ligandenbasiert** nach ähnlichen Substanzen gesucht werden, wenn keine 3D-Struktur des Targets bekannt ist. Hier werden die Strukturen von bereits als pharmakologisch wirksam bekannten Stoffen untersucht und die pharmakophoren Eigenschaften als Grundlage für die Suche nach neuen Substanzen herangezogen. Dazu wird die Konformation in 3D, die Struktur in 2D oder ein Pharmakophormodell der Liganden genutzt. Anschließend wird nach passenden Substanzen bezogen auf Homologien gesucht und die Wirkstoff-Rezeptor-Wechselwirkung mithilfe der bekannten Daten berechnet.

Ein seit Ende der 1980er Jahre verwendetes Feld der computergestützten Wirkstoffentwicklung ist die Nutzung von **maschinellen Lerntechniken**. Mittels Chemoinformatik werden Rechenmodelle (u. a. neuronale Netze) erstellt, die dann quantitative Struktur-Aktivitäts-Beziehungen berechnen können. Hierfür sind jedoch gewisse Voraussetzungen, wie eine große Menge an Referenzdatenpunkten, erforderlich, um robuste Entscheidungsregeln festlegen zu können (siehe Kasten Update).

Eine weitere effektive Möglichkeit bietet die Verknüpfung der unterschiedlichen Methoden. So kann die kombinatorische Chemie mit einem virtuellen Screening verknüpft werden, sodass zwar ein HTS durchgeführt wird, die untersuchten Substanzen aber aufgrund der Ähnlichkeit zu Liganden oder der Struktur des Targets ausgewählt werden.

Identifizierung und Optimierung von Leitstrukturen

Hits können durch verschiedene Methoden generiert werden, doch müssen sie auch überprüft werden, um falsch-positive Treffer ausschließen zu können. Dabei können Counterscreens verwendet werden, in welchen z. B. gegen verwendete Hilfsenzyme bei gleicher Konzentration getestet wird. Außerdem ist die Verifizierung der Screening-Ergebnisse mit einer weiteren unabhängigen Methode, wie NMR-Spektroskopie von Vorteil.

Anschließend müssen die Hits genauer bezüglich Selektivität, Bindungsmechanismus, Pharmakokinetik usw. charakterisiert werden, wobei auch die einfache Herstellung von neuen Analoga wichtig ist. Denn um verbesserte Eigenschaften zu gewinnen, werden durch Austausch von Substituenten oder ganzen Fragmenten neue Derivate der Hits synthetisiert und untersucht. Die erhofften Eigenschaften der Hits können sich dabei nach der „rule of five", die schon 1997 aufgestellt wurde, richten. Dabei wird unter anderem festgehalten, dass pharmakologisch wirksame Substanzen nicht mehr als fünf Wasserstoff-Donatoren aufweisen und die molekulare Masse nicht größer als 500 kDa sein sollte. Diese Regeln sollten allerdings nur als Richtwerte angesehen werden, da sie sich vor allem auf die orale Bioverfügbarkeit von Arzneimitteln beziehen und zudem Naturstoff-Antibiotika von der „rule of five" ausgenommen sind [8].

Kann für einen Hit neben seiner Wirksamkeit auch eine gewisse Selektivität für das gesuchte Target sowie spezifische Bindung, Struktur-Wirkungs-Beziehungen usw. bewiesen werden, wird von einem Lead, einer Leitstruktur, gesprochen.

Von der Leitstruktur zum Arzneimittel

Leitstrukturen werden anschließend in der **präklinischen Entwicklung** an Zellen und in Tierversuchen untersucht. Dabei wird der genaue Metabolismus des Stoffs im Körper sowie die Toxizität, Mutagenität, Kanzerogenität und Teratogenität beobachtet. Diese Untersuchungen werden in primäre und sekundäre Pharmakologie-Studien unterteilt. Primäre Pharmakologie-Studien können sowohl in vivo als auch in vitro erfolgen und sind je nach Substanz sehr unterschiedlich, während Studien der sekundären Pharmakologie meist standardisierte Tierversuche nach Vorgaben der GCP sind.

Nach erfolgreichem Abschluss dieser präklinischen Studien, d. h. Nachweis von Wirksamkeit bei gleichzeitig geringen Nebenwirkungen, wird der Stoff in der **klinischen Entwicklung** weiter untersucht. Dabei kann mit der klinischen Prüfung an Menschen erst begonnen werden, wenn auch die Ethikkommission und zuständige Behörden ihre Genehmigung geben. Zunächst wird in der Phase I der klinischen Studien an gesunden, freiwilligen Probanden der Metabolismus des Wirkstoffs im Körper und die Pharmakokinetik genau

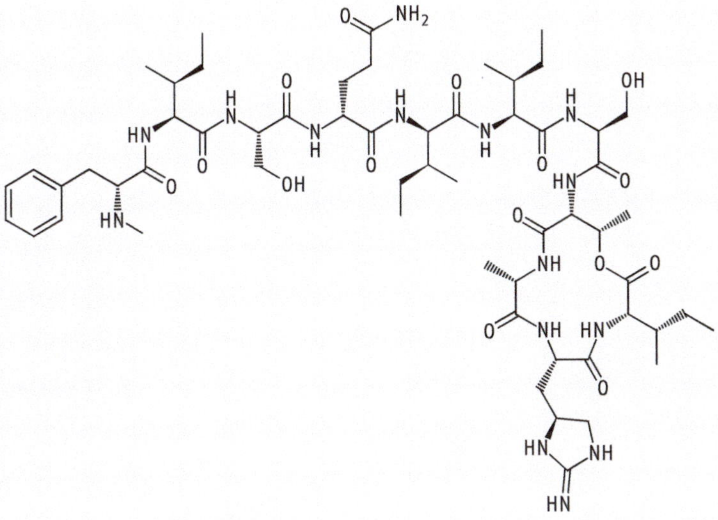

○ **Abb. 12.9** Struktur von Teixobactin

beobachtet: Wie erfolgt der zeitliche Ablauf der Aufnahme, des Abbaus und der Ausscheidung? Zudem werden die Verträglichkeit und die maximal verträgliche Dosis festgelegt. In Phase II wird an wenigen kranken freiwilligen Probanden die therapeutische Wirksamkeit der Substanz analysiert. Auf Basis der in den Phasen I und II gesammelten, positiven Informationen, werden große randomisierte, kontrollierte Phase-III-Studien veranlasst, die dem Zulassungsverfahren als Grundlage dienen. Verlaufen all diese Phasen positiv, erfolgt die Zulassung als Arzneimittel. Dabei wird in Phase IV im Anschluss an die Markteinführung die Wirkung auf die Patienten weiter genau beobachtet, um zusätzliche Informationen zur Wirksamkeit aber auch zu Nebenwirkungen sammeln zu können.

Entwicklungen der letzten Jahre

In den letzten Jahren konnte wieder ein leichter Anstieg der in Deutschland neu zugelassenen Antibiotika verzeichnet werden. So wird es nach Schätzungen des Verbands Forschender Arzneimittelhersteller bis 2020 mehr als doppelt so viele Einführungen neuer Antibiotika geben als in den Jahren 2001–2010. Diese Substanzen gehören zu strukturell bekannten Wirkstoffklassen, wie den Cephalosporinen oder den Lipoglykopeptiden. Doch sind auch Beispiele für innovative Wirkungsweisen in der Entwicklung. Dazu gehört z. B. Teixobactin (○ Abb. 12.9), ein gegen grampositive Bakterien wirksames Depsipeptid, das aus *Eleftheria terrae* isoliert werden konnte. Dieses inhibiert die Zellwandsynthese wie auch schon andere Antibiotika, stammt aber aus einem bisher unerforschten Organismus und zeigte bislang keine Resistenzbildung [9].

Weltweit arbeiten zurzeit einige große Unternehmen wie Novartis oder Roche sowie kleinere oder mittlere Unternehmen an der Entwicklung neuer Antibiotika. Doch ist die Anzahl resistenter Stämme zunehmend. Vor allem gegen gramnegative Bakterien werden dringend neue Wirkstoffe benötigt, sodass von der EU-Kommission 2011 der „Action Plan on Antimicrobial Resistance“ (2017 gefolgt von dem „Action Plan against Antimicrobial Resistance“) ins Leben gerufen wurde. Hierdurch entstehen Förderprogramme mit deren Hilfe auch öffentliche Institutionen wie Universitäten in ihrer Antibiotikaforschung unterstützt werden.

UPDATE

Zuletzt wurden vermehrt auch neue Ansätze für die Wirkstoffforschung publiziert, die neue Impulse versprechen. Beispielsweise helfen neue Entwicklungen in der Computerchemie präziser als früher, die Bioaktivität von Stoffen vorherzusagen. Dabei werden mehrschichtige neuronale Netze verwendet, die aufgrund von „One-shot-learning“ nun mit wenigen tausend Referenzdatenpunkten auskommen, sodass die nötige Ausgangsdatenmenge bedeutend verringert ist.

Ein bedeutender Fortschritt in der Biochemie ist der weltweit größte Röntgenlaser XFEL, der am 01.09.2017 in Hamburg in Betrieb genommen werden konnte. Hier können nun nicht nur „In-cellulo-Kristalle“ untersucht und damit Stoffwechselwege aufgeklärt, sondern auch Protein-Ligand-Wechselwirkungen noch genauer als bisher erforscht werden. Denn nun ist es möglich nicht nur ein Bild der dreidimensionalen Struktur eines Proteins anzufertigen, sondern durch gepulste Laserstrahlen ganze Bilderfolgen aufzunehmen und dadurch die Proteine auch in Aktion zu sehen.

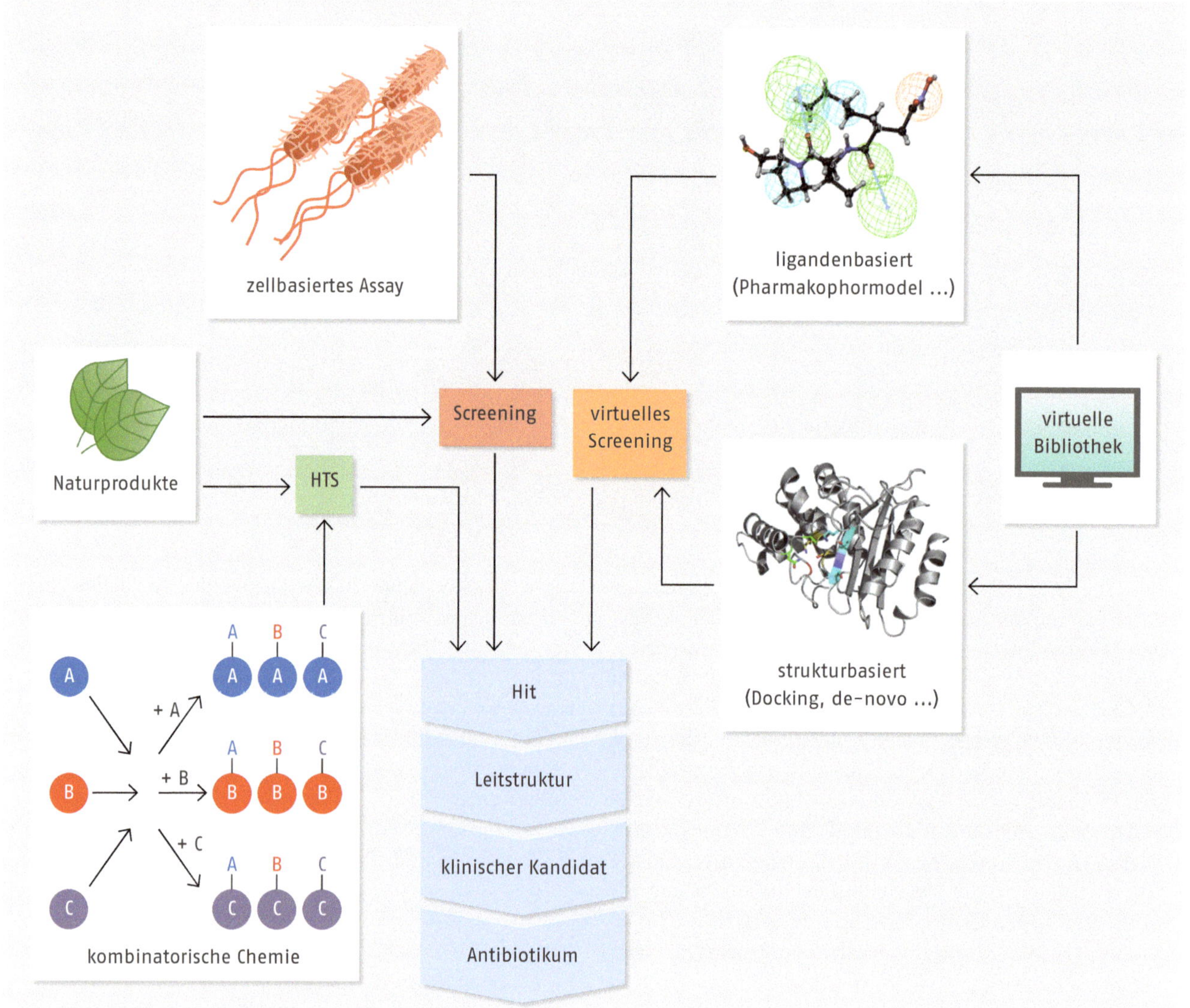

Abb. 12.10 Strategien der Arzneistoffentwicklung

Zusammengefasst

Die Möglichkeiten der Wirkstoffforschung sind vielfältig, manche sind erfolgversprechender als andere, doch bieten alle die Chance auf die Entwicklung eines Antibiotikums. Vor allem auch die Verknüpfung verschiedener Ansätze bietet eine attraktive Lösung. Einen Überblick bietet Abb. 12.10, in der die unterschiedlichen Strategien der Wirkstoffentwicklung aufgezeigt sind.

Literatur

[1] Domagk G. Ein Beitrag zur Chemotherapie der bakteriellen Infektionen. Dtsch Med Wochenschr, 61 (07): 250–253, 1935

[2] Friedrich C. Die Geschichte der β-Lactam-Antibiotika: Zwischen Zufall und gezielter Entwicklung. Pharm Unserer Zeit, 35 (5): 392–398, 2006

[3] Schwartz RS. Paul Ehrlich's magic bullets. N Engl J Med, 350 (11): 1079–1080, 2004

[4] Payne DJ, Gwynn MN, Holmes DJ, Pompliano DL. Drugs for bad bugs: confronting the challenges of antibacterial discovery. Nature Rev Drug Discov, 6 (1): 29–40, 2007

[5] Pescarmona PP, Van der Waal JC, Maxwell IE, Maschmeyer T. Combinatorial chemistry, high – speed screening and catalysis. Catal Lett, 63 (1): 1–11, 1999

[6] Broach JR, Thorner J. High-throughput screening for drug discovery. Nature, 384 (6604): 14–16, 1996

[7] Murray CW, Rees DC. The rise of fragment-based drug discovery. Nature Chem, 1 (3): 187–192, 2009

[8] Zhang MQ, Wilkinson B. Drug discovery beyond the "rule-of-five". Curr Opin Biotechnol, 18 (6): 478–488, 2007

[9] Ling LL, Schneider T, Peopleset AJ et al. A new antibiotic kills pathogens without detectable resistance. Nature, 517 (7535): 455–459, 2015

Anhang

Weiterführende und allgemeine Literatur

Adams CP, Van Brantner V. Estimating the cost of new drug development: is it really $ 802 million? Health affairs, 2006

Altae-Tran H, Ramsundar B, Pappu AS, Pande V. Low Data Drug Discovery with One-Shot Learning. ACS Cent Sci, 3 (4): 283–293, 2017

Altemeier WA, MacMillan BG. The dynamics of infections in burns. Res Burns, 9: 203–212, 1962

AMG. Arzneimittelgesetz in der Fassung der Bekanntmachung vom 12. Dezember 2005 (BGBl. I S. 3394), zuletzt geändert durch Artikel 1 des Gesetzes vom 18. Juli 2017 (BGBl. I S. 2757)

Anderson AC. The process of structure-based drug design. Chem Biol, 10 (9): 787–797, 2003

Bajorath J. Integration of virtual and high-throughput screening. Nat Rev Drug Discov, 1 (11): 882–894, 2002

Baneyx F. Recombinant protein expression in *Escherichia coli*. Curr Opin Biotechnol, 10: 411–421, 1999

Barber M, Rozwadowska-Dowzenko M. Infection by penicillin-resistant staphylococci. Lancet, 2 (6530): 641–644, 1948

Bax BD, Chan PF, Eggleston DS et al. Type IIA topoisomerase inhibition by a new class of antibacterial agents. Nature, 466 (7309): 935–940, 2010

Benner EJ, Kayser FH. Growing clinical significance of methcillin-resistant *Staphylococcus aureus*. Lancet, 2 (7571): 741–744, 1968

Bister B, Bischoff D, Ströbele M et al. Abyssomicin C–A Polycyclic Antibiotic from a Marine Verrucosispora Strain as an Inhibitor of the *p*-Aminobenzoic Acid/Tetrahydrofolate Biosynthesis Pathway. Angew Chem Int Ed Engl, 43 (19): 2574–2576, 2004

Breslow R. On the mechanism of thiamine action. IV. Evidence from studies on model systems. J Amer Chem Soc, 80 (14): 3719–3726, 1958

Chang AC, Cohen SN. Construction and characterization of amplifiable multicopy DNA cloning vehicles derived from the P15A cryptic miniplasmid. J Bacteriol, 134: 1141–1156, 1978

Cundliffe E, McQuillen K. Bacterial protein synthesis: the effects of antibiotics. J Mol Biol, 30: 137–146, 1967

DiMasi JA, Hansen RW, Grabowski HG. The price of innovation: new estimates of drug development costs. J Health Econ, 22 (2): 151–185, 2003

Drews J. Drug discovery: a historical perspective. Science, 287 (5460): 1960–1964, 2000

Duggar BM. Aureomycin: a product of the continuing search for new antibiotics. Ann NY Acad Sci, 51 (Art 2): 177–181, 1948

Dürckheimer W. Tetracyclines: Chemistry, Biochemistry, and Structure – Activity Relations. Angew Chem Int Ed, 14: 721–734, 1975

Farber BF, Moellering RC. Retrospective study of the toxicity of preparations of vancomycin from 1974 to 1981. Antimicrob Agents Chemother, 23 (1): 138–141, 1983

Fischbach MA, Walsh CT. Antibiotics for emerging pathogens. Science, 325 (5944): 1089–1093, 2009

Greaves P, Andrew W, Malcolm E. First dose of potential new medicines to humans: how animals help. Nat rev Drug Discov, 3: 226–236, 2004

Grundmann E. Gerhard Domagk: der erste Sieger über die Infektionskrankheiten. LIT Verlag, Münster 2001

Haake P, Duclos JM. Thiazolium ions and related heteroaromatic systems. IV. Product identification, kinetics, and equilibria in ring-opening of thiazolium ions. Tetrahedron Lett, 11 (6): 461–464, 1970

Haake P, Miller WB. A comparison of thiazoles and oxazoles. J Amer Chem Soc, 85 (24): 4044–4045, 1963

Hafferl W, Lundin R, Ingraham LL. Activated hydrogens in compounds related to thiamine. Biochemistry, 2 (6): 1298–1305, 1963

Hajduk PJ, Burns DJ. Integration of NMR and high-throughput screening. Comb Chem High Throughput Screen, 5 (8): 613–621, 2002

Hajduk PJ, Greer J. A decade of fragment-based drug design: strategic advances and lessons learned. Nat Rev Drug Discov, 6 (3): 211–219, 2007

Hillebrecht A. Modellierung von Metalloenzymen: 3D-QSAR-Untersuchungen an Carboanhydrase-Isoenzymen und virtuelles Screening nach Peptiddeformylase-Inhibitoren. Dissertation, Philipps-Universität Marburg 2007

Hogg JL. Consideration of a new catalytic role for the thiazolium sulfur atom of the coenzyme thiamine pyrophosphate. Bioorg Chem, 10 (3): 233–242, 1981

Jessen O, Rosendal K, Bulow P et al. Changing staphylococci and staphylococcal infections. A ten year study of bacteria and cases of bacteremia. N Engl J Med, 281 (12): 627–735, 1969

Keserü GM, Makara GM. Hit discovery and hit-to-lead approaches. Drug Discov Today, 11 (15–16): 741–748, 2006

Krampitz L. Catalytic functions of thiamin diphosphate. Ann Rev Biochem, 38 (1): 213–240, 1969

Krüger JG. Gedanken vom Caffee, Thee und Toback. Halle 1743. Digitalisiert, Bayerische Staatsbibliothek 2009

Lavecchia A. Machine-learning approaches in drug discovery: methods and applications. Drug Discov Today, 20: 318–331, 2015

Li JWH, Vederas JC. Drug discovery and natural products: end of an era or an endless frontier? Science, 325 (5937): 161–165, 2009

Lipinski CA, Lombardo F, Dominy BW, Feeney PJ. Experimental and computational approaches to estimate solubility and permeability in drug discovery and development settings. Adv Drug Deliv Rev, 46 (1–3): 3–26, 2001

Livermore DM. British Society for Antimicrobial Chemotherapy Working Party on The Urgent Need: Regenerating Antibacterial Drug Discovery, Development. Blaser M, Carrs O, Cassell G et al. Discovery research: the scientific challenge of finding new antibiotics. J Antimicrob Chemother, 66: 1941–1944, 2011

Lu H, Tonge PJ. Inhibitors of FabI, an enzyme drug target in the bacterial fatty acid biosynthesis pathway. Acc Chem Res, 41 (1): 11–20, 2008

LUMITOS GmbH. Quantensprung für die Biochemie. www.bionity.com/de/news/pdf/164686/164686.pdf (Zugriff: 02.03.2018)

Manallack DT, Livingstone DJ. Neural networks in drug discovery: have they lived up to their promise? Eur J of Med Chem, 34: 195–208, 1999

Oae S, Tagaki W, Uneyama K, Minamida I. 3d-orbital resonance in divalent sulphide. X: The effects of α-aryl and α-alkylmercapto groups on the rate of decarboxylation of α-substituted carboxylic acids. Tetrahedron, 24 (15): 5283–5291, 1968

Oae S, Yano Y. 3d-orbital resonance in divalent sulphide. XIII: The E2 reaction of p-substituted β-phenylmercapto chlorides and the corresponding oxygen analogues. Tetrahedron, 24 (17): 5721–5729, 1968

Ortholand JY, Ganesan A. Natural products and combinatorial chemistry: back to the future. Curr Opin Chem Biol, 8 (3): 271–280, 2004

Pal SC, Ray BG. Methicillin-Resistant Staphylococci. J Indian Med Assoc, 42: 512–517, 1964

Parker MT, Hewitt JH. Methicillin resistance in *Staphylococcus aureus*. Lancet, 1 (7651): 800–804, 1970

Parker MT. Staphylococci endemic in hospitals. Sci Basis Med Annu Rev, 157–173, 1966

Parsons JB, Rock CO. Is bacterial fatty acid synthesis a valid target for antibacterial drug discovery? Curr Opinion Microbiol, 14 (5): 544–549, 2011

Payne DJ, Warren PV, Holmes DJ et al. Bacterial fatty-acid biosynthesis: a genomics-driven target for antibacterial drug discovery. Drug Discov Today, 6: 537–544, 2001

Reddy AS, Pati SP, Kumar PP et al. Virtual screening in drug discovery-a computational perspective. Curr Protein Pept Sci, 8 (4): 329–351, 2007

Riethmiller S. From atoxyl to salvarsan: searching for the magic bullet. Chemotherapy, 51: 234–242, 2005

Rountree PM, Beard MA. Hospital strains of *Staphylococcus aureus*, with particular reference to methicillin-resistant strains. Med J Aust, 2 (26): 1163–1168, 1968

Sams-Dodd F. Target-based drug discovery: is something wrong? Drug Discov Today, 10: 139–147, 2005

Sauvage E, Kerff F, Terrak M et al. The penicillin-binding proteins: structure and role in peptidoglycan biosynthesis. FEMS Microb Rev, 32: 234–258, 2008

Schellenberger A. Struktur und Wirkungsweise des aktiven Zentrums der Hefe-Pyruvat-Decarboxylase. Angewandte Chemie, 79 (23): 1050–1061, 1967

Schlegel HG. Allgemeine Mikrobiologie. Thieme, Stuttgart 2007

Schmitz R, Friedrich C, Müller-Jahncke WD. Geschichte der Pharmazie. Govi-Verlag, 2006

Schneider P, Hawser S, Khalid Islam K. Iclaprim, a novel diaminopyrimidine with potent activity on trimethoprim sensitive and resistant bacteria. Bioorg Med Chem Lett, 13: 4217–4221, 2003

Schreiber W. Vor 50 Jahren: Entdeckung der Chemotherapie mit Sulfonamiden. Dtsch Med Wochenschr, 110: 1138–1142, 1985

Schumacher M, Schulgen-Kristiansen G. Methodik klinischer Studien: Methodische Grundlagen der Planung, Durchführung und Auswertung. Springer-Verlag, 2008

Sepkowitz KA. One hundred years of Salvarsan. N Engl J Med, 365: 291–293, 2011

Shepard T, Fantel A, Mirkes P et al. Teratology testing: I. Development and status of short-term prescreens. II. Biotransformation of teratogens as studied in whole embryo culture. Progr Clin Biol Res, 135: 147–164, 1983

Stanley SA, Grant SS, Kawate T et al. Identification of novel inhibitors of *M. tuberculosis* growth using whole cell based high-throughput screening. ACS Chem Biol, 7 (8): 1377–1384, 2012

Sundberg SA. High-throughput and ultra-high-throughput screening: solution-and cell-based approaches. Curr Opin Biotechnol, 11: 47–53, 2000

Terrett NK, Gardner M, Gordon DW et al. Combinatorial synthesis – the design of compound libraries and their application to drug discovery. Tetrahedron, 51: 8135–8173, 1995

Tipper DJ, Strominger JL. Mechanism of action of penicillins: a proposal based on their structural similarity to acyl-D-alanyl-D-alanine. Proc Natl Acad Sci USA, 54 (4): 1133–1141, 1965

Tritton TR. Ribosome-tetracycline interactions. Biochemistry, 16: 4133–4138, 1977

Uneyama K, Tagaki W, Minamida I, Oae S. 3d-orbital resonance in divalent sulphides. IX: A study on the mechanism of the base catalysed decarboxylation of α-mercaptocarboxylic acids. Tetrahedron, 24 (15): 5271–5281, 1968

Velkov T, Roberts KD, Nation RL et al. Pharmacology of polymyxins: new insights into an old class of antibiotics. Future Microbiol, 8 (6): 711–724, 2013

Verband Forschender Arzneimittelhersteller e. V. Neue Antibiotika: Den Vorsprung gegenüber resistenten Bakterien wahren. www.

vfa.de/de/arzneimittel-forschung/woran-wir-forschen/neue-antibiotika-den-vorsprung-wahren.html (Zugriff 02.03.2018)

Wallmann J, Hauck R, Schwarz C et al. Antibiotika: Gesetzgebung und Datenerfassung in Deutschland. J Verbrauch Lebensmittel, 10: 251–257, 2015

Weber L. Kombinatorische Chemie – Revolution in der Pharmaforschung? Nachrichten aus der Chemie, 42: 698–702, 1994

Williams RE. Epidemic staphylococci. Lancet, 11 (7065): 190–195, 1959

Wunberg T, Hendrix M, Hillisch A et al. Improving the hit-to-lead process: data-driven assessment of drug-like and lead-like screening hits. Drug Discov Today, 11: 175–180, 2006

Zechovsky N. Resistance of *staphylococcus* to methicillin. Nouv Presse Med, 3 (8): 433–437, 1974

Zhang JH, Chung TDY, Oldenburg KR. A simple statistical parameter for use in evaluation and validation of high throughput screening assays. J Biomol Screen, 4: 67–73, 1999

Bildnachweis

Abb. 1.1 Vorlage Peter Heisig
Abb. 1.2 Vorlage Peter Heisig
Abb. 1.3 Nach Berg/Tymoczko/Stryer, Biochemie, 6. Aufl., Elsevier 2007 und Zeng X, Lin J. Front Microbiol, 4: 128, 2013
Abb. 1.4 Vorlage Peter Heisig
Abb. 1.5 Nach Baquero F. CC398. doi: 10.1128/mBio.00078-12, 2012
Abb. 1.6 Nach Paul-Ehrlich-Gesellschaft. Resistenzstudien. www.p-e-g.org
Abb. 1.7 Nach Heisig P, Tschorny R. Antimicrob Agents Chemother, 38: 1284, 1994 und Heisig P. Antimicrob Agents Chemother, 40: 879, 1996
Abb. 1.8 Nach Hegde SS, Vetting MW, Roderick SL et al. Science, 308 (5727): 1480–1483, 2005
Abb. 1.9 Nach Strahilevitz J, Jacoby GA, Hooper DC, Robicsek A. Clin Microbiol Rev, 22 (4): 664–689, 2009
Abb. 1.10 Nach Harbarth S, Albrich W, Brun-Buisson C. Emerg Infect Dis, 8 (12): 1460–1467, 2002
Abb. 1.11 Nach VfA 05-2015
Abb. 1.12 Vorlage Peter Heisig
Abb. 1.13 Vorlage Peter Heisig
Abb. 1.14 Nach Velkov T, Thompson PE, Nation RL, Li J. J Med Chem, 53 (5): 1898–1916, 2010
Abb. 2.1 Nach Tsubakishita, S. et al., 2010: Antimicrob. Agents Chemother. 54, 4352
Abb. 2.2 Vorlage Holger Rohde
Abb. 3.1 Vorlage Stefan Schwarz
Abb. 3.2 Stefan Schwarz
Abb. 3.3 Nach Schwarz S, Loeffler A, Kadlec K. Vet Dermatol, 28 (1): 82–e19, 2017
Abb. 4.1 Anselm Lehmacher
Abb. 4.2 Vorlage Anselm Lehmacher
Abb. 4.3 Vorlage Anselm Lehmacher
Abb. 4.4 Vorlage Anselm Lehmacher
Abb. 4.5 Vorlage Anselm Lehmacher
Abb. 5.1 Archivist/stock.adobe.com
Abb. 5.2 O´Neill J. Report on Antimicrobial Resistance, 2016. https://amr-review.org/sites/default/files/160518_Final%20paper_with%20cover.pdf
Abb. 5.3 Foto Medilys. www.medilys.de
Abb. 5.4 Medilys. www.medilys.de
Abb. 6.1 Nach Katz AR, Morens DM. Clin Infect Dis, 14: 298–307, 1992
Abb. 6.2 Vorlage Andrew Torda
Abb. 7.1 Vorlage Anke Heisig
Abb. 7.2 Nach Helmich U 2016 und Vikrazuul 2014
Abb. 7.3 Vorlage Anke Heisig
Abb. 7.4 Nach Sinauer Associates, Inc, 2001
Abb. 7.5 Vorlage Anke Heisig
Abb. 7.6 Nach Firma Biotage
Abb. 7.7 Nach Vierstraete A, 2012
Abb. 7.8 Nach Roche Diagnostics GmbH, Mannheim
Abb. 7.9 Ion Torrent ThermoFisher
Abb. 7.10 Nach Metzker ML. Nat Rev Genet, 11 (1): 31–46, 2010
Abb. 7.11 Vorlage Anke Heisig
Abb. 7.12 Nach van Dijk E, Auger H, Jaszczyszyn Y, Thermes C. Trends in Genetics, 30 (9): 418–426, 2014
Abb. 7.13 Nach van Dijk E, Auger H, Jaszczyszyn Y, Thermes C. Trends in Genetics, 30 (9): 418–426, 2014
Abb. 7.14 Nach Tagini F, Greub G. Eur J Clin Microbiol Infect Dis, 36 (11): 2007–2020, 2017
Abb. 8.1 Vorlage Zoya Ignatova
Abb. 8.2 Nach Kannan K, Kanabar P, Schryer D et al. The general mode of translation inhibition by macrolide antibiotics. Proc Natl Acad Sci USA, 111: 15958–15963, 2014
Abb. 8.3 Marks J, Kannan K, Roncase EJ et al. Proc Natl Acad Sci USA, 113: 12150–12155, 2016
Abb. 9.1 Nach Wilson DN. Nat Rev Microbiol, 12: 35–48, 2014
Abb. 9.2 Nach Sohmen D, Harms JM, Schlunzen F, Wilson DN. I. Cell, 138: 1248.e1, 2009
Abb. 9.3 Nach Wilson DN. Nat Rev Microbiol, 12: 35–48, 2014 und Wilson DN. Ann NY Acad Sci, 1241: 1–16, 2011
Abb. 9.4 Nach Nguyen F, Starosta AL, Arenz S et al. Biol Chem, 395 (5): 559–575, 2014 und Arenz S, Nguyen F, Beckmann R, Wilson DN. Proc Natl Acad Sci USA, 112: 5401–5406, 2015
Abb. 9.5 Nach Wilson DN, Schluenzen F, Harms JM et al. Proc Natl Acad Sci USA, 105 (36): 13339–13344, 2008
Abb. 9.6 Vorlage Daniel Wilson
Abb. 10.1 Nach World Health Organization. Global tuberculosis report 2016
Abb. 10.2 Nach World Health Organization. Global tuberculosis report 2016
Abb. 11.1 Vorlage Christian Betzel, Carsten Wrenger
Abb. 11.2 Vorlage Christian Betzel, Carsten Wrenger
Abb. 11.3 Nach Müller IB, Bergmann B, Groves MR et al. PLoS One, 4 (11): e7656, 2009
Abb. 11.4 Vorlage Christian Betzel, Carsten Wrenger
Abb. 12.1 Nach Dürckheimer W, Tetracyclines: Chemistry, Biochemistry, and Structure-Activity Relations. Angewandte Chemie International Edition, 14 (11): 721–734, 1975
Abb. 12.2 Nach Fischbach MA, Walsh CT. Antibiotics for emerging pathogens. Science, 325 (5944): 1089–1093, 2009
Abb. 12.3 Nach Riethmiller S. From atoxyl to salvarsan: searching for the magic bullet. Chemotherapy, 51 (5): 234–242, 2005
Abb. 12.4 Nach Domagk G. Ein Beitrag zur Chemotherapie der bakteriellen Infektionen. Deutsche Medizinische Wochenschrift, 61 (07): 250–253, 1935 und Kimmig J. Zur Chemotherapie der Gonorrhoe. Archiv für Dermatologie und Syphilis, 176 (6): 722–731, 1938
Abb. 12.5 Nach Sams-Dodd F. Target-based drug discovery: is something wrong? Drug discovery today, 10 (2): p. 139–147, 2005
Abb. 12.6 Nach Schlegel HG. Allgemeine Mikrobiologie. Georg Thieme Verlag, 2007
Abb. 12.7 Nach Murray CW, Rees DC. The rise of fragment-based drug discovery. Nature chemistry, 1 (3): 187–192, 2009
Abb. 12.8 Nach Schneider P, Hawser S, Islam K. Iclaprim, a novel diaminopyrimidine with potent activity on trimethoprim sensitive and resistant bacteria. Bioorganic & medicinal chemistry letters, 13 (23): 4217–4221, 2003
Abb. 12.9 Nach Ling LL et al. A new antibiotic kills pathogens without detectable resistance. Nature, 517 (7535): 455–459
Abb. 12.10 Sauvage E et al. The penicillin-binding proteins: structure and role in peptidoglycan biosynthesis. FEMS microbiology reviews, 32 (2): 234–258, 2008 und Hillebrecht A. Modellierung von Metalloenzymen: 3D-QSAR-Untersuchungen an Carboanhydrase-Isoenzymen und virtuelles Screening nach Peptiddeformylase-Inhibitoren, 2007

Sachregister

Der Herausgeber

Peter Heisig

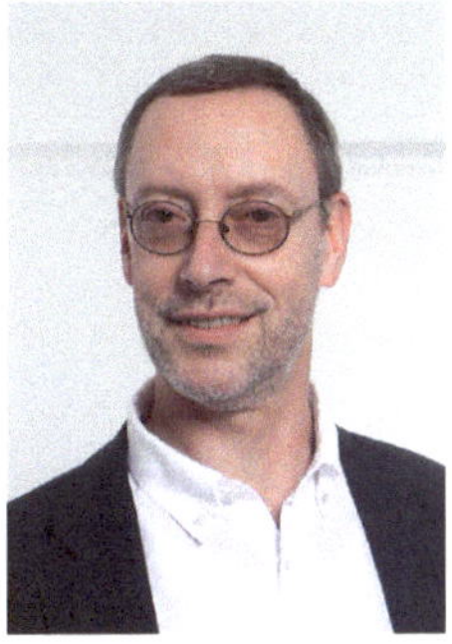

Prof. Dr. rer. nat. Peter Heisig studierte Pharmazie an der FU Berlin bis 1981. Nach Erwerb der Approbation 1982 begann er 1983 im Labor von Frau Prof. Kahmann am Max-Planck-Institut für Molekulare Genetik in Berlin-Dahlem Arbeiten zu seiner Dissertation, für die er 1987 durch die Universität Bonn zum Dr. rer. nat. promoviert wurde. In der Abteilung Pharmazeutische Mikrobiologie (Prof. Wiedemann) ebendort hatte er von 1987 bis 1992 zunächst eine Stelle als wissenschaftlicher Mitarbeiter inne, bevor er Arbeiten zu seiner Habilitation aufnahm, die er 1997 mit Erwerb der venia legendi für Pharmazeutische Biologie und Mikrobiologie abschloss. Von 1997 bis 2000 war er als Hochschulassistent weiter an der Universität Bonn tätig, bevor er zum Wintersemester 2000/2001 zum Professor (C4) an die Universität Hamburg berufen wurde. Seitdem leitet er dort die Abteilung Pharmazeutische Biologie und Mikrobiologie des Instituts für Biochemie und Molekularbiologie und forscht zu den Schwerpunkten Molekulare Mechanismen der Wirkung von Antibiotika sowie der Entstehung und Verbreitung von Antibiotikaresistenz bei human- und tierpathogenen Erregern, der Epidemiologie und Ökologie antibiotikaresistenter Bakterien und der Entwicklung molekularbiologischer und mikrobiologischer Nachweisverfahren für antimikrobielle Wirkstoffe. Zwei Gastaufenthalte führten ihn an das National Center of Healthcare (CISEI) in Cuernavaca, Mexico (1996) sowie an die School of Veterinary Science, der University of Queensland in Brisbane, Australien (2009). 1992 wurde ihm der Wissenschaftspreis der Paul-Ehrlich-Gesellschaft verliehen, 2001 der JT Smith Award des International Quinolone Congress in Edinburgh (mit Dr. B. Körber) sowie 2003 der Lilly Innovationspreis des Nationalen Kongress für Infektions- und Tropenmedizin (mit Dr. M. Abu Mraheil). Er ist seit 2003 Vorsitzender des Ausschusses Mikrobiologie der Deutschen Arzneibuchkommission des BfArM, seit 2004 Mitherausgeber der „Kommentare zum Europäischen Arzneibuch" und war von 2009–2011 Mitglied der Group of Experts of the European Committee for Antibiotic Susceptibility Testing (EUCAST).

Die Autoren

Christian Betzel

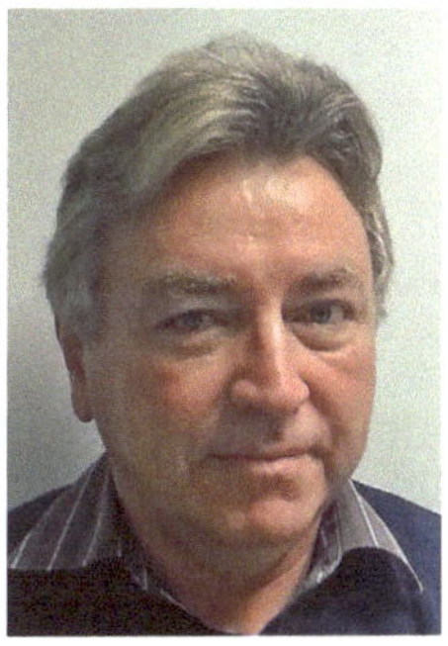

Prof. Dr. rer. nat. Dr. Sc Christian Betzel studierte Physik in Göttingen (Diplom 1982), promovierte in Physik an der FU Berlin (Dr. rer. nat. 1986) und wechselte dann bis 1995 als Wissenschaftlicher Mitarbeiter, später Gruppenleiter an die Außenstelle des European Molecular Biology Laboratory (EMBL) in Hamburg. 1993 habilitierte er sich für das Fach Chemie an der FU Berlin. Von 1995 bis 2005 war er als Assistenzprofessor für Biophysik an der Universität Hamburg tätig. Während dieser Zeit (2002) promovierte er in Chemie an der Universität von Sofia in Bulgarien zum Dr. Sc. Seit 2005 ist er als Professor für Biochemie und Molekularbiologie am gleichnamigen Institut tätig. Seit 2006 ist er Mitglied der internationalen Organisation für Biologische Kristallisation (IOBCr) und seit 2009 einer der Koordinatoren der Graduiertenschule für Struktur und Dynamik in Infektion, einer Exzellenzinitiative des Landes Hamburg. Prof. Betzel hat fast 50 Doktorarbeiten bzw. Diplom-, Master- und Bachelorarbeiten zu seinen Forschungsschwerpunkten Röntgenstruktur- und Funktionsanalyse unter Anwendung von biophysikalischen Methoden, wie Synchrotron-Strahlung zur Röntgenkristallographie, Massenspektroskopie, Kleinwinkel-Röntgenstreuung und dynamische Laserstreuung betreut. Seit 2010 ist er als Gastprofessor an Universitäten in Sao Paulo (Brasilien) und Chennai (Indien) tätig.

Anna Both

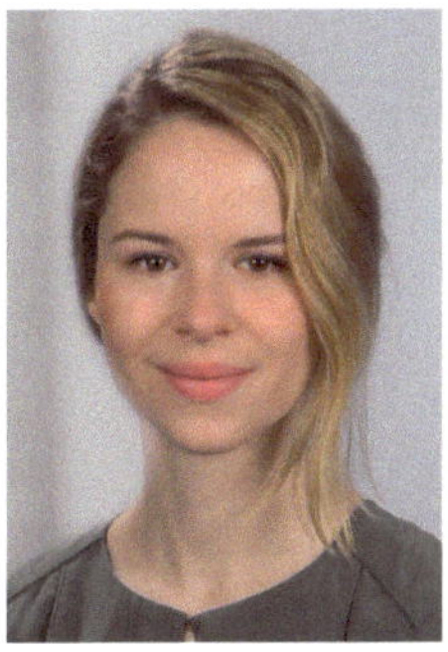

Dr. med. Anna Both studierte Medizin an der Medizinischen Hochschule Hannover. Sie ist seit 2014 als wissenschaftliche Mitarbeiterin am Institut für Medizinische Mikrobiologie, Virologie und Hygiene des Universitätsklinikums Hamburg-Eppendorf tätig.
Neben der klinisch-mikrobiologischen Tätigkeit arbeitet sie an Forschungsprojekten zu bakterieller Antibiotikaresistenz und der Pathogenese von Staphylokokken-Infektionen.

Silke Feuerriegel

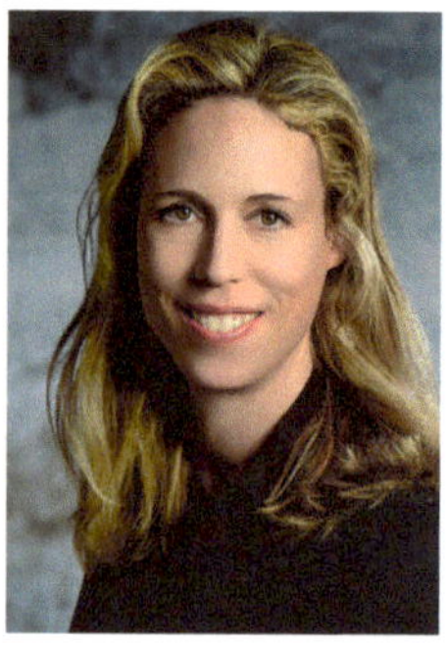

Dr. rer. nat. Silke Feuerriegel studierte Biologie an der Universität Münster und promovierte 2007 an der Universität Hamburg im Bereich Pharmazeutische Mikrobiologie und Molekularbiologie. Seit 2007 ist sie am Forschungszentrum Borstel in der Arbeitsgruppe Molekulare und Experimentelle Mykobakteriologie tätig. Dort befasst sie sich vor allem mit der Aufklärung mykobakterieller Resistenzmechanismen sowie der Entwicklung neuer diagnostischer Tools zur Detektion der Tuberkulose-Erreger.

Markus Fischer

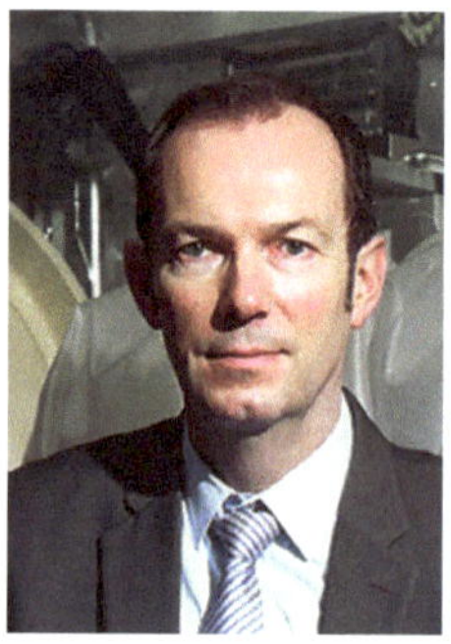

Prof. Dr. rer. nat. Markus Fischer studierte Lebensmittelchemie an der Technischen Universität München und promovierte 1997 im Bereich Molekularbiologie/Proteinchemie. 2003 Habilitation in den Fachgebieten Lebensmittelchemie und Biochemie, Thema: Biosynthesewege von Vitaminen: Enzyme, Strukturen, Funktionen und Anwendungen, die mit dem Kurt-Täufel-Preis des jungen Wissenschaftlers ausgezeichnet wurde. 2014 erhielt er den Phoenix Pharmazie Wissenschaftspreis. Seit 2006 Professur und Institutsleitung an der Universität Hamburg für Lebensmittelchemie. Außerdem Gründer und Direktor der HAMBURG SCHOOL OF FOOD SCIENCE der Universität Hamburg (HSFS).

Anke Heisig

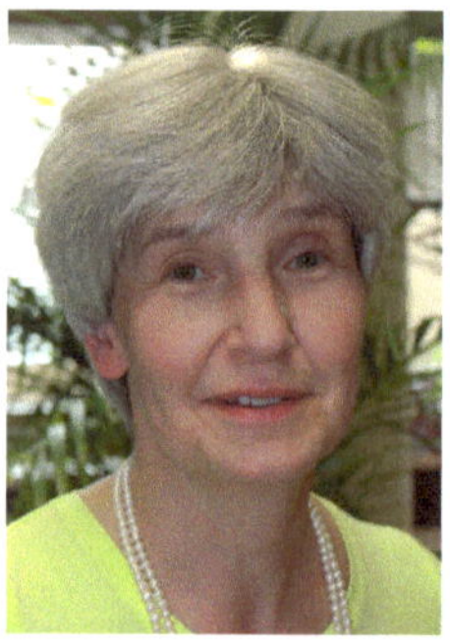

Dr. rer. nat. Anke Heisig studierte Chemie und Biologie mit Schwerpunkt Molekularbiologie an der FU Berlin und schloss das Studium 1985 mit dem Diplom in Molekularbiologie ab. Zunächst als Stipendiatin gemäß Nachwuchsföderungsgesetz im Institut für Medizinische Biochemie der FU Berlin tätig, wechselte sie für ihre Dissertation wieder an das Max-Planck-Institut für Molekulare Genetik in Berlin-Dahlem (1986–1988). 1988 erfolgte die Promotion zum Dr. rer. nat. an der FU Berlin. 1998 etablierte sie einen DNA-Sequenzierservice an der Universität Bonn und leitete diesen bis 2000. Von 2000 bis 2003 war sie als wissenschaftliche Mitarbeiterin bei der Firma Merlin Diagnostik GmbH beschäftigt und an Kooperationsprojekten zur Antibiotikaentwicklung mit Firmen der pharmazeutischen Industrie beteiligt. Seit 2004 ist sie wissenschaftliche Mitarbeiterin an der Universität Hamburg im Institut für Biochemie und Molekularbiologie in der Abteilung Pharmazeutische Biologie und Mikrobiologie und leitet dort u. a. die DNA-Analytikabteilung. Forschungsschwerpunkte sind molekulargenetische Grundlagen der Entstehung und Verbreitung antibiotikaresistenter Keime sowie Entwicklung von DNA-Sequenziermethoden zur Epidemiologie von multiresistenten Erregern.

Annika Honold

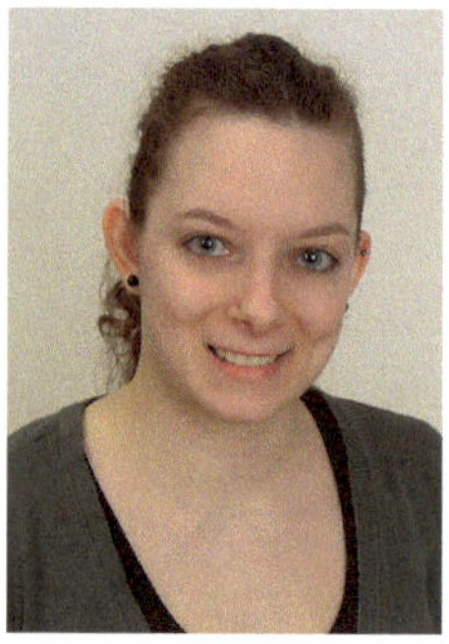

Annika Honold studierte Lebensmittelchemie an der Technischen Universität München. Seit 2015 Promotion an der Universität Hamburg im Fachbereich Lebensmittelchemie mit dem Thema: IspDF aus *Helicobacter pylori*: Die Mevalonat-unabhängige Terpenbiosynthese als Wirkungsort neuer Medikamente.

Susanne Huggett

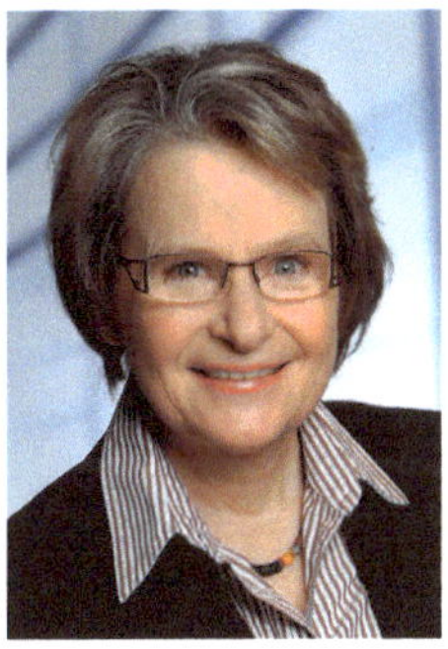

Dr. med. Susanne Huggett studierte Humanmedizin an der Universität Hamburg von 1973 bis 1979. 1979–1989 klinische Tätigkeit in der Inneren Medizin, Pneumologie und Arbeitsmedizin mit Erwerb der Anerkennung als Fachärztin für Lungen- und Bronchialkeilkunde, Allergologie und Arbeitsmedizin. Seit 1989 Tätigkeit als Krankenhaushygienikerin. 2002 Leitende Ärztin der Abteilung Krankenhaushygiene der MEDILYS Laborgesellschaft mbH und seit 2006 Ärztliche Leiterin der Asklepios Kliniken Hamburg GmbH. Seit 2011 Mitglied in der Kommission Hygiene der Deutschen Krankenhausgesellschaft (Berlin). Seit 2016 Leitende Krankenhaushygienikerin der Asklepios Kliniken bundesweit. Mitgliedschaft in den Fachgesellschaften DGHM, DGKH, PEG und DGP.

Zoya Ignatova

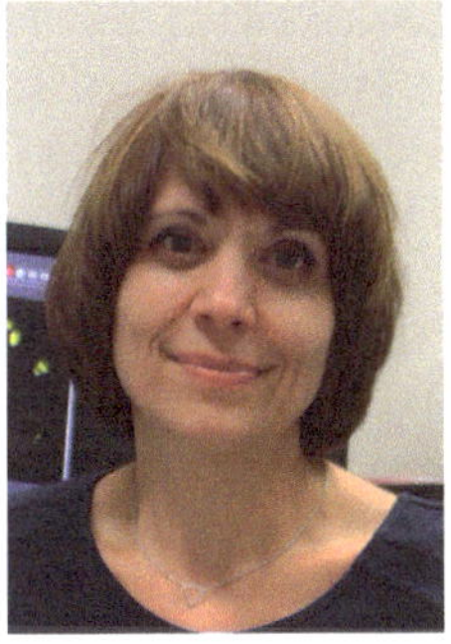

Prof. Dr. rer. nat. Zoya Ignatova promovierte im Jahr 2001, danach folgte ein Post-Doc-Aufenthalt in den USA. Anschließend übernahm sie die Leitung einer Forschergruppe am Max-Planck-Institut für Biochemie in Martinsried. 2008 wurde sie als Professorin für Biochemie an die Universität Potsdam berufen. Im Jahr 2015 wechselte sie als Professorin für Biochemie und Molekularbiologie mit dem Schwerpunkt RNA-Biochemie an die Universität Hamburg.

Anselm Lehmacher

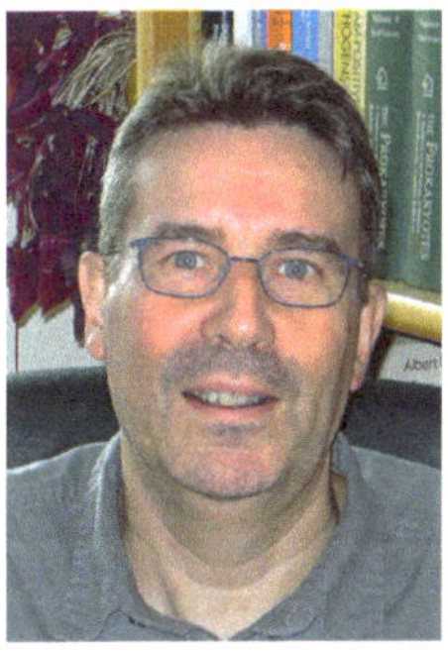

Dr. rer. nat. Anselm Lehmacher studierte Biochemie an der Universität Tübingen und promovierte dort 1988. Bis 1993 arbeitete er als Post-Doc am Max-Planck-Institut für Biochemie in Martinsried. Im selben Jahr wechselte er als Molekularbiologe an das Nationale Referenzzentrum für Salmonellen und andere bakterielle Enteritiserreger am Institut für Hygiene und Umwelt in Hamburg. Seit 2006 leitet er die Lebensmittelmikrobiologie des Instituts.

Stefan Niemann

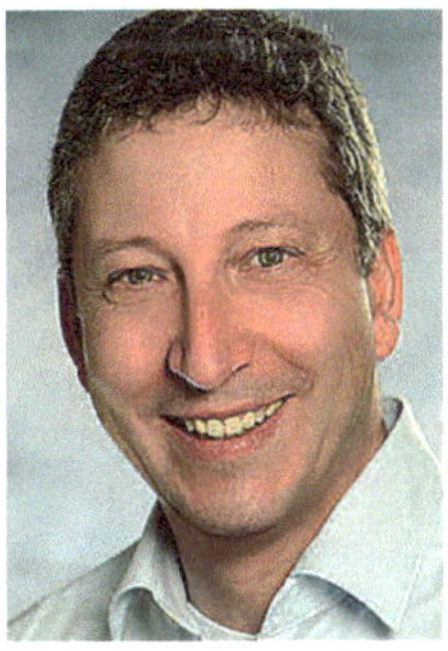

Prof. Dr. rer. nat. Stefan Niemann studierte Biologie an der Universität Bielefeld und promovierte im Jahr 1996. Er ist Mitarbeiter am Nationalen Referenzzentrum für Mykobakterien am Forschungszentrum Borstel (FZB). Seit 2006 ist er Leiter der Forschungsgruppe Molekulare und Experimentelle Mykobakteriologie am FZB und seit 2014 W3 Professor für Molekulare und Experimentelle Mykobakteriologie an der Universität zu Lübeck. Aktuelle Forschungsschwerpunkte umfassen: Tuberkulose Epidemiologie, Populationsstruktur von Tuberkulosebakterien, Resistenzmechanismen, Wirt-Pathogen-Interaktion, Genom-/Transkriptomanalysen mit modernen „Next Generation Sequencing"-Verfahren und die Genom-basierte Erregertypisierung.

Holger Rohde

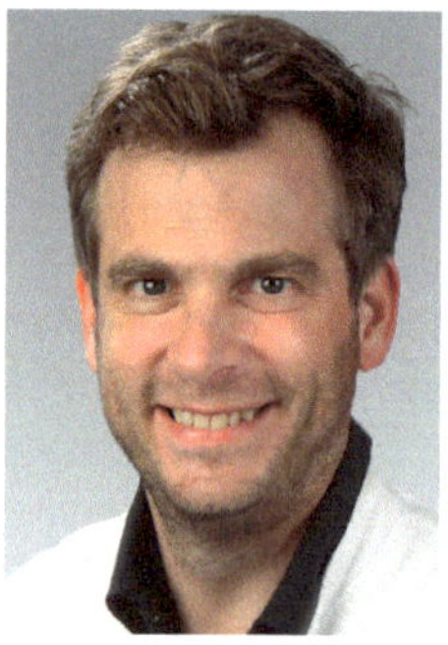

Prof. Dr. med. Holger Rohde studierte Medizin an der Universität Hamburg. 2001 promovierter mit einer Arbeit zum Thema Fremdmaterial-assoziierte *Staphylococcus-epidermidis*-Infektionen. Nach seinem Studium absolvierte er die Weiterbildung zum Facharzt für Mikrobiologie, Virologie und Infektionsepidemiologie. Seit 2010 ist er als Oberarzt am Institut für Medizinische Mikrobiologie, Virologie des Universitätsklinikums Hamburg-Eppendorf tätig. Seine wissenschaftlichen Schwerpunkte umfassen die Pathogenität und Resistenz von Staphylokokken, Epidemiologie von nosokomialen Pathogenen sowie die Nutzung moderner Verfahren zur Diagnose von Infektionserkrankungen.

Anne-Kathrin Schink

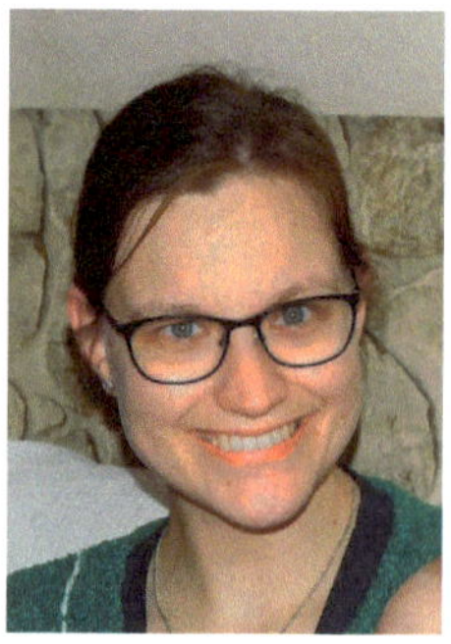

Anne-Kathrin, Schink, PhD studierte Veterinärmedizin an der Stiftung Tierärztliche Hochschule Hannover. Im Anschluss folgte das Promotionsstudium an der Hannover Graduate School for Veterinary Pathobiology, Neuroinfectiology and Translational Medicine mit Anfertigung der Wissenschaftlichen Arbeit in der Arbeitsgruppe für Molekulare Mikrobiologie und Antibiotikaresistenz des Friedrich-Loeffler-Instituts am Standort Mariensee zum Thema: „Untersuchungen zu Vorkommen, Verbreitung und Organisation von Genen für Betalactamasen mit erweitertem Wirkungsspektrum und transferablen (Fluor)Chinolon-Resistenzgenen bei Enterobacteriaceae aus definierten Krankheitsprozessen von Kleintieren und Nutztieren". Danach folgte eine mehrjährige Tätigkeit in der veterinärmedizinisch-mikrobiologischen Routinediagnostik mit Schwerpunkt auf Proben von Nutzgeflügel. Seit 2017 ist sie wissenschaftliche Mitarbeiterin im Institut für Mikrobiologie und Tierseuchen der Freien Universität Berlin.

Viola Schleusener

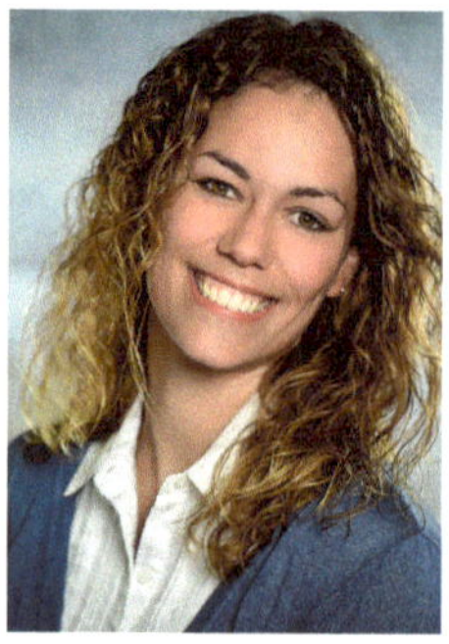

Dr. rer. nat. Viola Schleusener studierte von 2008 bis 2013 Mathematik in Medizin und Lebenswissenschaften an der Universität zu Lübeck. 2017 promovierte sie an der Universität zu Lübeck im Bereich der Naturwissenschaften. Sie führte Arbeiten am Forschungszentrum Borstel durch zum Thema Nachweis von Antibiotikaresistenzen mittels Genomanalyse von Tuberkulosebakterien – Detektion heterogener Populationen und deren Bedeutung für die Resistenzvorhersage. Seit 2016 ist sie wissenschaftliche Mitarbeiterin am Forschungszentrum Borstel im Bereich der Molekularen und Experimentellen Mykobakteriologie.

Barbara M. Schwarz

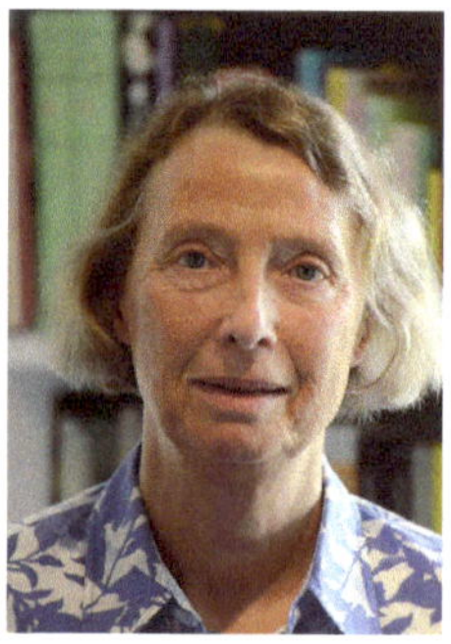

Barbara M. Schwarz leitet The Hamburg Word Distillery.

Stefan Schwarz

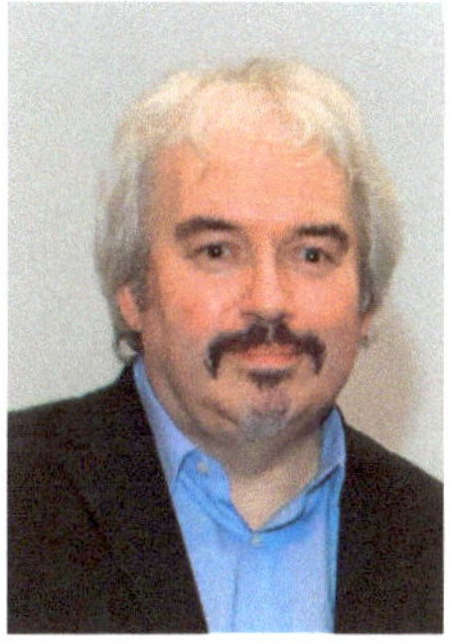

Prof. Dr. med. vet. Stefan Schwarz absolvierte das Studium der Veterinärmedizin sowie die Dissertation und die Postdoc-Zeit an der Justus-Liebig-Universität Gießen. Im Anschluss daran wechselte er an die Bundesforschungsanstalt für Landwirtschaft in Celle. Es folgten Habilitation und Apl. Professur an der Tierärztlichen Hochschule Hannover. 2008 wechselte er an das Friedrich-Loeffler-Institut in Neustadt-Mariensee. Seit 2016 ist er Leiter des Instituts für Mikrobiologie und Tierseuchen an der Freien Universität Berlin. Er ist Fachtierarzt für Mikrobiologie, Epidemiologie sowie Molekulargenetik und Gentechnologie, außerdem Editor-in-Chief, Senior Editor oder Mitglied des Editorial Boards für diverse internationale Fachzeitschriften.

Andrew E. Torda

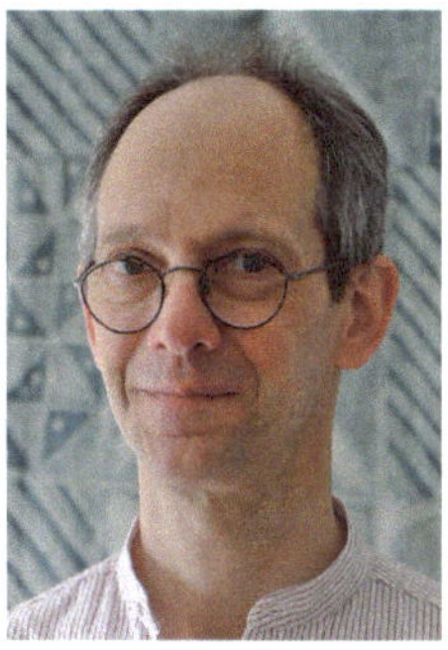

Prof. Dr. rer. nat. Andrew E. Torda ist Professor für Bioinformatik an der Universität Hamburg.

Maximiliane Wieland

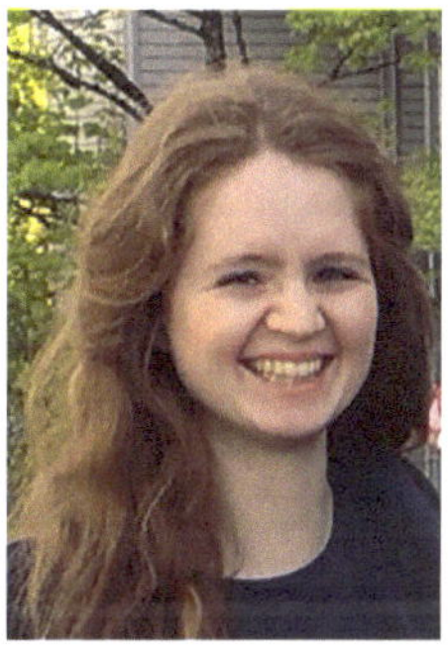

Maximiliane Wieland schloss ihren Bachelor (2013) und Master of Science (2015) in Biologie an der Ludwig-Maximilians-Universität (LMU) in München ab. Ihre Masterarbeit führte sie im Bereich der Epigenetik an der Universität von British Columbia (UBC) in der Gruppe von Prof. Dr. Matthew Lorincz durch. Derzeit arbeitet sie an ihrer Doktorarbeit im Bereich der Biochemie in der Gruppe von Prof. Dr. Daniel Wilson an der Universität Hamburg (UHH).

Daniel N. Wilson

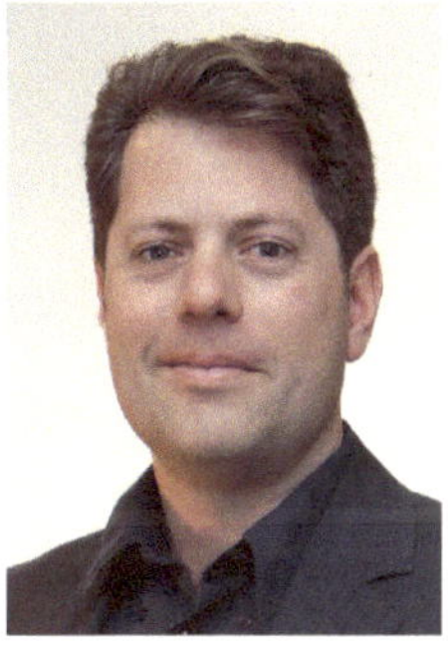

Prof. Dr. rer. nat. Daniel Wilson studierte von 1989 bis 1992 Biochemie in Wellington, Neuseeland und erhielt seinen Doktortitel 1999 von der Otago Universität in Dunedin, Neuseeland. Er erhielt ein Alexander-von-Humboldt-Forschungsstipendium und war 2001–2006 als Postdoc am Max-Planck-Institut (MPI) in Berlin tätig. 2007 etablierte er eine unabhängige Forschungsgruppe am Genzentrum der Ludwig-Maximilians-Universität in München. 2010 erhielt er ein Stipendium von EMBO für Junge Forscher (Young Investigator Program - YIP) und 2011 den GlaxoSmithKline-Preis für Medizinische Forschung. Seit Oktober 2016 hat er eine Professur für Biochemie und Molekularbiologie an der Universität Hamburg inne. Seine Forschung konzentriert sich auf die Steuerung der Proteinbiosynthese im Allgemeinen, mit einem Schwerpunkt auf Ribosom-bindenden Antibiotika und bakteriellen Resistenzmechanismen.

Carsten Wrenger

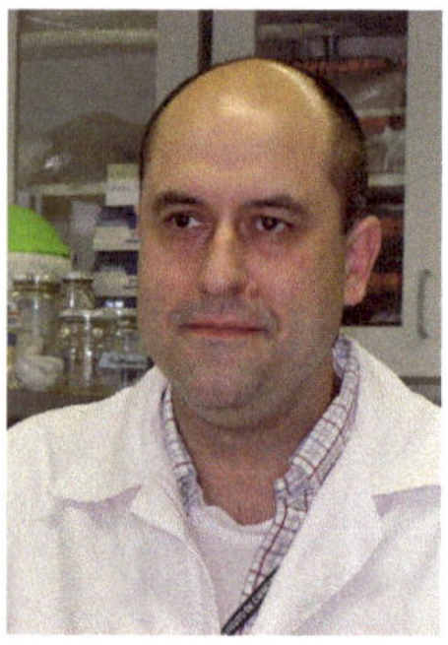

Prof. Dr. rer. nat. Carsten Wrenger studierte Biologie an der Universität Bielefeld und legte 1999 sein Diplom ab. Er wechselte an das Bernhard-Nocht-Institut (BNI) für Tropenmedizin in Hamburg, wo er von 1999–2002 seine Dissertation anfertigte und zum Dr. rer. nat. in Biochemie an der Universität Hamburg promoviert wurde. Von 2002–2004 war er als Forschungsstipendiat am Wellcome Trust Biocentre der Universität Dundee in Schottland tätig, bevor er dann ab 2004 für insgesamt 6 weitere Jahre als Gruppenleiter an das BNI zurückkehrte. Die Habilitation erfolgte 2007 mit Erhalt der venia legendi für Zoologie durch die Universität Hamburg. Als Nachwuchswissenschaftler war er von 2010–2013 in der Abteilung Parasitology des Institute of Biomedical Sciences (ICB) der Universität Sao Paulo in Brasilien tätig. 2013 wurde er dort zum Professor ernannt und leitete zunächst die Unit for Drug Discovery (UDD). Seit 2018 ist er Leiter der Abteilung Parasitologie. Seine Forschungsschwerpunkte umfassen die Entdeckung neuer Wirkstoffe gegen humanpathogene Erreger, vor allem *Plasmodium falciparum* und *Staphylococcus aureus*, unter Nutzung modernster Techniken des rationalen Drug-Designs und der Drug-Target-Interaktion wie Röntgenstrukturanalyse kristalliner Erregerproteine sowie grundlegender Studien des Infektionsablaufs und der Zielstrukturlokalisation während des Infektionsablaufs mittels fluoreszenzmarkierter rekombinanter Proteine.